がん感染症診療マニュアル

| 編 集 |

倉井華子
冲中敬二
伊東直哉
中屋雄一郎

南山堂

｜執筆者一覧｜

■編　者

倉井　華子　　静岡県立静岡がんセンター感染症内科 部長

冲中　敬二　　国立がん研究センター東病院感染症科 科長

伊東　直哉　　名古屋市立大学大学院医学研究科感染症学分野
　　　　　　　主任教授

中屋雄一郎　　静岡県立静岡がんセンター感染症内科

■執筆者（五十音順）

赤澤　奈々　　名古屋市立大学大学院医学研究科感染症学分野
　　　　　　　助教／名古屋市立大学医学部附属東部医療セン
　　　　　　　ター感染症内科 副部長

雨宮　哲郎　　相澤病院総合内科

伊東　直哉　　名古屋市立大学大学院医学研究科感染症学分野
　　　　　　　主任教授

枝川　峻二　　八軒内科ファミリークリニック 副院長

冲中　敬二　　国立がん研究センター東病院感染症科 科長

河村　一郎　　大阪国際がんセンター感染症内科

倉井　華子　　静岡県立静岡がんセンター感染症内科 部長

倉員　侑己　　静岡県立静岡がんセンター感染症内科

寺田　教彦　　筑波大学医学医療系臨床医学域感染症内科学 講師／
　　　　　　　筑波メディカルセンター病院感染症内科

中屋雄一郎　　静岡県立静岡がんセンター感染症内科

長谷川聡司　　大阪国際がんセンター薬局 副薬局長

藤田　崇宏　　北海道がんセンター感染症内科 医長

望月　敬浩　　静岡県立静岡がんセンター薬剤部 専門主査

森本　重輝　　静岡県立静岡がんセンター薬剤部／感染対策室

序　文

　感染症診療の良書は増えたが，がん診療に特化した感染症の本は数少ない．本書は文献などの科学的根拠に基づくとともに，がん患者の感染症診療に長年，携わった者だけが書けるエッセンスや経験則がちりばめられている．

　本書の前身である『がん患者の感染症診療マニュアル』の初版が世に出たのが 2008 年である．この 17 年の間に感染症診療の原則という概念が浸透し，グラム染色や抗菌薬適正使用も多くの現場で見聞きするようになった．

　感染症診療の原則は万能なコンパスであり，いかなる局面でも私たちをゴールに導いてくれるが，がん患者の感染症を制すにはもう少し装備をそろえたい．宿主の背景が複雑になれば病原体の種類もふるまいも変化する．がん患者は化学療法に伴う免疫不全，手術による解剖学的構造の変化，様々なデバイスなど多くの感染症リスクを抱える集団である．真菌や呼吸器系ウイルスなど通常では問題とならない微生物が，時に凶暴なふるまいをする．かといって問題となる微生物すべてを薬剤で治療することは困難であり，副作用を増やすばかりか，耐性菌を生み出してしまう．狙った微生物に対して，最小限の力で最大の効果を出す治療選択が求められる．目の前の患者の今を救うとともに，未来の治療選択を残すこと，感染症にかからないための予防戦略を立てることが必要である．

　本書は，前身の『がん患者の感染症診療マニュアル』から大幅に内容の変更を行った．まず，感染症診療の土台となる原則論を縮小し，がん診療の感染症に焦点を絞った．よって，感染症診療の原則を一通り理解された上で本書を読んでいただきたい．次に，免疫チェックポイント阻害薬や分子標的薬など新規薬剤と感染症リスクについても追加し，各論も臓器別悪性腫瘍にまとめなおし，記載内容を充実させた．

　「がんに携わるすべての方，これからがんの診療にかかわる方」や「感染症の相談をされる立場にある方」にお勧めする一冊である．

2025 年 3 月

編者を代表して

倉井　華子

目 次 contents

第1章 感染症診療のロジック （倉井 華子）

感染症診療のロジックの基本 2

第2章 場面ごとの感染症診療のポイント

1 手術と感染症 .... （河村 一郎） **8**
- ❶ 手術部位感染症（SSI） 8
- ❷ SSI の予防 11
- ❸ 術後の発熱の鑑別疾患 14

2 デバイス関連感染症 .... （河村 一郎） **17**
- ❶ デバイス関連感染症とは 17
- ❷ カテーテル関連尿路感染症の予防 18
- ❸ 血管カテーテル関連血流感染症 19

3 化学療法 .... （伊東 直哉） **22**
- ❶ 発熱性好中球減少症（殺細胞性化学療法） 22
- ❷ ステロイドと感染症 32
- ❸ 免疫チェックポイント阻害薬と感染症 36
- ❹ その他（分子標的治療薬） 40

4 放射線治療と感染症 .... （伊東 直哉） **46**

5 緩和ケアと感染症 .... （倉井 華子） **49**

6 予防接種 .... （沖中 敬二） **52**

7 造血幹細胞移植における感染症 .... （沖中 敬二） **58**
- ❶ 移植後経過と感染症 58
- ❷ 感染対策 62
- ❸ 予防投与 66
- ❹ 移植後ワクチン 72

iv

contents

第 3 章　特殊な微生物

1 ヘリコバクター・シナジー ……………………………（藤田 崇宏）**78**

2 ノカルジア …………………………………………………（藤田 崇宏）**81**

3 ステノトロフォモナス・マルトフィリア ………（藤田 崇宏）**84**

4 結核菌 ………………………………………………………（藤田 崇宏）**87**

5 非結核性抗酸菌 …………………………………………（藤田 崇宏）**92**

6 迅速発育型抗酸菌 ………………………………………（藤田 崇宏）**97**

7 カンジダ …………………………………………………（倉井 華子）**100**

8 アスペルギルス …………………………………………（沖中 敬二）**103**

9 ムーコル …………………………………………………（沖中 敬二）**107**

10 その他の糸状真菌 ………………………………………（沖中 敬二）**110**

11 ニューモシスチス ………………………………………（沖中 敬二）**114**

12 クリプトコックス ………………………………………（沖中 敬二）**118**

13 COVID-19 …………………………………………………（沖中 敬二）**123**

14 サイトメガロウイルス（CMV） ……………………（沖中 敬二）**128**

15 B型肝炎ウイルス（HBV） ……………………………（倉井 華子）**132**

16 水痘・帯状疱疹ウイルス（VZV） …………………（沖中 敬二）**137**

第 4 章　非感染性の発熱　　　　　　　　　（伊東 直哉）

1 非感染性疾患の鑑別 ……………………………………………………**142**

2 薬剤熱 ………………………………………………………………………**145**

3 腫瘍熱 ………………………………………………………………………**149**

v

c o n t e n t s

第 5 章　腫瘍のある臓器・部位別の感染症診療のポイント

1 中枢神経系 ································ （枝川 峻二）**154**
- ❶ 中枢神経系悪性腫瘍患者でよくみる感染症 ············· 154
- ❷ 術後髄膜炎 ································· 156
- ❸ デバイス関連感染症 ························· 160

2 頭頸部 ·································· （倉井 華子）**164**
- ❶ 頭頸部悪性腫瘍患者でよくみる感染症 ··········· 164
- ❷ 化膿性耳下腺炎 ····························· 166
- ❸ 薬剤関連顎骨壊死 ··························· 168
- ❹ 深頸部感染症 ······························· 172

3 肺・食道・縦隔 ······································ **176**
- ❶ 肺がん患者でよくみる感染症 ··········· （倉井 華子）176
- ❷ 食道がん患者でよくみる感染症 ········· （中屋 雄一郎）178
- ❸ 院内肺炎・医療介護関連肺炎 ··········· （中屋 雄一郎）180
- ❹ 閉塞性肺炎 ························· （中屋 雄一郎）185
- ❺ 膿　胸 ··························· （中屋 雄一郎）188
- ❻ 縦隔炎，食道瘻 ····················· （中屋 雄一郎）192

4 乳　房 ·································· （倉井 華子）**195**
- ❶ 乳がん患者でよくみる感染症 ·················· 195
- ❷ 乳房再建後の感染症 ························· 197

5 消化管系 ································ **201**
- ❶ 消化管系悪性腫瘍患者でよくみる感染症 ······（倉井 華子）201
- ❷ 腹膜炎 ··························· （中屋 雄一郎）203
- ❸ *Clostridioides difficile* 感染症（CDI） ·········· （中屋 雄一郎）211

6 肝・胆道，膵臓系 ···················· （赤澤 奈々）**216**
- ❶ 肝・胆・膵がん患者でよくみる感染症 ············ 216
- ❷ 胆囊炎，胆管炎 ····························· 218

contents ●

❸ 肝膿瘍 226
❹ 膵液瘻感染 230

7 泌尿器系 ....（寺田 教彦）**234**
❶ 泌尿器系悪性腫瘍患者でよくみる感染症 234
❷ 腎盂腎炎 236
❸ 前立腺炎・膿瘍 240
❹ 尿路変更術後の感染症 245
❺ BCG関連合併症 249

8 婦人科系 ....（雨宮 哲郎）**253**
❶ 婦人科系悪性腫瘍患者でよくみる感染症 253
❷ 術後骨盤内感染症 255
❸ 子宮留膿腫 258
❹ リンパ嚢胞感染 261
❺ リンパ浮腫による蜂窩織炎 264

9 骨・軟部腫瘍関連 ....（倉員 侑己）**267**
❶ 骨・軟部腫瘍患者でよくみる感染症 267
❷ 椎体椎間板炎 269
❸ 人工物の感染 273
❹ 壊死性軟部組織感染症 278

第6章 抗菌薬の投与方法

1 経口抗菌薬の投与方法（成人）..........（森本 重輝，望月 敬浩）**285**

2 腎機能障害時の経口抗菌薬の投与方法
....（森本 重輝，望月 敬浩）**286**

3 静注抗菌薬の投与方法（成人）..........（森本 重輝，望月 敬浩）**288**

4 -1. 静注用バンコマイシンの初期投与量
....（森本 重輝，望月 敬浩）**290**

vii

contents

4-2. 静注用アミノグリコシドの初期投与量
……………………………………（森本 重輝，望月 敬浩）291

5 腎機能障害時の静注抗菌薬の投与方法
……………………………………（森本 重輝，望月 敬浩）292

6 持続透析時の静注抗菌薬の投与方法
……………………………………（森本 重輝，望月 敬浩）296

7「抗菌薬と抗微生物薬」および「抗菌薬と抗がん薬・免疫抑制薬」
の相互作用 ……………………………（森本 重輝，望月 敬浩）298

8 薬剤添付文書に記載されている併用禁忌・注意薬剤
（抗がん薬・免疫抑制薬，抗菌薬）……（森本 重輝，望月 敬浩）302

9 簡易懸濁法（経口投与が不可能な患者に対しての投与方法一覧）
……………………………………（森本 重輝，望月 敬浩）306

10 β-ラクタムアレルギーにおける代替薬選択
……………………………………（長谷川 聡司，河村 一郎）308

索　引 ………………………………………………………… 312

第 **1** 章

感染症診療のロジック

1 感染症診療のロジックの基本

| 要 点 |

- 感染症診療のロジックは，すべての感染症患者に用いる考え方の軸である．
- 「患者背景」「感染臓器」「原因菌」「抗菌薬」「経過観察」の 5 項目に従い，感染症診療を進めていく．
- カルテ情報，問診，家族からの情報，身体診察，画像，グラム染色など，得られる情報を十分に活用する．
- 不必要な検査や抗菌薬を減らし，最大限の効果を得ることを目標とする．

患者背景を理解する

- 感染症とは，微生物が入ることによって引き起こされる体内の反応である．患者背景を理解するとは，人が微生物と出会い，微生物が体に入る要因を見つけ出すことにある．
- 感染症と出会う機会（生活習慣や周囲の流行状況），体内に微生物が入り込み増える要因（基礎疾患や医療曝露）を診療記録や問診から拾い上げる．
- 患者背景を整理することで，感染臓器や原因菌推定のステップにつながる（**表 1-1**）．

どの臓器の感染症？

- 病歴聴取，システムレビュー（review of systems），身体診察の中でどの臓器に問題が起きているかを推定する．
- システムレビューとは，全身臓器の症状を確認する問診である．
- 感染臓器が推定できれば，蓄積された疫学情報や過去の培養，グラム染色から原因菌が推定できる．
- システムレビューを追加することにより，患者が自覚していない臓器症状を漏れなく把握することができる．
- 診療の中で感染臓器が特定できない場合は，症状や所見が出にくい

表 1-1 患者背景と感染症の関連

患者背景	情報を得る意義
年　齢	・感染症により好発年齢がある ・年齢で微生物が異なる (例：肺炎, 髄膜炎)
基礎疾患	・最も重要な情報であり, 臓器や微生物の推定に必須 (例：糖尿病 = 蜂窩織炎や尿路感染症の増加, 脳血管障害 = 誤嚥性肺炎や褥瘡の増加) ・基礎疾患のコントロール状況も併せて確認
内服薬	・感染症のリスクとなる薬剤もある (例：SGLT2阻害薬 = 尿路感染症, 向精神薬 = 誤嚥性肺炎) ・薬剤熱の鑑別に必要 (サプリメントも含めて聴取)
喫煙/飲酒など生活習慣	・喫煙者は肺の既存構造が壊れ, インフルエンザ菌, 抗酸菌やアスペルギルス症のリスクが増える ・慢性的な飲酒歴は, 肝不全に伴う感染症/微生物のリスクや誤嚥性肺炎につながる
職　業	・職業によっては微生物を獲得する機会が増える (例：医療従事者 = 結核, 食肉業者 = 豚丹毒)
ペット飼育	・人獣共通感染症のリスク (例：ネコ = パスツレラ症, バルトネラ感染症, 鳥 = オウム病)
趣　味	・微生物を獲得する機会が増える (例：ガーデニング = 非結核性抗酸菌症, ハイキング = マダニ媒介感染症)
周囲の流行状況	・微生物を獲得する機会が増える (例：COVID-19, 風疹, 手足口病)
渡航歴	・特殊な微生物を獲得する機会が増える

感染症を想起する. 腎盂腎炎や前立腺炎, 胆管炎, 感染性心内膜炎, 膿瘍などが代表疾患である.

● 敗血症や発熱性好中球減少症は症候群であり, 感染臓器の情報が含まれていない. Emergency な中でも腎盂腎炎による敗血症, 好中球減少期の肺炎と感染臓器の推定を行う癖をつける.

原因となる微生物は？

● 感染臓器が推定されれば, 微生物も疫学から推定ができる. 腎盂腎炎では大腸菌が 80〜90% を占め, 蜂窩織炎ではレンサ球菌や黄色ブドウ球菌が 80% を占める. 臓器と微生物の組み合わせを覚えよう.

● 微生物の好みの臓器, 苦手な臓器を知ることで抗菌薬の不要な広域化を避けることができる. 黄色ブドウ球菌は皮膚軟部を好むが, 肺や尿路は好まない. つまり, 尿のグラム染色でブドウ球菌をみても,

抗MRSA（methicillin-resistant *Staphylococcus aureus*）薬を必要とする症例は限られる．微生物と親しくなることは感染症診療の面白さである．

- グラム染色は簡単に短時間でできる手技であり，その臓器で問題を起こしている微生物を視覚的に判断できる．感染症診療を行う上で，なくてはならない情報である．

どの抗菌薬を選択？

- 感染臓器と原因菌の推定を行った上で抗菌薬を選択する．このステップを抜かしてはならない．
- 抗菌薬開始前の培養採取も重要である．2セット以上の血液培養に加え，感染臓器のグラム染色と培養（肺炎であれば痰）を行うことにより，抗菌薬適正化を行うことができる．
- 抗菌薬は，empiric therapy（経験的治療）と，微生物情報に合わせたdefinitive therapy（標的治療）を適宜，調整する．微生物検査室の情報をこまめに確認する．
- 抗菌薬適正使用とは，患者のアウトカム，副作用減少，耐性化抑制，コストをすべて意識した中で最適な抗菌薬を選択することである．最も効果の高く，可能な限り狭域な抗菌薬を投与することである．
- 狭域すぎれば患者の予後に影響し，広域すぎれば耐性菌が増えて次の感染症発生時に治療選択が限られる．がん患者は，がん治療の経過中に何度も感染症を発症する．原因菌判明後は，次の感染症に備えて，できる限り狭域化を図る（de-escalation）．これを怠ると，病院全体の耐性率が上昇し，発熱性好中球減少症など重症なグラム陰性桿菌感染症で適切な抗菌薬選択ができなくなる．

適切な経過観察

- 目的とした感染症がよくなっているのか，悪くなっているのかを判断し，方針を決めるのが適切な経過観察である．
- 各疾患の自然経過を理解することが重要である．腎盂腎炎は適切な抗菌薬を開始した48時間後も26％の患者で熱が続くとされる[1]．膿瘍では，ドレナージが行われなければ週の単位で熱が続く．

- 改善しているか，悪化しているかの判断に熱や炎症反応を用いず，臓器特有の指標を用いて評価する．肺炎であれば呼吸数やSpO_2が臓器特有の指標である．多くは感染臓器の推定に用いた症状・所見であり，同じ指標を経過観察にも用いる．

- 炎症反応や熱は非特異的な所見であり，途中で薬剤熱や*Clostridioides difficile*（*C. difficile*）感染症など，感染症治療経過中に生じた別の要因でも上昇しうる．

- 自然経過でも説明がつかず，改善が乏しい場合は「膿瘍や閉塞などドレナージが必要」「薬剤熱や腫瘍熱など感染症以外の要因がある」「ほかの場所に別の感染症がある（静脈カテーテル感染や*C. difficile*感染症）」「抗菌薬スペクトラムが外れている」の4つを鑑別にする．

- がん患者では，「ドレナージ不足やデバイス残存」「薬剤熱，腫瘍熱」の2つが原因であることが多い．

文 献

1) JAMA. 1998.［PMID：9600479］

第 **2** 章

場面ごとの
感染症診療のポイント

1 手術と感染症

❶ 手術部位感染症（SSI）

要点

- 手術部位感染症（SSI）の深度を正しく評価することが，抗菌薬投与の必要性やドレナージ部位の検討に役立つ．
- Empiric therapyの抗菌薬は，皮膚常在の黄色ブドウ球菌，レンサ球菌および手術部位に常在する微生物を標的とした抗菌薬を選択する．
- 発熱や炎症が持続する場合は，新規にドレナージ可能な病変が出現していないかを検索する．

👤 患者背景を理解する

- 手術部位感染症（surgical site infection：SSI）発症の危険因子として，高齢，喫煙，糖尿病，肥満などの患者因子や，手術自体の因子（手術時間，輸血など）が知られている．
- 創クラス分類により，SSI発生率が予測される（清潔創 1 ～ 5 %，準清潔創 3 ～ 11 %，不潔創 10 ～ 17 %，汚染～感染創 ＞27 %）．

🔬 どの臓器の感染症？

- SSIは深度により「表層切開部感染」「深部切開部感染」「臓器・体腔感染」に分類される．深度の正しい評価が，抗菌薬投与の必要性やドレナージ部位を検討する際に役立つ．
- 表層切開部感染では，創部の発赤，腫脹，疼痛，排膿がみられる．一方，深部切開部感染，臓器・体腔感染では外表面からは異常を認めないことがあり，CTなど画像検査が有用である．

🦠 原因となる微生物は？

- 創部から排膿を認める場合や膿瘍ドレナージを実施した場合は培養検査を行う．抗菌薬の全身投与を行う場合は，投与前に血液培養を提出する．

表2-1 手術部位によるSSIの主な原因菌

領　域	臓　器	原因菌
心血管外科	心臓，血管	黄色ブドウ球菌，レンサ球菌
乳腺外科	乳腺	
整形外科	骨，関節，筋	
脳神経外科	脳，神経	
眼　科	眼，眼付属器（涙道を除く）	
	涙道	黄色ブドウ球菌，レンサ球菌
耳鼻咽喉科（口腔を開放しない）	耳，鼻	
耳鼻咽喉科（口腔を開放），口腔外科	口腔，咽頭，喉頭	口腔内嫌気性菌，レンサ球菌
胸部外科（気道が胸腔内で開放される場合）	肺，気管	
消化器外科（肝・胆・膵）	肝，胆嚢，胆管，膵	腸内細菌目細菌
泌尿器科	尿道，膀胱，尿管，腎，前立腺	
消化器外科（消化管），泌尿器科（消化管利用）	上部消化管（食道，胃，空腸）	大腸菌，肺炎桿菌
	下部消化管（回腸，結腸，直腸，肛門）	腸内細菌目細菌，*Bacteroides fragilis*
婦人科	腟，子宮	

（文献1）より改変）

- 皮膚に常在する黄色ブドウ球菌とレンサ球菌に加えて，手術部位に常在する微生物が原因となる．たとえば，泌尿器であれば腸内細菌目細菌，下部消化管であれば腸内細菌目細菌と嫌気性菌である（表2-1）．
- デバイス留置症例では，上記に加えて緑膿菌などブドウ糖非発酵菌が原因となることもある．

どの抗菌薬を選択？

- 外科的に切開排膿やドレナージが可能な病変であれば実施する．
- ステントやメッシュ，血管内コイルなどの異物に感染した場合は除去することが望ましいが，除去できない場合は治療失敗の可能性が高くなることと，治療期間が長くなることの説明が必要である．
- Empiric therapyにおける抗菌薬の選択は，皮膚常在の黄色ブドウ球菌，

第2章 ● 場面ごとの感染症診療のポイント　　9

| 処方例

薬剤名	投与量（1回）	投与間隔
メチシリン感受性黄色ブドウ球菌（MSSA），レンサ球菌をカバー		
セファゾリン	1g	8時間ごと　静注
メチシリン耐性黄色ブドウ球菌（MRSA），レンサ球菌をカバー		
バンコマイシン	投与量は「第6章：抗菌薬の投与方法」を参照	
口腔内嫌気性菌，レンサ球菌をカバー		
アンピシリン・スルバクタム	3g	6時間ごと　静注
クリンダマイシン	600mg	8時間ごと　静注
腸内細菌目細菌をカバー		
セフェピム	1g	8時間ごと　静注
タゾバクタム・ピペラシリン	4.5g	6時間ごと　静注
腸内細菌目細菌と嫌気性菌（*Bacteroides fragilis*）をカバー		
セフェピム ＋クリンダマイシン	1g 600mg	8時間ごと　静注 8時間ごと　静注
タゾバクタム・ピペラシリン	4.5g	6時間ごと　静注

　レンサ球菌や手術部に常在する微生物を標的とした抗菌薬とする．重症例や医療関連感染の症例では，院内のアンチバイオグラムを参考にした広域抗菌薬の選択を検討する．

⏱ 適切な経過観察

- 発熱や炎症が持続する場合は，新規にドレナージ不良な感染巣が出現していないかを画像で検討する．
- 術後不明熱の鑑別として，薬剤熱，血栓，血腫など非感染性の要因を忘れない．

| 文献

1) 日本化学療法学会／日本外科感染症学会：術後感染予防抗菌薬適正使用のための実践ガイドライン，2016.
- Infect Control Hosp Epidemiol, 1999.

［PMID：10219875］
- Manual of Infection Prevention and Control（4th ed），Oxford University Press, 2019.

1 手術と感染症

❷ SSIの予防

要 点
● 手術部位感染症(SSI)の予防は,術前,術中,術後に分けられる.
● 周術期予防的抗菌薬は,抗菌薬の種類および投与方法(投与経路・投与量・投与のタイミング・投与期間)を適切に選択する.

1 術　前

- 術前からの禁煙,栄養状態の改善,糖尿病コントロールが重要である.
- 除毛が必要な場合はバリカン(クリッパー)を使用する.
- 鼻腔のメチシリン耐性黄色ブドウ球菌(methicillin-resistant *Staphylococcus aureus*:MRSA)保菌スクリーニングの実施は,患者背景や施設での検出状況,術式などを考慮して判断する.

2 術　中

- スクラブ法とラビング法では手術部位感染症(SSI)予防において同等であり,いずれかを適切に行う.
- 手術野となる皮膚の消毒には,アルコール含有クロルヘキシジン製剤またはポビドンヨード製剤を用いる.クロルヘキシジン製剤はポビドンヨード製剤よりも持続的な殺菌効果をもち,血液や血清蛋白により不活化されないという特徴がある.ただし,アルコール含有クロルヘキシジン製剤は使用後に十分乾燥させないと電気メスを使用した場合に引火する危険性がある.

3 術　後

- 血糖コントロールは,150mg/dL以下を目標とする.ただし,強化血糖管理は低血糖発生のリスクを高めるため,注意が必要である.
- 消化器外科術後の比較的大きな切開創では,ガーゼで被覆するよりは保護材を使用する.

第2章 ● 場面ごとの感染症診療のポイント　11

4 周術期の予防的抗菌薬

● 皮膚切開部の黄色ブドウ球菌，レンサ球菌および手術部に常在する微生物を標的とした抗菌薬を選択する．セファゾリン，セフメタゾールが選択されることが多いが，事前に手術部位の保菌情報がわかっている場合はその情報も加味して抗菌薬を選択する（たとえば，咽頭悪性腫瘍手術の症例で，事前に咽頭からMRSAの検出歴があれば，セフメタゾールにバンコマイシンを併用するなど）．

● β-ラクタムアレルギーを有する場合は，「第6章：抗菌薬の投与方法-10」を参照する．β-ラクタム薬を外すのであれば，グラム陽性菌にはバンコマイシンまたはクリンダマイシン，グラム陰性菌にはアミノグリコシド系またはフルオロキノロン，嫌気性菌にはメトロニダゾールまたはクリンダマイシンを使用する．

● 一般的な投与方法は以下の通り．

①投与経路：基本は経静脈的に投与する．

②投与量：治療量と同じ．

③投与のタイミング：開始時期は，切開の1時間以内に投与を開始する．ただし，バンコマイシンまたはフルオロキノロンを使用する場合，フラッシング症候群（投与時関連反応）や血管痛を避けるため，切開の2時間以内に1時間以上かけて投与する．術中の追加投与は，長時間手術の場合，半減期のおよそ2倍の間隔で追加投与する（表2-2）．たとえば，腎機能が正常であれば，セファゾリン，セフメタゾールは3時間ごとに追加投与する．

④投与期間：基本は術前と術中のみの投与である．術後に継続する場合でも，術後24時間以内までとする（心臓手術では48時間以内まで）．

表2-2　各抗菌薬における術中再投与のタイミング

抗菌薬	半減期 （腎機能正常者）	再投与の間隔（時間）		
		eGFR$_{-IND}$*（mL/分）		
		≧50	20～50	＜20
CEZ	1.2～2.2 時間	3～4	8	16
SBT/ABPC	0.8～1.3 時間	2～3	6	12
PIPC	1.3 時間	2～3	6	12
CMZ	1～1.3 時間	2～3	6	12
CTM	60～68 分	2	5	10
FMOX	50 分	2	5	10
AZT	1.6～1.8 時間	3～4	8～10	12～16
CTRX	5.4～10.9 時間	12		
CLDM	2～4 時間	6		
CPFX	3～7 時間	8	12	適応外
LVFX	6～8 時間	報告なし		
GM	2～3 時間	5	薬剤師と相談	適応外
VCM	4～8 時間	8	16	適応外
TEIC	85.7 時間	12**		
MNZ	6～8 時間	8		

＊：eGFR$_{-IND}$（mL/min）＝eGFR（mL/分/1.73 m^2）×（患者体表面積/1.73 m^2）
eGFR（mL/min/1.73 m^2）は患者の体表面積（body surface area，BSA）が国際的成人標準（1.73 m^2）と仮定した normalized BSA eGFR であり，標準体表面積を個々の患者の体表面積に変換（conversion）したのが，individualized BSA eGFR（eGFR$_{-IND}$）（mL/min）である．欧米のノモグラムを使用する場合 Cockcroft - Gault 式によるクレアチニンクリアランスではなく eGFR$_{-IND}$ が推奨されている．患者が標準体格の場合に限り簡便性の面から eGFR（mL/min/1.73 m^2）を代替指標とすることも可能である．
＊＊：半減期以外の因子が関与．
（日本化学療法学会／日本外科感染症学会：術後感染予防抗菌薬適正使用のための実践ガイドライン．p.11，2016 より転載）

文献

・ 消化器外科 SSI 予防のための周術期管理ガイドライン 2018，診断と治療社，2018.
・ 日本化学療法学会／日本外科感染症学会：術後感染予防抗菌薬適正使用のための実践ガイドライン，2016.（術式ごとに推奨予防的抗菌薬を記載した表あり）.

第2章 ● 場面ごとの感染症診療のポイント　13

❸ 術後の発熱の鑑別疾患

手術と感染症 1

要点

- 術後の発熱は，発熱の時期および感染性・非感染性の軸を用いると鑑別疾患を整理しやすい．
- どの外科領域にもみられる術後感染症がある一方で，各外科領域に特徴的な外科感染症も存在する．

1 術後の発熱へのアプローチ（表2-3）

■ 術後0～48時間

- 術前から既存の感染症が存在しない限り，感染症が発熱の原因となることは少ない．ただし，まれな合併症であるが，黄色ブドウ球菌や溶血性レンサ球菌による毒素性ショック症候群が生じることがある．

■ 術後48時間～7日

- 手術部位感染症（SSI）とデバイス関連感染症が主体となる．SSIでは，表層切開部の創部感染が多い．
- 手術に特有の感染症としては，頭頸部外科手術後の中耳炎や脳神経外科手術後の髄膜炎などがある．
- デバイス関連感染症では，カテーテル関連尿路感染症，血管カテーテル関連血流感染症，人工呼吸器関連肺炎が生じる．
- その他に，嚥下機能低下に伴う誤嚥性肺炎や無石性胆囊炎などがみられる．

■ 術後7～28日

- この時期もSSIとデバイス関連感染症が主体となる．SSIでは，表層切開部だけでなく深部切開部の創部感染や膿瘍を認める．
- 手術に特有の感染症としては，消化器外科手術後の吻合部リークに伴う腹膜炎や整形外科手術後の骨髄炎などがある．心臓血管外科，整形外科，乳腺外科領域における人工埋め込みを伴う手術（人工弁，血管デバイス，人工関節，ティッシュ・エキスパンダーなどを用いた手術）において人工物関連感染症を認めるのはこの時期以降である．

表2-3 術後の発熱の鑑別疾患

分類	術後0〜48時間	術後48時間〜7日	術後7〜28日	術後28日以降
感染性				
	● 既存の感染症 ● 毒素性ショック症候群（黄色ブドウ球菌や溶血性レンサ球菌などによる）	● 尿路感染症 ● 肺炎（人工呼吸器関連，誤嚥性） ● 血管カテーテル関連感染症 ● 表層切開部手術部位感染症 ● 無石性胆嚢炎 ● 実施された手術に特有の感染症（中耳炎，髄膜炎など） ● 輸血関連感染症	● 尿路感染症 ● 肺炎 ● 血管カテーテル関連感染症 ● 表層切開部手術部位感染症 ● 深部切開部手術部位感染症・膿瘍 ● 実施された手術に特有の感染症（腹膜炎，骨髄炎など） ● 人工物関連感染症（人工弁，血管デバイス，人工関節などによる） ● *Clostridioides difficile* 感染症 ● 副鼻腔炎 ● 唾液腺炎	● 人工物関連感染症 ● 菌血症に伴う合併症（感染性心内膜炎，眼内炎） ● 骨髄炎（整形外科術後） ● 輸血後ウイルス感染症（HBV，HCV，HIV）
非感染性				
既存の状態・疾患	● 痛風・偽痛風 ● 甲状腺機能亢進症 ● 褐色細胞腫	● 痛風・偽痛風 ● 甲状腺機能亢進症 ● 副腎不全 ● 膵炎		
炎症	● 縫合に対する反応	● 縫合に対する反応 ● 無菌性髄膜炎（化学性髄膜炎）		
手術外傷	● 血腫 ● 漿液腫 ● クモ膜下血腫			
血管	● 心筋梗塞 ● 脳卒中 ● 脂肪塞栓 ● 手術部組織梗塞	● 心筋梗塞 ● 深部静脈血栓/肺塞栓 ● 脂肪塞栓 ● 海綿静脈洞血栓症	● 深部静脈血栓/肺塞栓 ● 海綿静脈洞血栓症	
免疫	● 手術に対する反応 ● 輸血に対する反応			
その他	● 薬剤熱 ● アルコール離脱症候群 ● 悪性高熱症	● 薬剤熱 ● アルコール離脱症候群		

HBV：hepatitis B virus（B型肝炎ウイルス），HCV：hepatitis C virus（C型肝炎ウイルス），HIV：human immunodeficiency virus（ヒト免疫不全ウイルス）.

（文献1, 2）より改変）

- デバイス関連感染症では，経鼻チューブの長期留置症例における副鼻腔炎にも注意する.
- また，口腔内が不衛生な高齢者，または栄養不良の患者においては唾液腺炎を認めることがある.

■ 術後 28 日以降

- この時期に最も多いのは人工物関連感染症である．この時期の人工物関連感染は，コアグラーゼ陰性ブドウ球菌など病原性の低い細菌が原因菌となりうる.
- 整形外科領域における骨髄炎は，術後数週～数か月経過してから発症することがあるので注意する.
- 入院中に生じた菌血症に伴う合併症が退院後にみられることもある．典型例としては，黄色ブドウ球菌菌血症の合併症として感染性心内膜炎，腸腰筋膿瘍，骨髄炎，カンジダ菌血症の合併症として眼内炎などがある.

文 献

1) Fair NC：Postoperative Fevers. Hosp Med Clin, 1：e457-470, 2012.

2) House J, et al：Evaluation of postoperative fever. BMJ Best Practice, 2017.

2 デバイス関連感染症

❶ デバイス関連感染症とは

要点

- どの医療関連デバイスも感染源となりうるため，患者に使用されている医療関連デバイスはすべて把握しておく．また，不要なデバイスは早期に除去することを日々検討する．
- 臨床症状は，無症状のものから全身症状を伴う敗血症までと多岐にわたる．
- 診断は，デバイスに関連した臨床症状や身体所見，器具またはその近傍（皮膚からの排膿など）から採取した培養検査をもとに総合的に行う．
- 治療は，抗菌薬の投与および（除去可能であれば）感染デバイスの除去を行う．

- がん診療で遭遇しやすいデバイス関連感染症について，診療科ごとに分けて記載した（表2-4）．

表2-4　がん患者におけるデバイス関連感染症

診療科	デバイス	感染症
全領域	経鼻チューブ	副鼻腔炎
	気管チューブ	人工呼吸器関連肺炎
	血管カテーテル（ポート，中心静脈，PICC，末梢）	血管カテーテル関連血流感染症
	尿路カテーテル	カテーテル関連尿路感染症
	術後ドレーン	逆行性感染
脳神経外科	脳室シャント，脳室ドレーン，オンマヤリザーバー	髄膜炎
整形外科	人工関節	感染性関節炎
乳腺外科	ティッシュ・エキスパンダー，インプラント	ティッシュ・エキスパンダー感染，インプラント感染
肝胆膵内科	胆管ステント，胆管カテーテル	胆管炎
泌尿器科	尿管ステント，腎瘻カテーテル	腎盂腎炎

PICC：peripherally inserted central venous catheter（末梢留置型中心静脈カテーテル）．

第2章 ● 場面ごとの感染症診療のポイント　17

2 デバイス関連感染症

❷ カテーテル関連尿路感染症の予防

要 点

- 不要な尿路カテーテルの挿入は避け，必要な場合でも可能な限り早期に抜去する．

■ 施設で使用基準を定める

- たとえば，急性の尿閉または尿路閉塞，重症患者における尿量測定，長時間手術や泌尿生殖器の手術における周術期使用，尿失禁患者の重度の会陰部および仙骨創傷の治癒補助，緩和ケアにおける使用，24時間蓄尿の採取に代替法がない場合，体動により生じる急性の強い痛みを軽減する場合など．
- 尿道カテーテル以外の代替法を検討する．たとえば，ポータブルトイレ，おむつ，間欠的導尿，コンドーム型カテーテル（男性）など．

■ 早期に抜去する

- 日々，医師の回診時や病棟の申し送り時に尿道カテーテルの必要性について検討し記録する．不要であれば，抜去する．

■ 適切な挿入・管理を行う

- 挿入は清潔操作で行う（1人で困難な場合は，2人以上で行う）．
- ドレナージバッグは常に患者の膀胱の高さより下に設置する．
- バッグ内の尿を廃棄する際には手指衛生を行い，手袋を使用する．終了したら手袋を取り外し，手指衛生を行う．次の患者のバッグの操作を行うときは，再び手指衛生し，新しい手袋を使用する．
- ルーチンでは交換を行わない．感染，閉塞，閉鎖システムの破損または漏れが発生した場合に交換を検討する．

文 献

- AHRQ：Toolkit for Reducing Catheter-Associated Urinary Tract Infections in Hospital Units：Implementation Guide, 2015（特に Appendix K の図が参考になる）．

デバイス関連感染症

2 ❸血管カテーテル関連血流感染症

要点

- 血管カテーテル留置部やその付近に局所所見を認める場合，または，血管カテーテル留置患者において発熱を認める場合には鑑別疾患に入れる．
- 治療の基本は，原因となる血管カテーテルの抜去と抗菌薬投与である．
- 原因菌が黄色ブドウ球菌とカンジダの場合は，再燃・合併症のリスクが高いため，血液培養陰性化の確認や合併症の検索を行う．

患者背景を理解する

- いずれの血管カテーテル〔ポート，中心静脈カテーテル，末梢留置型中心静脈カテーテル（PICC），末梢カテーテル〕においても発症しうる．
- 中心静脈栄養，広域抗菌薬の長期使用，血液悪性腫瘍，造血幹細胞移植，カテーテルの鼠径部留置，腹部手術，複数部位のカンジダ定着，好中球減少などは，カンジダが原因菌となる危険因子である．

どの臓器の感染症？

- 血管カテーテル留置患者において発熱を認める場合は，鑑別疾患に入れる（特に不明熱の場合）．
- 血管カテーテル留置部やその付近に局所所見（発赤，熱感，腫脹，圧痛，排膿）を認める場合は，本疾患の可能性があがる．ただし，留置部の局所所見を認めないことのほうが多く，所見がないからといって本疾患を除外しない．また，抗がん薬による化学性静脈炎と鑑別を要する場合もある．

第2章 ● 場面ごとの感染症診療のポイント　19

原因となる微生物は？

- 血液培養を2セット採取する．中心静脈カテーテルが留置されている場合，1セットは末梢血で，もう1セットはカテーテル血で採取する．カテーテル血が末梢血よりも2時間以上早く陽性化すれば，診断できる．
- カテーテルを抜去できれば，カテーテル培養を提出する．血液培養とカテーテル培養が同一菌であれば，診断できる．
- 主な原因菌としては，コアグラーゼ陰性ブドウ球菌，黄色ブドウ球菌，腸球菌，緑膿菌などグラム陰性桿菌，カンジダがある．

どの抗菌薬を選択？

- 治療の基本は，原因となる血管カテーテルの抜去と抗菌薬投与である．
- 抗菌薬のdefinitive therapyは，確定した原因菌の感受性結果を参照し，選択する．

処方例（empiric therapy）

薬剤名	投与量（1回）	投与間隔
敗血症の状態で，血管カテーテル関連血流感染症が疑われる場合		
バンコマイシン ＋セフェピム*	投与量は「第6章：抗菌薬の投与方法」を参照	
	1g	8時間ごと　静注
血液培養からブドウ状グラム陽性球菌を認める場合		
バンコマイシン	投与量は「第6章：抗菌薬の投与方法」を参照	
血液培養からグラム陰性桿菌を認める場合		
セフェピム*	1g	8時間ごと　静注
血液培養から酵母用真菌（カンジダ疑い）を認める場合		
ミカファンギン	100mg	24時間ごと　静注

＊：これらは処方例であり，グラム陰性桿菌のempiric therapyは必ず自施設のアンチバイオグラムを参照して選択すること．

🕐 適切な経過観察

- 経過中に血管内合併症（感染性心内膜炎，化膿性血栓性静脈炎）および血管外合併症（眼内炎，化膿性脊椎炎，腸腰筋膿瘍など深部膿瘍）の発生に注意が必要である．
- 原因菌としては，黄色ブドウ球菌とカンジダが再燃・合併症のリスクが高い．これらが原因菌の場合は，血液培養陰性化の確認や合併症の検索を行う．少なくとも，黄色ブドウ球菌の場合は感染性心内膜炎除外のために心エコー，カンジダの場合は眼内炎除外のために眼科受診を行う．
- 持続菌血症を認める場合，合併症からの流入の可能性以外に，抜去後に新規留置した血管カテーテルへの感染の可能性も検討する．
- 治療期間については，**表2-5** を参照する．

表2-5　治療期間

合併症	菌　種	治療期間
なし	コアグラーゼ陰性ブドウ球菌	5〜7日間
	黄色ブドウ球菌	14〜28日間（血液培養陰性化から）
	腸球菌	7〜14日間
	グラム陰性桿菌	7〜14日間
	カンジダ	14日間（血液培養陰性化から）
感染性心内膜炎・化膿性血栓性静脈炎	—	4〜6週間
骨髄炎	—	6〜8週間（治療への反応が悪ければ，より長期間の治療が必要）
カンジダ眼内炎	カンジダ	改善するまで（眼科と相談）

文献

- Clin Infect Dis, 2009.［PMID：19489710］

第2章 ◆ 場面ごとの感染症診療のポイント　21

3 化学療法

❶ 発熱性好中球減少症
（殺細胞性化学療法）

要点

- 発熱性好中球減少症（FN）は，主にがん薬物療法によって好中球減少状態の患者が発熱をきたした状態を呼ぶ．
- FNは診断名ではないため，発熱の原因を究明する必要がある．
- 特に重症なFNの場合は，判明した時点から1時間以内の抗緑膿菌活性を有する抗菌薬治療の開始が推奨される．

👤 患者背景を理解する

- 発熱性好中球減少症（febrile neutropenia：FN）は**表2-6**[1,2]のように定義されるが，FNは診断名ではなく，あくまでも病態であり，発熱の原因を精査する必要がある．
- 好中球数や発熱の基準は厳密なものではなく，血液疾患では好中球機能に異常があり，好中球数は保たれていても易感染性のことがある．
- ステロイド投与中や高齢者など熱が出づらい状況の場合，発熱の基準を満たさなくてもFNに準じた対応が必要となることもある．
- 固形がん患者の10〜50％，血液悪性腫瘍患者の80％を超える患者でFNを合併する[2]．
- 好中球減少の程度および好中球減少期間が長くなると，感染症リスクが高くなる[3]．

表2-6　発熱性好中球減少症の定義

発　熱
- 口腔温 ≧38.3℃
  口腔温 ≧38.0℃が1時間以上持続（日本臨床腫瘍学会の定義では，腋窩温が37.5℃以上）

好中球減少
- 好中球数 <500/μL
- または，<1,000/μLで48時間以内に<500/μLとなることが予想される

（文献1, 2）より作成）

表2-7 悪性腫瘍に対する細胞傷害性化学療法を施行された患者における発熱性好中球減少症（FN）のリスク評価において考慮すべき因子

FNに関連する因子	危険因子	リスク効果	
患者特性	高齢	≧65歳	
	performance status	ECOG performance score≧2	
	栄養状態	Alb＜3.5g/dL	
	FNの既往	1サイクル内にFNのエピソードがあると2～6サイクルで≧4倍	
	併存症	併存症が1つずつ増えるにつれて，FNのオッズが27%，67%，125%上昇	
基礎の悪性腫瘍	がんの診断	診断	FNの報告率（%）
		急性白血病/MDS	85.0～95.0
		high-gradeのリンパ腫	35.0～71.0
		軟部組織の肉腫	27.0
		非ホジキンリンパ腫/骨髄腫	23.0
		卵巣がん	12.0
		肺がん	10.0
		大腸がん	5.5
		頭頸部がん	4.6
		乳がん	4.4
		前立腺がん	1.0
	がんのステージ	ステージ≧2	
	寛解状態	寛解状態にない	
	がん治療への反応性	完全寛解（CR）であれば低リスク部分寛解，血液悪性腫瘍＞固形腫瘍治療抵抗性・進行性であれば高リスク	
化学療法	細胞傷害性レジメン	〈以下のレジメンは高リスク〉アントラサイクリン≧90mg/m²シスプラチン≧100mg/m²イホスファミド≧9g/m²シクロホスファミド≧1g/m²エトポシド≧500mg/m²シタラビン≧1g/m²高用量乳がんに対するアントラサイクリン＋タキサン＋シクロホスファミドまたはゲムシタビン	
	投与量	予定投与量の＞85%はリスク上昇	
	消化管・粘膜炎の程度と期間	National Cancer Instituteの粘膜炎のgrade≧3，OMASのピークスコア≧2はリスク上昇	
	血球減少の程度と期間	好中球数＜100/μL≧7日リンパ球数＜700/μL単球数＜150/μL	

ECOG：Eastern Cooperative Oncology Group, OMAS：Oral Mucositis Assessment Scale.

（文献4）

- FNのリスクとなる患者特性，基礎の悪性腫瘍，化学療法のレジメンが知られている（表2-7）[4]．
- FNは内科エマージェンシーであり，可能であれば入院が望ましいが，外来治療が可能であるかを評価するためのリスク分類（表2-8〜11）がある[1,5]．
- FN患者ではまずリスクの分類を行い，低リスクであれば外来管理も可能ではある．
- MASCC（Multinational Association of Supportive Care in Cancer）スコアは固形腫瘍，血液腫瘍にかかわらず用いられる（表2-10）[1,5,6]．しかし症状の定義が不明確，好中球減少期間が考慮されていないという問題点がある．
- CISNE（Clinical Index of Stable Febrile Neutropenia）スコアは（表2-11）[5]，固形腫瘍患者に対して使用される．MASCCスコアよりも重症化予測能が高い[7]．

どの臓器の感染症？

- FN患者の主な感染症の特徴は次のとおりである．①症状・所見が出にくい，②進行が速い，③通常みられない部位に感染症が起こる，④まれな微生物による感染症が起こる．
- FN患者の約半数が原因不明である[8]．一方で，約半数が感染症の診断となるが，うち20〜25％が臨床的診断で，微生物の同定まで可能なものは20〜25％のみである．
- 好中球減少期には典型的な症状所見を呈しにくいため（表2-12）[9]，丁寧な問診・身体診察，経過観察が重要である．発症数日後に初めて局所症状をきたすこともあり，原因不明でも日々，丁寧に診察し，フォローする．
- FNに合併する感染症では，呼吸器感染症と血流感染症の頻度が高い（表2-13）[8]．その他，抗がん薬などで粘膜炎をきたしやすい口腔/咽頭，肛門周囲膿瘍などの感染症にも注意する．

原因となる微生物は？

- 好中球減少症時に関連する微生物を表2-14[8]に示す．

表 2-8 リスク分類

高リスク	低リスク
・臨床判断基準（**表 2-9**）に該当 ・MASCC スコア（**表 2-10**）＜21 点	・臨床判断基準に該当なし ・MASCC スコア ≧21 点 ・固形腫瘍患者では CISNE スコア（**表 2-11**）1～2 点

（文献 5）より作成）

表 2-9 臨床判断基準

分類	基準
心血管	・前失神／目撃された失神 ・加速性高血圧症 ・新規発症もしくは増悪する低血圧 ・コントロール困難な心不全，不整脈，狭心症 ・臨床的に関連のある出血 ・心嚢液貯留
血液	・重度の血小板減少（血小板＜10,000/μL） ・貧血（Hb＜7g/dL または Hct＜21％） ・好中球＜100/mL が 7 日以上持続することが予測される ・深部静脈血栓症または肺塞栓症
胃腸	・経口摂取不可 ・新規発症もしくは臨床的に関連する下痢の増悪 ・下血・血便（痔核と関連のない）・吐血 ・腹痛 ・腹水
肝臓	・肝機能障害（アミノトランスフェラーゼ値が正常上限値の 5 倍を超える）または臨床的に関連するアミノトランスフェラーゼの悪化 ・Bil＞2.0mg/dL，もしくは臨床的に関連する Bil の悪化
感染症	・感染巣が明らかである（肺炎，蜂窩織炎，腹腔内感染症など） ・重症敗血症を疑う所見あり ・外来治療での抗菌薬にアレルギーあり ・発熱の 72 時間以内に抗菌薬投与歴あり ・血管カテーテル感染症
神経	・意識障害／感覚障害，もしくはけいれん ・中枢神経感染症もしくは非感染性髄膜炎の診断もしくは疑い ・脊髄圧迫がある，もしくは疑い ・新規もしくは増悪する神経巣症状
肺／胸郭	・頻呼吸もしくは徐呼吸 ・低酸素血症，高 CO_2 血症 ・気胸もしくは胸水貯留 ・肺の空洞性結節もしくは胸腔内における活動性病変の存在
腎臓	・腎機能障害（Ccr≦30mL/分）または乏尿または臨床的に関連する腎機能の悪化 ・新規の肉眼的血尿 ・尿路閉塞もしくは腎結石 ・臨床的に関連する脱水 ・臨床的に関連する電解質異常，アシドーシスもしくはアルカローシス（医療介入を要する）

（文献 5）より一部改変）

第 2 章 ◆ 場面ごとの感染症診療のポイント　25

表2-10　MASCCスコア

特　性	重み付けスコア
発熱性好中球減少の症状[*1]：症状なし，または軽度症状	5
低血圧なし（収縮期血圧＞90 mmHg）	5
慢性閉塞性肺疾患[*2]なし	4
固形腫瘍または真菌感染症の既往[*3]がない血液悪性疾患患者	4
静脈内輸液を要する脱水なし	3
発熱性好中球減少の症状[*1]：中等度症状	3
外来患者	3
年齢＜60歳	2

スコアは最高で26.

*1：発熱性好中球減少の症状とは，発熱性好中球減少による患者の全般的臨床
状態である．以下の尺度で評価するべきである．➡「症状なし，または軽度
症状（スコア5）」，「中等度症状（スコア3）」，「重度症状または瀕死状態（ス
コア0）」．スコア3とスコア5の両方が加算されることはない．

*2：慢性閉塞性肺疾患とは，発熱性好中球減少の発現時における活動性の慢性
気管支炎，肺気腫，努力呼気量の低下，酸素療法を必要とする状態，およ
び/またはステロイド，および/または気管支拡張薬による治療を必要とす
る状態を意味する．

*3：真菌感染症の既往とは，確定された真菌感染症またはempiric therapyが行
われた真菌感染症の疑いを意味する．

(文献1, 5)

表2-11　CISNEスコア

項　目	点　数
ECOGのperformance status ≧2	2
COPD（慢性閉塞性肺疾患）	1
慢性心血管疾患	1
NCI-CTCの粘膜炎のgrade ≧2	1
単球＜200/μL	1
ストレスによる高血糖	2

0点は低リスク，中間リスクは1〜2点，≧3点は高リスク．
ECOG：Eastern Cooperative Oncology Group，NCI-CTC：National Cancer
Institute Common Toxicity Criteria.

(文献5)

表2-12　好中球減少患者は症状所見を呈しにくい

疾　患	所　見	末梢血顆粒球数（/μL）		
		＜100	101〜1,000	＞1,000
蜂窩織炎	浸出液	5%	44%	92%
肺　炎	膿性痰	8%	67%	84%
	咳　嗽	67%	69%	93%
尿路感染症	膿　尿	11%	63%	97%

(文献9) より作成

表2-13　FN患者の感染源

感染源[1]	頻　度
呼吸器感染症[2]	35〜40%
血流感染症[3]	15〜35%
尿路感染症	5〜15%
皮膚軟部組織感染症	5〜10%
消化管感染症[4]	5〜10%
その他	5〜10%

＊1：15〜20%で複数臓器の感染症あり（例：菌血症＋肺炎）．これらは常に同じ病原体に起因しない．
＊2：副鼻腔炎，上気道炎，膿胸などの肺感染症も含む．
＊3：カテーテル関連血流感染症も含む．
＊4：口腔内感染症，食道炎，虫垂炎，好中球減少性腸炎，胆管炎，腹膜炎を含む．

（文献8）

表2-14　FN患者の頻度の高い原因菌

	原因菌	頻　度
グラム陽性球菌	コアグラーゼ陰性ブドウ球菌	20〜50%
	黄色ブドウ球菌	10〜30%
	腸球菌	5〜15%
	緑色レンサ球菌	3〜27%
	ミクロコッカス	5〜8%
	コリネバクテリウム	2〜5%
	β溶血性レンサ球菌	4〜6%
	バチルス	4〜6%
	エロモナス 肺炎球菌 *Stomatococcus mucilaginosus* ラクトバチルス リューコノストック属 ペディオコッカス属	＜3%
グラム陰性桿菌	大腸菌	18〜45%
	クレブシエラ	11〜18%
	その他の腸内細菌	15〜18%
	緑膿菌	18〜24%
	マルトフィリア	2〜5%
	アシネトバクター	＜3%
	その他のブドウ糖非発酵菌	＜3%

（文献8）

第2章●場面ごとの感染症診療のポイント　　27

- 主に一般細菌が原因となるが，顕著な好中球減少（好中球＜100/μL）が10〜15日以上持続する患者においてはアスペルギルスやムーコルなどの糸状菌感染症に注意する[10〜12]．
- 固形腫瘍患者では，バリア破綻があるときのカンジダ血症を除いて，その他の真菌による感染症は血液悪性腫瘍患者と比べてまれである．
- 好中球減少時の菌血症において緑膿菌の頻度は高くないが[13]，治療開始が遅れると死亡率が高く[13〜15]，FN患者のempiric therapyでは，抗緑膿菌活性のある薬剤を選択するのが適切である．
- 強い腹痛（回盲部が典型的）や下痢を伴う場合は好中球減少性腸炎を考慮し，腹部画像検査を実施し，原因菌として嫌気性菌を想定する[16]．

どの抗菌薬を選択？

- 抗緑膿菌活性を有する抗菌薬を1時間以内に投与する[5]．
- Empiric therapyの候補薬剤としては，セフェピム，タゾバクタム・ピペラシリン，メロペネムが選択肢となるが，アンチバイオグラムを確認し，緑膿菌を含めたグラム陰性桿菌に対する感受性の優れたものを選択することが望ましい．
- 嫌気性菌や基質特異性拡張型β-ラクタマーゼ（extended spectrum β-lactamase：ESBL）産生菌のカバーが必要ならば，タゾバクタム・ピペラシリンまたは，メロペネムを選択する．
- アミノグリコシドとの併用はルーチンには必要ないが[17]，施設での薬剤感受性が悪い場合や，耐性菌の保菌や感染既往がある場合，重症患者のempiric therapyであれば考慮してもよい[18, 19]．
- カルバペネムは，なるべくスペアすべきだが，①重症例，②ESBL産生菌や耐性のグラム陰性菌の保菌症例もしくは過去の感染症例，③FN発症時にESBL産生菌の関与する感染症が多い施設では使用を考慮する[20]．

| 処方例 |

薬剤名	投与量（1回）	投与間隔
セフェピム	2g	8〜12時間ごと　静注
タゾバクタム・ピペラシリン	4.5g	6時間ごと　静注
メロペネム	1g	8時間ごと　静注

- バンコマイシンはルーチンでの併用は不要であるが，耐性グラム陽性球菌のカバーを考慮する適応があれば投与する（**表2-15**）[1]．
- 低リスク症例の外来治療では，以下の処方例の抗菌薬が推奨される[1, 5, 21]．
- 近年，クリンダマイシンの嫌気性菌への抗菌活性が低下しており，クリンダマイシンの代わりにメトロニダゾールも考慮される．

表2-15　FNに対するempiric therapyレジメンへの抗グラム陽性菌活性抗菌薬の追加の適応

- 血行動態不安定またはその他の重症敗血症の所見
- 放射線画像的に確認された肺炎
- 最終的な病原体特定および感受性試験の前に血液培養でグラム陽性細菌陽性
- 重篤なカテーテル感染症が臨床的に疑われる（たとえば，カテーテルを介した注入で悪寒または硬直がみられる，カテーテル入口部/出口部の周囲に蜂窩織炎が認められる）
- 部位にかかわらず，皮膚・軟部組織感染症
- メチシリン耐性黄色ブドウ球菌，バンコマイシン耐性腸球菌またはペニシリン耐性肺炎球菌の定着
- 重度の粘膜障害（フルオロキノロン系薬の予防投与が行われており，empiric therapyとしてセフタジジムが使用されている場合）

（文献1）

| 処方例 |

薬剤名	投与量（1回）	投与間隔
シプロフロキサシン 　もしくは	400mg	1日2回　経口
レボフロキサシン 　＋	500mg	1日1回　経口
アモキシシリン・クラブラン酸 　＋	375mg	1日3回　経口
アモキシシリン	250mg	1日3回　経口
ペニシリンにアレルギーがある場合		
シプロフロキサシン 　もしくは	400mg	1日2回　経口
レボフロキサシン 　＋	500mg	1日1回　経口
クリンダマイシン	300mg	1日3回　経口

第2章●場面ごとの感染症診療のポイント　29

🕐 適切な経過観察

- 好中球が回復（$\geq 500/mm^3$）していて感染源がはっきりしていれば，感染臓器に基づいた推奨される抗菌薬治療期間で治療を行う．

- 感染源が不明でも感染症状が消失し，好中球が回復している症例では，48時間で抗菌薬を中止可能である[1]．

- 最低72時間の経静脈投与以降でも感染源不明で全身状態が安定し，48時間以上解熱していれば，好中球数に関係なく抗菌薬の中止を検討してもよい[20]．

- FNでempiric therapy開始後，原因不明の発熱が3〜4日続いていても，熱以外の状態が安定していれば，抗菌薬の変更が必要なことはまれである[1]．

- 逆に，empiric therapy中で患者の状態が不安定な場合や，耐性菌による感染既往や保菌があったり，ハイリスク施設において，血液培養でメチシリン耐性黄色ブドウ球菌（methicillin-resistant *Staphylococcus aureus*：MRSA）やESBL産生菌，カルバペネマーゼ産生菌といったような耐性菌の可能性が示唆される場合には治療の修正を考慮する必要がある．

- 遷延する発熱性好中球減少症（persistent febrile neutropenia：pFN）は，FNに対するempiric therapy開始後4日以降も発熱が続き，かつ好中球数$500/\mu L$未満が持続している場合をさす．

- pFNでは，深在性真菌症（invasive fungal infection：IFI）が関与する．IFIにおける培養などの微生物学的検査の感度は低く，確定診断できる症例は少ない上に，微生物学的検査結果が得られるまでに時間を要する．このため，非培養検査（β-Dグルカン，アスペルギルスガラクトマンナン抗原，CT検査など）を併用し，患者背景や臨床所見とともに総合的な臨床診断，治療導入を行う．

✦ パール

- 「FN➡抗緑膿菌活性を有する抗菌薬投与」で思考を停止せず，感染臓器，原因菌を詰める努力を行う．

文 献

1) Clin Infect Dis, 2011.［PMID：21205990］
2) 発熱性好中球減少症（FN）診療ガイドライン改訂第3版, 南江堂, 2024.
3) Ann Intern Med, 1966.［PMID：5216294］
4) J Clin Oncol, 2018.［PMID：30179565］
5) J Clin Oncol, 2018.［PMID：29461916］
6) Support Care Cancer, 2004.［PMID：15197637］
7) Crit Rev Oncol Hematol, 2020.［PMID：32244162］
8) Infection, 2014.［PMID：23975584］
9) Int J Antimicrob Agents, 2000.［PMID：11053786］
10) Clin Infect Dis, 2006.［PMID：16886149］
11) Blood, 2002.［PMID：12393425］
12) Cancer, 2003.［PMID：12872351］
13) Arch Intern Med, 1975.［PMID：1052668］
14) Diagn Microbiol Infect Dis, 2017.［PMID：28529091］
15) Pathogens, 2022.［PMID：36297188］
16) Clin Infect Dis, 2013.［PMID：23196957］
17) Cochrane Database Syst Rev, 2013.［PMID：23813455］
18) Antimicrob Agents Chemother, 2022.［PMID：34843387］
19) Antimicrob Agents Chemother, 2021.［PMID：33972253］
20) Haematologica, 2013.［PMID：24323983］
21) NCCN Clinical Practice Guidelines in Oncology. Prevention and Treatment of Cancer-Related Infections, Version 3, 2024.

3 化学療法

❷ステロイドと感染症

要点

- ステロイドは，主に細胞性免疫不全をきたす．
- ステロイドは，総投与量を意識する（プレドニゾロン換算 700 mg 以上は感染リスク）．

1 ステロイドの免疫抑制作用

- ステロイドは，さまざまな免疫応答に関与するが，感染免疫へ与える最も大きな影響は細胞性免疫不全である[1]．

2 ステロイドと感染症リスク

- ステロイドは，少量であっても長期間投与の場合，短期間であっても高用量の場合には感染症リスクが上昇する．
- 71 件の研究のメタ分析では[2]，平均投与量がプレドニゾロン換算 10 mg／日以下や累積投与量がプレドニゾロン換算 700 mg 未満の患者では，感染症合併の有意な増加はみられなかった．そのため，われわれは，患者の細胞性免疫不全のリスク評価のために，ステロイドの累積投与量を必ず確認している．
- 近年，少量のステロイドでも長期にわたると感染症リスクとなり，用量依存的な感染症の増加と関連することが報告されている[3,4]．たとえば，5 mg のプレドニゾロンを過去 3 年間服用した場合のリスクは，30 mg を過去 1 か月間服用した場合のリスクと同様である．
- 一方，短期間投与であったとしても，長期間にわたり感染症のリスクとなる可能性も示唆されている[5]．

3 ステロイド投与中に注意すべき感染症

- ステロイド投与によって，細胞性免疫不全を引き起こすことにより，細菌感染症のみではなく，ウイルスや真菌など幅広い病原体による日和見感染症のリスクが上昇する．
- 細胞性免疫不全で原因となる微生物を，表 2−16 に示す[6]．

表 2-16　細胞性免疫不全の背景と関連微生物

背　景	関連微生物
悪性疾患・感染症	細　菌
・急性リンパ性白血病 ・悪性リンパ腫 ・HIV 感染症	・レジオネラ，サルモネラ，ノカルジア， 　リステリア，黄色ブドウ球菌 ・抗酸菌（結核，非結核性抗酸菌症）
	ウイルス
医療行為	・VZV，CMV，HSV，HHV-6，EBV ・呼吸器ウイルス
・移植（血液幹細胞・固形臓器） ・ステロイド投与 ・免疫抑制薬投与 ・生物学的製剤投与	真　菌
	・クリプトコックス ・ヒストプラズマ ・コクシジオイデス ・カンジダ ・ニューモシスチス
その他	
・腎不全 ・肝不全 ・糖尿病 ・妊娠	その他
	・トキソプラズマ ・クリプトスポリジウム ・糞線虫

VZV：varicella zoster virus（水痘・帯状疱疹ウイルス），CMV：cytomegalovirus
（サイトメガロウイルス），HSV：herpes simplex virus（単純ヘルペスウイルス），
HHV-6：human herpesvirus 6（ヒトヘルペスウイルス 6），EBV：Epstein-Barr
virus（エプスタイン・バール・ウイルス）．

（文献 6）を参考に作成）

- 細胞性免疫不全時にそれぞれの微生物が障害する臓器はある程度決まっているため，考えるべき微生物の幅は広いが問題点は明らかになりやすい（表 2-17）[6〜12]．
- 細胞性免疫不全では，好中球減少時や液性免疫不全時ほどの急激な経過をたどる感染症は少ないため，また，相対的にウイルスや真菌による感染症も増加するため，闇雲に広域抗菌薬を投与するのではなく，臓器を特定し，原因菌を詰めることがより重要となる．

4 ニューモシスチス肺炎の予防

- ニューモシスチス肺炎（*Pneumocystis jirovecii* pneumonia：PCP）は，細胞性免疫不全で起こる感染症の代表例の 1 つである．
- National Comprehensive Cancer Network の推奨では，プレドニゾロン換算で 20 mg を 1 か月以上投与する際には，予防投与を考慮す

第 2 章 ● 場面ごとの感染症診療のポイント　　33

表2-17 細胞性免疫不全時の主な感染臓器と微生物

	細 菌	ウイルス	真 菌	寄生虫
中枢神経	黄色ブドウ球菌 サルモネラ リステリア ノカルジア ブルセラ リケッチア 抗酸菌	インフルエンザウイルス アデノウイルス HSV VZV CMV EBV HHV-6 JCウイルス BKウイルス	カンジダ クリプトコックス アスペルギルス ムーコル フサリウム ヒストプラズマ コクシジオイデス	トキソプラズマ 糞線虫
呼吸器	黄色ブドウ球菌 サルモネラ ノカルジア ロドコッカス ブルセラ レジオネラ クラミジア マイコプラズマ コクシエラ 抗酸菌	インフルエンザ パラインフルエンザ RSウイルス ヒトメタニューモウイルス アデノウイルス HSV VZV CMV EBV HHV-6	クリプトコックス アスペルギルス ムーコル フサリウム ヒストプラズマ コクシジオイデス ニューモシスチス	トキソプラズマ 糞線虫
血 管	黄色ブドウ球菌 リステリア サルモネラ ノカルジア ブルセラ コクシエラ 抗酸菌		カンジダ クリプトコックス トリコスポロン サッカロミセス フサリウム	
皮膚軟部組織	黄色ブドウ球菌 ノカルジア 抗酸菌	HSV VZV HHV-6	カンジダ クリプトコックス アスペルギルス ムーコル フサリウム ヒストプラズマ コクシジオイデス	糞線虫

(文献6〜12)より作成)

ることを推奨している[13].

● 固形腫瘍では，治療目的にステロイドを使用する場面は限られるが，制吐薬の目的でデキサメタゾンが使われることがしばしばあり，1回量は少量であっても，化学療法が長く続くと累積投与量が増え，リスクとなりうる点に注意が必要である.

文献

1) Sci Rep, 2016. [PMID: 26972611]
2) Rev Infect Dis, 1989. [PMID: 2690289]
3) JAMA, 2011. [PMID: 22056398]
4) Ann Rheum Dis, 2012. [PMID: 22241902]
5) BMJ, 2017. [PMID: 28404617]
6) Principles and Practice of Cancer Infectious Diseases, Humana Press, 2011.
7) Mandell, Douglas, and Bennett's Principles and Practice of Infectious Diseases (8th ed), Elsevier, 2015.
8) Curr Opin Crit Care, 2017. [PMID: 28169858]
9) Leuk Lymphoma, 2009. [PMID: 19031169]
10) Infect Dis Clin North Am, 2001. [PMID: 11447714]
11) Medicine (Baltimore), 1985. [PMID: 3974441]
12) Eur Radiol, 2006. [PMID: 16228209]
13) JAMA, 2023. [PMID: 37358837]

3 化学療法

❸免疫チェックポイント阻害薬と感染症

> **要 点**
>
> ● 免疫チェックポイント阻害薬（ICI）の使用そのものは，原則として感染症のリスクとはならない．
> ● 免疫関連有害事象（irAE）に対する治療としての免疫抑制薬の使用が，感染症のリスクとなる．

◼ 免疫チェックポイント阻害薬とは

● 免疫チェックポイント阻害薬（immune checkpoint inhibitor：ICI）は，さまざまな免疫担当細胞において免疫を抑制する方向に働く補助刺激分子（免疫チェックポイント）を抑制することで，腫瘍免疫を活性化・持続させる薬剤である．

● 免疫チェックポイント分子は多数存在するが，現時点でその阻害薬が臨床的に用いられているのは，①CTLA-4 阻害薬，②PD-1 阻害薬，③PD-L1 阻害薬の 3 種類である（表 2-18）[1]．

◼ 免疫関連有害事象

● ICI によりブレーキを解除された免疫機能は抗腫瘍効果を示す一方で，時に自己免疫反応を引き起こし，さまざまな臓器を障害する．それは免疫関連有害事象（immune-related adverse events：irAE）と呼ばれている[2]．

● irAE は全身性に起こるもの（疲労，発熱，インフュージョンリアクションやサイトカイン放出症候群など）と，臓器特異的なものがある．

● どの臓器でも影響を受ける可能性があるが，消化管，内分泌腺，皮膚，肝臓が影響を受けることが多い（図 2-1）[2]．

● 使用している ICI の系統によって，発症しやすい irAE の傾向がある．抗 CTLA-4 抗体では，腸炎，下垂体炎，皮疹が多いが，抗 PD-1 抗体では肺臓炎，甲状腺炎，筋肉痛／関節痛が多い[3]．

● irAE の頻度は薬剤によっても異なるが，2 剤併用レジメンで Grade 3

表 2-18 免疫チェックポイント阻害薬

作用機序	薬剤	適用症
CTLA-4 阻害薬	イピリムマブ	大腸がん, 腎がん, メラノーマ, 肺がん, 肝臓がん
	トレメリムマブ	
PD-1 阻害薬	ニボルマブ	大腸がん, 頭頸部がん, 肝臓がん, 肺がん, 腎がん, 膀胱がん, メラノーマ, リンパ腫, 食道がん, 胃がん
	ペムブロリズマブ	子宮頸がん, 胃がん, 頭頸部がん, 肺がん, 膀胱がん, リンパ腫, メラノーマ, 大腸がん, 乳がん, 皮膚扁平上皮がん, 食道がん, 子宮体がん, 腎がん, メルケル細胞がん, 肝臓がん
	セミプリマブ	皮膚扁平上皮がん, 基底細胞がん, 非小細胞肺がん
PD-L1 阻害薬	アテゾリズマブ	肺がん, 膀胱がん, メラノーマ, 肝臓がん, 乳がん
	デュルバルマブ	肺がん, 膀胱がん
	アベルマブ	メルケル細胞がん, 腎がん, 尿路上皮がん

(文献 1) より作成)

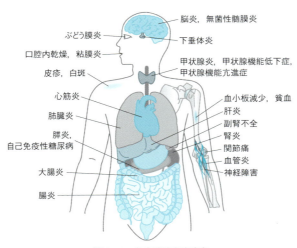

図 2-1 免疫関連有害事象

(文献 2) を参考に作成)

以上のirAEの頻度が高くなる[4].

- irAEは通常，治療開始後数週間〜数か月以内に発現するが，中止後を含め，いつでも発現しうるものである[2].

3 ICIと感染症

- ICIは，従来の殺細胞性抗がん薬と比較して感染症のリスクは少ないと考えられている[5].
- 進行期の固形がん患者に対する研究において，分子標的治療薬と比較したオッズ比は，それぞれ殺細胞性抗がん薬 2.19［95％信頼区間（CI）1.03〜4.66］，ICI 1.05（95％CI 0.60〜1.85）であった[6].
- irAEの治療として，ステロイド，免疫抑制薬，生物学的製剤が使用されることで，感染症のリスクが上昇する．これらの薬剤を使用している患者では，細胞性免疫不全に伴う感染症のリスクが増大する（「第2章−3）−②ステロイドと感染症」の項を参照）.

4 irAEと主な鑑別疾患

- irAEは多彩な症状を示すために，しばしば診断が遅れる場合がある.
- 表2−19に，特にirAEと鑑別を要する疾患について記載する[7].

表2-19 irAEと鑑別を要する疾患

	irAEの鑑別診断		
	がん自体の進行	感染症の合併	併用薬・放射線治療の副作用
サイトカイン放出症候群，血球貪食性リンパ組織球症，副腎クリーゼ		敗血症性ショック	
下垂体炎・脳炎・髄膜炎	がん性髄膜炎	細菌性髄膜炎・ヘルペス脳炎	
肺障害	肺転移，がん性リンパ管症	閉塞性肺炎，細菌性肺炎，非定型肺炎，PCP，CMV肺炎，COVID-19	ほかの薬剤による薬剤性肺障害，放射性肺臓炎
下痢・大腸炎		細菌性腸炎，ウイルス性腸炎（特にCMV腸炎）	緩下剤・経管栄養・化学療法による下痢，CDI
肝障害	肝転移，腫瘍による胆道閉塞	ウイルス性肝炎，肝膿瘍	ほかの薬剤による薬剤性肝障害

PCP：*Pneumocystis jirovecii* pneumonia（ニューモシスチス肺炎），CMV：cytomegalovirus（サイトメガロウイルス），CDI：*Clostridioides difficile* infection（*Clostridioides difficile*感染症）.

▎文献

1) NCCN Clinical Practice Guidelines in Oncology. Prevention and Treatment of Cancer-Related Infections, Version 3, 2024.
2) N Engl J Med, 2018.［PMID：29320654］
3) Ann Oncol, 2017.［PMID：28945858］
4) Intern Emerg Med, 2020.［PMID：32144552］
5) Clin Microbiol Rev, 2020.［PMID：32522746］
6) ESMO Open, 2020.［PMID：32276948］
7) Target Oncol, 2020.［PMID：32725437］

第2章●場面ごとの感染症診療のポイント 39

3 化学療法

④ その他（分子標的治療薬）

要　点

- 血液悪性腫瘍に対するものとは対照的に，固形腫瘍に対する分子標的治療薬は感染症リスクが低いものが多い．
- 分子標的治療薬には，個々の薬剤ごとに特徴的な副作用がある．

---

1 分子標的治療薬とは

- 分子標的治療薬は，殺細胞性抗がん薬とは異なり，固有の標的分子に対して特異的に作用する．
- 多くの分子標的治療薬は，殺細胞性抗がん薬と比較して，感染症のリスクが低い[1]．しかし，個々の薬剤に特徴的な注意点が知られており，投与の際には注意が必要である．

2 分子標的治療薬と固形腫瘍

- 固形腫瘍に対する分子標的治療薬では，感染症リスクを上昇させる薬剤は少ないが，いくつか例外が存在する（**表2-20**）[2,3]．
- エベロリムスやテムシロリムスといったmTOR阻害薬は，水痘・帯状疱疹ウイルス（varicella zoster virus：VZV），B型肝炎ウイルス（hepatitis B virus：HBV），C型肝炎ウイルス（hepatitis C virus：HCV），ニューモシスチス肺炎（*Pneumocystis jirovecii* pneumonia：PCP），進行性多巣性白質脳症（progressive multifocal leukoencephalopathy：PML），結核といった細胞性免疫不全と関連した感染症に注意を要する[2]．ただし，免疫抑制効果は軽度であり，その他の危険因子をもつ患者においてPCPの予防を考慮するとNCCN（National Comprehensive Cancer Network）[2]，ESCMID（European Society of Clinical Microbiology and Infectious Diseases）[4]のガイドラインで記載されている．ただし，エベロリムス，テムシロリムスによる薬剤性肺障害は1～12％と報告されており[5]，日常診療でPCPと鑑別を要するシチュエーションは多い．

表2-20　分子標的治療薬の感染症リスク

メカニズム	薬剤	FDAの承認	感染症	推奨・注意事項
プロテアソーム阻害薬	ボルテゾミブ	多発性骨髄腫，MCL，ALL(細胞)	呼吸器感染症，VZV，HBV，PML	・VZVの予防を推奨する ・VZV血清陽性の患者には，投与開始の少なくとも1か月前にVZVワクチン接種を行う ・VZV血清陽性の患者には，帯状疱疹サブユニットワクチン接種を考慮する ・薬剤性好中球減少症および肺炎
	カルフィルゾミブ	多発性骨髄腫		
	イキサゾミブ			
BTK阻害薬	アカラブルチニブ	リンパ腫	VZV，HBV，PCP	・追加の危険因子をもつ患者においては，HSV/VZV，PCP，日和見真菌感染症の予防を考慮する ・薬剤性好中球減少症
	イブルチニブ	CLL，リンパ腫，GVHD		
BCR-ABLチロシンキナーゼ阻害薬	アシミニブ	CML	CMV(ダサチニブ)，VZV，HBV	・第二世代薬剤は，薬剤性膵炎および肝毒性のリスクが高い ・薬剤性好中球減少症 ・薬剤性胸水貯留(ダサチニブに多い)
	ボスチニブ	CML，ALL		
	ニロチニブ			
	ダサチニブ			
	ポナチニブ			
	イマチニブ	CML，ALL，GIST，進行性SM，DFSP，好酸球増多症候群および／または慢性好酸球性白血病，MDS，MPD		
PI3K阻害薬	コパンリシブ*	FL	CMV，VZV，PML，日和見真菌感染症，PCP	・CMV血清陽性の患者では，CMVサーベイランスを考慮する ・PCP予防を考慮する ・薬剤性好中球減少症 ・薬剤性肺炎，大腸炎，肝炎
	イデラリシブ*	CLL		
KRAS G12C阻害薬	ソトラシブ	非小細胞肺がん	明らかな感染リスクの増加はない	・薬剤誘発性胃腸障害(嘔気，嘔吐，下痢，肝毒性) ・薬剤性肺炎と間質性肺疾患
mTOR阻害薬	エベロリムス	乳がん，腎がん，神経内分泌腫瘍	VZV，HBV，HCV，PCP，PML，結核	・潜在性結核のスクリーニングを行い，適応があれば治療する ・その他の危険因子をもつ患者には，PCP予防を考慮する ・薬剤性肺炎および口内炎創傷治癒障害との関連
	シロリムス	GVHDの予防		
	テムシロリムス	腎臓がん		
ヒストン脱アセチル化酵素阻害薬	ボリノスタット	CTCL	HBV，HIV	・HBV，HIVの再活性化をきたす可能性
	ロミデプシン			
JAK阻害薬	ルキソリチニブ	GVHD，真性赤血球増加症，骨髄線維症	CMV，HBV，HSV，日和見真菌感染症，PCP，PML，結核，VZV	・潜在性結核とHBVのスクリーニングを行い，適応があれば治療する ・PCPの予防(追加の危険因子による)およびHSV/VZVの予防を考慮する ・真性赤血球増加症または骨髄線維症に使用する場合は，漸減または中止による薬剤離脱症候群のモニタリングを行う ・薬剤性好中球減少症
IDH1阻害薬	エナシデニブ*	AML	明らかな感染リスクの増加はない	・AMLに使用する場合は，分化症候群の有無を監視する ・薬剤性肝障害
	イボシデニブ*	AML，胆管がん		

(次頁に続く)

メカニズム	薬剤	FDAの承認	感染症	推奨・注意事項
BRAFキナーゼ阻害薬	ダブラフェニブ	メラノーマ，肺がん，甲状腺がん	明らかな感染リスクの増加はない	・薬疹，発熱，関節痛，好中球減少症，リンパ球減少症 ・単剤治療・併用治療による薬剤性肺炎・間質性肺疾患（例：BRAFキナーゼ＋MEKキナーゼ） ・肝障害（特にベムラフェニブ）
	エンコラフェニブ	メラノーマ，大腸がん		
	ベムラフェニブ	メラノーマ		
MEKキナーゼ阻害薬	コビメチニブ*	メラノーマ	明らかな感染リスクの増加はない	・薬疹や薬剤熱 ・肝障害，好中球減少，リンパ球減少 ・単剤治療・併用治療による薬剤性肺炎・間質性肺疾患（例：BRAFキナーゼ＋MEKキナーゼ）
	ビニメチニブ			
	トラメチニブ	メラノーマ，肺がん，甲状腺がん		
BCL-2阻害薬	ベネトクラクス	AML，CLL／SLL，ALL（T細胞）	明らかな感染リスクの増加はない	・薬剤性好中球減少症およびリンパ球減少症 ・P-gp阻害薬または強／中等度CYP3A阻害薬（例：ポサコナゾールおよびその他のアゾール系薬剤）と併用する場合は減量が必要 ・その他の危険因子に応じて，真菌感染症のモニタリングを考慮する
FLT3阻害薬	ギルテリチニブ	AML	明らかな感染リスクの増加はない	・ギルテリチニブによる分化症候群のモニタリングを行う ・薬剤性好中球減少症 ・薬剤性肺炎
BiTE抗体	ブリナツモマブ	ALL（B細胞）	細菌感染症，CMV，HSV／VZV，PML，日和見真菌感染症，PCP	・PCPとHSV／VZV予防を考慮する ・サイトカイン放出症候群のモニタリングを行う ・薬物誘発性神経障害，進行性白質脳症，膵炎，肝障害，好中球減少，低ガンマグロブリン血症
抗CD20モノクローナル抗体	オファツムマブ	CLL	HBV（高リスク），HCV，HSV／VZV，PML	・HBVのスクリーニングを行い，適応があれば治療する ・VZV／HSVの予防を考慮する ・特に併用療法がPCPリスクをさらに高める場合は，PCPの予防を考慮する ・薬剤性好中球減少症，リンパ球減少症，低ガンマグロブリン血症
	オビヌツズマブ	CLL，FL		
	リツキシマブ	CLL，BHL		
抗CD22モノクローナル抗体	イノツズマブオゾガマイシン	ALL（B細胞）	特定の感染症に関するデータは限られている	・静脈閉塞性疾患／肝障害のリスク
抗CD30モノクローナル抗体	ブレンツキシマブ ベドチン	リンパ腫	PML，CMV，PCP，HSV／VZV	・CMV血清陽性の患者では，CMVモニタリングを考慮する ・PCPおよびHSV／VZVの予防を考慮する ・薬剤性好中球減少症およびリンパ球減少症
抗CD33モノクローナル抗体	ゲムツズマブオゾガマイシン	AML	細菌感染症，日和見真菌感染症，PCP	・薬剤性静脈閉塞性疾患／肝障害，好中球減少症性大腸炎，間質性肺炎
抗CD38モノクローナル抗体	ダラツムマブ	多発性骨髄腫，ALL（T細胞）	リステリア，HBV，HSV／VZV，CMV，PCP，クリプトコックス	・HSV／VZVの予防を推奨する ・PCPの予防を検討する ・薬剤性好中球減少症
	イサツキシマブ			

（次頁に続く）

メカニズム	薬剤	FDAの承認	感染症	推奨・注意事項
抗CD52モノクローナル抗体	アレムツズマブ	CLL, 再生不良性貧血, 菌状息肉症 / セザリー症候群, T細胞性前リンパ球性白血病, T細胞性大顆粒リンパ球性白血病	ノカルジア, 結核, リステリア, HSV/VZV, CMV, AdV, BKV, PML, 日和見真菌感染症	・CMV血清陽性の患者では, CMVのモニタリングを考慮する ・CD4が200未満の場合はPCPの予防投与を推奨する ・VZV/HSVの予防投与を推奨する ・リンパ球減少の長期化のリスク
抗SLAMF7モノクローナル抗体	エロツズマブ	多発性骨髄腫	VZV	・HSV/VZVの予防を推奨する ・CCR4標的; 薬剤誘発性間質性肺炎
抗CCR4モノクローナル抗体	モガムリズマブ	菌状息肉症 / セザリー症候群	抗酸菌, CMV, HSV/VZV, HBV, カンジダ, PCP	・CMV血清陽性の患者では, CMVモニタリングを考慮する ・PCPおよびHSV/VZVの予防を推奨する ・薬剤による皮膚毒性
IL-6阻害薬	トシリズマブ	CART細胞誘導性サイトカイン放出症候群	細菌感染症, 抗酸菌 (結核菌, 非結核性抗酸菌), VZV, HBV, 日和見真菌感染症	・高リスクの入院患者でほかの免疫抑制薬と併用する場合, および疫学的な適応がある場合は, 潜在性結核のスクリーニングを行う ・発熱やCRPが低下することがあるので, 感染の徴候がないか注意深く観察する
ALK阻害薬	アレクチニブ	非小細胞肺がん	明らかな感染リスクの増加はない	・薬剤性肺炎および肝毒性 ・クリゾチニブによる二次感染の可能性を伴う腎嚢胞の発生
	ブリグチニブ			
	セリチニブ			
	クリゾチニブ	未分化大細胞リンパ腫, 非小細胞肺がん		
	ロルラチニブ	非小細胞肺がん		
マルチターゲットプロテインキナーゼ阻害薬	ソラフェニブ	肝がん, 腎がん, 甲状腺がん	明らかな感染リスクの増加はない	・好中球減少, リンパ球減少, 皮疹, 肝障害, 消化管穿孔, 創傷治癒遅延
	レンバチニブ	子宮体がん, 肝がん, 腎がん, 甲状腺がん		
	レゴラフェニブ	結腸・直腸がん, GIST, 肝がん		
	パゾパニブ	肝がん, 軟部組織肉腫		
	スニチニブ	GIST, 膵がん, 腎がん		
	チボザニブ*	腎がん		
CDK4/6阻害薬	パルボシクリブ	乳がん	明らかな感染リスクの増加はない	・**好中球減少**, 肝障害, 皮疹
	アベマシクリブ			
FGFRキナーゼ阻害薬	フチバチニブ	胆管がん	明らかな感染リスクの増加はない	・高リン血症, 網膜色素上皮剥離を含む眼毒性を監視
	ペミガチニブ			

(次頁に続く)

メカニズム	薬剤	FDAの承認	感染症	推奨・注意事項
VEGF阻害薬	ベバシズマブ	子宮頸がん, 結腸がん, 脳腫瘍, 肺がん, 卵巣がん, 腎臓がん	明らかな感染リスクの増加はない	・好中球減少, 消化管穿孔, 消化管出血 ・創傷治癒遅延
	アフリベルセプト	結腸がん		
VEGF受容体阻害薬	ラムシルマブ	結腸・直腸がん, 胃がん, 肺がん, 肝臓がん		
EGFR/HER1阻害薬	セツキシマブ	結腸がん, 頭頸部がん	明らかな感染リスクの増加はない	・日焼けを避け, 日焼け止めを使用する ・重症の薬疹には皮膚科受診を勧める ・薬剤性好中球減少症, 重度の薬疹・ざ瘡様発疹
	パニツムマブ	結腸がん		
HER2阻害薬	ペルツズマブ	乳がん, 大腸がん	細菌感染症	・皮膚および爪感染症のリスク ・ざ瘡様皮膚炎を含む薬剤性発疹

＊：日本で未承認（2025年1月時点）.
表中の太字は特に重要なものを示す．うすい緑色の網掛け部分は，主に固形腫瘍を示している（網掛けけがない部分は血液悪性腫瘍）.
MCL：mantle cell lymphoma（マントル細胞リンパ腫）, ACV：acyclovir（アシクロビル）, ALL：acute lymphoblastic leukemia（急性リンパ性白血病）, VZV：varicella zoster virus（水痘・帯状疱疹ウイルス）, HBV：hepatitis B virus（B型肝炎ウイルス）, PML：progressive multifocal leukoencephalopathy（進行性多巣性白質脳症）, CLL：chronic lymphocytic leukemia（慢性リンパ性白血病）, GVHD：graft versus host disease（移植片対宿主病）, PCP：*Pneumocystis jirovecii* pneumonia（ニューモシスチス肺炎）, HSV：herpes simplex virus（単純ヘルペスウイルス）, CML：chronic myeloid leukemia（慢性骨髄性白血病）, GIST：gastrointestinal stromal tumor（消化管間質腫瘍）, SM：systemic mastocytosis（全身性肥満細胞症）, DFSP：dermatofibrosarcoma protuberans（隆起性皮膚線維肉腫）, MDS：myelodysplastic syndromes（骨髄異形成症候群）, MPD：myeloproliferative disorder（骨髄増殖性疾患）, CMV：cytomegalovirus（サイトメガロウイルス）, FL：follicular lymphoma（濾胞性リンパ腫）, HCV：hepatitis C virus（C型肝炎ウイルス）, CTCL：cutaneous T cell lymphoma（皮膚T細胞性リンパ腫）, HIV：human immunodeficiency virus（ヒト免疫不全ウイルス）, AML：acute myeloid leukemia（急性骨髄性白血病）, SLL：small lymphocytic lymphoma（小リンパ球性リンパ腫）, BHL：bilateral hilar lymphadenopathy（両側肺門リンパ節腫脹）, AdV：adenovirus（アデノウイルス）, BKV：BK virus（BKウイルス）.

(文献2, 3) より改変)

- CDK4/6阻害薬であるパルボシクリブでは，約80％の症例で好中球減少がみられるため[6)]，投与患者での好中球数には注意する．
- VEGF阻害薬であるベバシズマブ，アフリベルセプト，VEGF受容体阻害薬であるラムシルマブは，好中球減少に伴う感染症リスクの上昇に加えて，消化管穿孔，消化管出血，創傷治癒遅延といった特徴的な副作用がある[2)]．消化管穿孔はベバシズマブ投与患者の0.9％に起こり，致死率は20％と報告されている[7)]．
- EGFR受容体阻害薬であるセツキシマブ，パニツムマブは，明らかな感染リスクの増加はないが，皮膚毒性があり，皮膚バリアの破綻から二次感染をきたすことがある[2, 8)]．

3 分子標的治療薬と血液悪性腫瘍

- 固形腫瘍に対する薬剤よりも感染症リスクが高い薬剤が多い．
- 抗CD52モノクローナル抗体であるアレムツズマブは，末梢血のリ

ンパ球，特にCD4陽性リンパ球の減少をきたす[2]．アレムツズマブの投与後4週間ほどでCD4数が$50/\mu$Lを下回り，投与中止後も9か月以上CD4数が低下し続ける[9]．また，リンパ球総数が回復するには1年以上かかり，CD4陽性Tリンパ球は基準範囲内に戻るまでは35か月を要したという報告がある[10]．そのため，HIV感染やAIDSでみられるような日和見感染症のリスクとなる．

- 抗CD20モノクローナル抗体には，B型肝炎ウイルスの再活性化のリスクがある．また，ECIL-5（the 5th European Conference on Infections in Leukaemia）のガイドラインでは，フルダラビンといったプリンアナログとの併用時やR-CHOP療法の際にPCPの予防を推奨している[11]．

- ベンダムスチン治療はCD4陽性リンパ球$200/\mu$L以上への回復に半年以上要する．このため，治療終了後も長期間，細胞性免疫不全に伴う感染症リスクが持続する点に注意する[12]．

- BCL-2阻害薬のベネトクラクスは，脱メチル化酵素阻害薬（アザシチジン）と併用されることが多く，その場合，30日以上の好中球減少をきたすことも多く，真菌性肺炎などにも注意が必要となる[13]．

文献

1) ESMO Open, 2020.［PMID：32276948］
2) NCCN Clinical Practice Guidelines in Oncology. Prevention and Treatment of Cancer-Related Infections, Version 1, 2023.
3) NCCN Clinical Practice Guidelines in Oncology. Prevention and Treatment of Cancer-Related Infections, Version 3, 2024.
4) Clin Microbiol Infect, 2018.［PMID：29454849］
5) Nefrologia, 2013.［PMID：23712219］
6) イブランスカプセル添付文書．
7) J Med Case Rep, 2018.［PMID：29580267/PMCID：PMC5870367］
8) Oncologist, 2011.［PMID：21273511］
9) Leukemia, 2004.［PMID：14749699］
10) J Neurol Neurosurg Psychiatry, 2012.［PMID：22056965］
11) J Antimicrob Chemother, 2016.［PMID：27550992］
12) Br J Haematol, 2024.［PMID：38485116］
13) PLoS One, 2022.［PMID：36477747］

第2章●場面ごとの感染症診療のポイント

4 放射線治療と感染症

要点

- 放射線に対する有害事象は，急性反応と晩期反応に分類される.
- 急性反応は，治療終了直後に生じ，通常4～6週以内に消失する.
- 晩期反応は，治療終了後数か月～数年後に認められ，しばしば永続的なものになる.

1 急性反応

- 急性反応は放射線の物理刺激に対する反応で，細胞死・変性が起こる. 特に，高い放射線感受性を示す組織・臓器にみられる（表2–21）[1].
- 組織の放射線に対する感受性は，細胞分裂が盛んなほど，組織の再生能力が大きいほど，形態的機能的に未分化なほど感受性が高いという特徴がある（例：皮膚，腸上皮，骨髄，精巣，リンパ組織など）.
- 急性反応は，治療中または治療終了直後に生じて，通常4～6週以内に消失する[1,2].
- 急性反応は，すべて閾値のある確定的影響である.
- 照射に伴って皮膚炎・粘膜炎が起こり，皮膚バリアの破綻によって皮膚軟部組織感染症をきたす.
- 放射線治療は，線毛運動の機能不全を起こして誤嚥性肺炎の発生率を上昇させる[3,4].

2 晩期反応

- 晩期反応は，微小血管系や間質結合織の反応と，それに続く不可逆的・進行性の変化である（表2–21）[1].
- 晩期反応は，急性反応が軽快し，2～数か月の潜伏期を経てから出現する.
- 晩期反応には，確定的影響と閾値のない確率的影響の両方がある.

表 2-21　各臓器の放射線有害事象の特徴と危険因子

照射部位	急性反応	晩期反応
骨　髄	形成不全，汎血球減少	脂肪髄，骨髄線維化，白血病
皮　膚	発赤，紅斑，乾性皮膚炎，湿性皮膚炎，脱毛	色素沈着，色素脱出，毛細血管拡張，皮膚萎縮，後期難治性潰瘍，瘢痕，永久脱毛，皮膚の乾燥感
粘　膜	発赤，充血，紅斑，浮腫，びらん，出血，白苔，潰瘍，口腔乾燥感，味覚障害，耳閉感	線維化，瘢痕，潰瘍，口内乾燥症，味覚異常，慢性中耳炎，難聴
唾液腺	耳下腺腫脹，唾液過多，アミラーゼ上昇，粘稠唾液，口腔乾燥感	口内乾燥症，嚥下障害，味覚障害，睡眠障害，口内感染症，う歯
甲状腺	なし	甲状腺刺激ホルモン（TSH）の上昇，T3の低下，心嚢液貯留，粘液水腫
眼	眼瞼炎，結膜炎，角膜炎，虹彩毛様体炎，流涙，涙分泌減少，眼球乾燥	網膜症，視神経萎縮，白内障，角膜潰瘍，涙腺萎縮
肺	放射線肺臓炎（咳嗽，発熱，呼吸困難）	肺線維化，気管支狭窄
心　臓	まれ	心外膜炎，心嚢液貯留（発熱，胸痛），心電図異常（STやT波の異常，低電位）
消化管	嘔気，嘔吐，食欲不振，下痢，腹痛，易疲労感，嚥下痛，嚥下困難，食道炎，穿孔，潰瘍	排便異常，出血，疼痛，潰瘍，穿孔，線維性狭窄，腸閉塞，直腸膀胱腟瘻
肝　臓	肝酵素の上昇，浮腫，うっ血，腹水貯留	中心静脈，亜小葉静脈の拡張，壁肥厚ならびに類洞のうっ血，出血，線維化，容積の縮小
腎　臓	浮腫，腎炎	腎硬化症（萎縮腎），悪性高血圧，貧血
膀　胱	頻尿，残尿感，血尿，膀胱炎	頻尿，出血性膀胱炎，尿閉，萎縮膀胱
脳・脊髄	脳浮腫，脳圧亢進症（頭痛，嘔気，嘔吐，徐脈），傾眠〈亜急性期有害事象〉somnolent症候群（脳照射の4～8週後に嘔気や微熱を伴った意識混濁），一過性放射線脊髄症（Lhermitte徴候）	脳壊死，白質脳症，認知症，放射線脊髄症（Brown-Sequard症候群）
生殖腺	なし	月経の一時停止，不妊，性ホルモン値の低下，去勢
骨・軟部組織	軟部浮腫，骨壊死，成長停止	成長障害，側彎，運動障害，硬結（線維化），循環障害（リンパ浮腫），四肢の短縮，関節腫脹，関節腔の狭小化，関節拘縮，骨壊死

（文献1）より作成）

第2章●場面ごとの感染症診療のポイント　47

3 耐容線量

- 耐容線量は，臨床的には5年間で5%に副作用を生ずる最小耐容線量 TD 5/5，5年間で50%に副作用を生ずる最大耐容線量 TD 50/5 が用いられている[1].
- 耐容線量の値は一定ではなく，1回線量，分割回数，線量率，宿主因子，化学療法の併用の有無などによって変化する.

4 感染症の観点からみた放射線治療[1]

■ 骨　髄
- 照射範囲が広いと，放射線単独でも骨髄抑制となることがある．抗がん薬との併用が最大の危険因子である.

■ 皮膚・粘膜
- 皮膚炎は，物理的刺激，抗がん薬，分子標的治療薬の併用などが危険因子となる.
- 粘膜は，放射線に対して急速な反応を示す.
- バリア破綻によって，局所・血流感染症をきたす可能性がある.

■ 唾液腺
- 照射開始早期から機能低下は出現し，晩期には唾液量の減少から，口内感染症，う歯，急性細菌性耳下腺炎をきたす[5].

■ 肺
- 放射性肺臓炎は，血管透過性亢進による滲出性変化を主体とする間質性肺炎である.
- 照射直後や5〜6か月程度経過してから発症する場合もあるが，多くは照射終了後1〜3か月程度で発症する[6].
- がん治療中の患者では，薬剤性肺炎，ニューモシスチス肺炎，COVID-19，サイトメガロウイルス肺炎などが鑑別として考慮されることが多い.

文献

1) 日本放射線腫瘍学会：放射線治療計画ガイドライン2020.
2) Am Fam Physician, 2010.［PMID:20704169］
3) Eur Rev Med Pharmacol Sci, 2013.［PMID: 23329518］
4) Cancer, 2015.［PMID:25537836］
5) Dent Clin North Am, 2008.［PMID:18154868］
6) 肺癌, 59（4）：333-341, 2019.

5 緩和ケアと感染症

要点

- 感染症以外に腫瘍熱，薬剤熱，血栓塞栓症など非感染性の鑑別疾患は多い.
- 病歴や身体診察を重視し，検査にかかる負担を最小限にする.
- 培養や抗菌薬開始の前に，感染症治療を行うメリットとデメリットを評価する.
- 予後予測，感染症の種類により抗菌薬治療のメリットが変わる（尿路感染症は症状改善が得られやすい）.

患者背景を理解する

- 終末期のがん患者の発熱では，感染症が4割を占める[1].
- 腫瘍熱，薬剤熱，血栓症，脱水と非感染性の熱源も多い.
- コンサルトを受けた際には，患者の予後と介入の目的を確認する.
- 治療のゴールが感染症治癒なのか，症状緩和なのかを考える.

どの臓器の感染症？

- 行える検査に制限がある場合も多く，病歴や身体診察がカギとなる.
- 解熱薬，鎮痛薬，ステロイド使用例では症状や所見が出にくいことに注意し，診療を行う.
- 苦痛緩和目的のステロイド使用例では，ニューモシスチス肺炎といった細胞性免疫不全に伴う微生物も鑑別にあげる.
- 緩和期では尿路感染症，肺炎，血流感染症，皮膚軟部組織感染症が多い（**表2-22**）.

第2章 ● 場面ごとの感染症診療のポイント　49

表2-22 **緩和期に多い感染症**

感染症	発生頻度
尿路感染症	4〜66%
呼吸器感染症	7〜34.9%
皮膚軟部組織感染症	3〜22%
血流感染症	2〜31%

(文献2)より改変)

原因となる微生物は？

- 原因菌では大腸菌，黄色ブドウ球菌が約半数を占め，腸球菌，大腸菌以外のグラム陰性桿菌が続く．細菌以外では，カンジダなどの真菌が原因菌の3〜10%を占める[2]．
- メチシリン耐性黄色ブドウ球菌（methicillin-resistant *Staphylococcus aureus*：MRSA）などの多剤耐性菌が検出されることも多い．
- 抗菌薬治療を行うのであれば，可能な範囲で培養検体の提出を検討する．

どの抗菌薬を選択？

- 緩和期では，治療のゴールが苦痛緩和にあることが多い．抗菌薬のメリットとデメリットを天秤にかけ判断する．
- 抗菌薬投与のメリットには，解熱や鎮痛，倦怠感などの症状緩和，壊死巣の臭気軽減などがある．
- デメリットには副作用，*Clostridioides difficile* 感染症や耐性菌増加，コスト，デバイス留置に伴う患者の疼痛や入院期間延長などがある．
- 抗菌薬使用で症状緩和が得られやすい感染症は，尿路感染症，皮膚軟部組織感染症があがる．
- 予後が日単位である場合は抗菌薬投与よりも対症療法が有効であることが多く，終末期の肺炎では抗菌薬使用が倦怠感やせん妄リスクにつながる報告もある．
- 経口投与や静脈確保困難な例では，皮下注射が選択される場合もある．時間依存性のβ-ラクタム薬が選択肢となりうる．セフトリアキソン使用例の報告が多い[3,4]．

表2-23 抗菌薬の皮下注射投与

抗菌薬	投与量
セフトリアキソン	1～2g 24時間ごと
テイコプラニン	初回：6～12mg/kg/24時間 静脈投与ののち 9～12mg/kg 12時間ごと
エルタペネム*	1g 24時間ごと
セファゾリン	1～2g 8時間ごと
セフタジジム	1～2g 8時間ごと
セフェピム	1～2g 8時間ごと

＊：日本では未承認.　　　　　　　　　　　　（文献3,4）より改変

- 皮下投与の量や効果を評価した論文は少なく，報告の多い抗菌薬を表2-23にまとめる．クリンダマイシン，アミノグリコシド，メトロニダゾールも経験的に使用された報告はあるが，安全性や効果の十分なデータがない．キノロン系は酸性であり，皮下投与には向かない．

⏱ 適切な経過観察

- 感染症の治療は抗菌薬だけではなく，ドレナージやデバイス抜去も重要である．
- 型通りの感染症診療がベストではないことを十分に理解し，感染症チームができる役割と限界をわきまえる．
- 感染症の典型的経過や治療期間と患者の予後や苦痛の程度を考えながら，患者や家族，緩和ケアチームと十分に話し合う．

文献

1) J Pain Symptom Manage. 2002.〔PMID：12183096〕
2) Support Care Cancer. 2018.〔PMID：29435712〕
3) J Antimicrob Chemother. 2022.〔PMID：36374566〕
4) 症状緩和のためのできる！使える！皮下投与. 南山堂, 2020.

6 予防接種

要点

- 2024年に米国臨床腫瘍学会が初のがん患者へのワクチンガイドラインを出版するなど，がん治療後の生存者の増加に伴い，その重要性が認識されてきている (Vaccination of Adults With Cancer：ASCO Guideline).

- NCCNガイドラインでは，表2-24[1,2]のワクチンを推奨している.
- 本項では，各論としてインフルエンザウイルス，肺炎球菌，水痘・帯状疱疹ウイルス，新型コロナウイルスのワクチンについて説明する.

1 総論

■ 医療者 (特に主治医) からの適切な情報提供が重要

- がん患者や慢性疾患を有する患者のワクチン接種行動につながる強い因子として，医師の推奨をあげる報告が国内外からある.
- ワクチン費用の多くは自己負担となるため，費用の説明を丁寧に行う.

■ 接種タイミング

- 化学療法導入前 (不活化ワクチンでは2週間，生ワクチンでは4週間前) の接種が望ましい.
- 抗がん薬治療後は，3か月以降の接種が推奨される.
- リツキシマブなど抗B細胞抗体治療後は，最低限6か月以降の接種が推奨される.
- 近年の新型コロナワクチン (mRNAワクチン) 研究では，BTK阻害薬やBCL-2阻害薬などもワクチン効果を低下させる可能性が懸念されている.
- インフルエンザワクチンや新型コロナワクチンは，抗がん薬治療中でも接種を検討できる.
- 化学療法中は，生ワクチンの接種は避ける.
- 異なるワクチンの接種間隔は制限がなく，同時接種，翌日の接種も可能である.

【例外】生ワクチンを接種後，次の生ワクチンまでは 27 日間以上の間隔が必要．

表 2-24　がん患者およびサバイバーに推奨されるワクチン

ワクチン	対象者	備　考
不活化インフルエンザワクチン	● すべてのがん患者およびサバイバー	● 毎年 ● 原則，生ワクチンは避ける
新型コロナワクチン	● すべてのがん患者およびサバイバー	
肺炎球菌ワクチン	● 65 歳以上のサバイバー ● 19 歳以上の免疫不全者	● 免疫不全のある場合は，PCV20 もしくは PCV15 を 1 回接種し，PCV15 を接種した場合は，8 週以降に PPSV23 を接種する ● すでに PPSV23 を接種している場合は，接種から 1 年以降に PCV20/15 を接種する
リコンビナント帯状疱疹ワクチン	● 50 歳以上および 18 歳以上の帯状疱疹リスクのある患者	● 2〜6 か月間隔で 2 回接種 ● リスクのある場合は，1〜2 か月間隔接種も可
ヒトパピローマウイルス	● 男女ともに 26 歳まで	● 27〜45 歳までの人も接種は shared decision-making で決定
Tdap*1（破傷風，ジフテリア，百日咳）	● 65 歳未満で Tdap 接種状況不明もしくは未接種の者	● Tdap を Td*2 のブースター 1 回目の代わりとする ● Td もしくは Tdap を 10 年ごとに接種
	● ほかのすべてのサバイバー	● Td もしくは Tdap を 10 年ごとに接種
特殊な状況，もしくは危険因子があれば推奨		
髄膜炎菌	● 無脾症（解剖学的/機能的），補体欠損症，抗 C5 モノクローナル抗体（エクリズマブ，ラブリズマブ）投与	● 髄膜炎菌感染症のリスク患者へは 4 価の MenACWY に加えて，血清型 B へのワクチン追加も推奨される ● MenACWY ワクチンは 8 週以上の間隔で 2 回投与．血清型 B ワクチンは 2 回ないしは 3 回接種 ● リスクがあれば 5 年ごと接種
その他のリスクに応じて接種：B 型肝炎ウイルスワクチン，A 型肝炎ウイルスワクチン，インフルエンザ菌 type b ワクチン，RS ウイルスワクチン		
その他のトラベルワクチンなど	● 感染症医へのコンサルトが推奨される	

（次頁に続く）

第 2 章 ● 場面ごとの感染症診療のポイント　　53

ワクチン	対象者	備　考
一般的事項		●化学療法や高度な免疫抑制（大量ステロイド投与など）時には生ワクチンを接種しない ●免疫チェックポイント阻害薬投与中のワクチンの安全性は不明である．いくつかの新しいデータ（特にインフルエンザワクチン）では安全に投与できる可能性が示唆されている ●すべての同居家族は推奨されるワクチンを接種すべき ●反応が期待できない患者では延期すべき（抗B細胞抗体投与から6か月以内，急性白血病の寛解導入／寛解後療法など） ●2024年8月時点で，CDCはRSウイルスワクチンを75歳以上および60〜74歳の重症化リスク患者へ推奨している

* 1：Tdapとは，日本国内で販売されている小児用のDTaPのジフテリアと百日咳の毒素抗原量を減らして副反応を減らす一方，破傷風の抗原量を増やした成人向けのワクチン．日本国内では未承認（aPは無細胞ワクチンの意味）．日本国内ではDTaPも成人に接種が可能であり，現在，DTaPと不活化ポリオワクチンを加えた4種混合（DTap-IPV）ワクチンの2種類が承認されている．

* 2：Tdとは，日本国内で販売されているDTワクチンよりジフテリアの毒素抗原量を増やしたもの．

(文献1, 2)より著者訳・改変)

2 インフルエンザワクチン

> **要　点** 毎年の接種が推奨される．

- がん患者において，インフルエンザ罹患は有意な死亡リスク［オッズ比（OR）1.3，95％CI：1.13-1.49］となる[3]．がん種の中でも血液腫瘍や肺がんで死亡のリスクが特に高い[3]．
- 重症化・死亡以外にも，インフルエンザ罹患による化学療法の延期や中止による予後への悪影響も懸念される[4]．
- 患者への毎年の接種に加え，間接的に患者を守るために家族，介護者，医療従事者への接種も推奨される．
- 免疫チェックポイント阻害薬治療患者において，ワクチン接種群は非接種群より全生存率が有意に高いという報告が複数あり，免疫関連有害事象の有意な増加はないとする報告が多い．

3 肺炎球菌ワクチン

> **要　点** がん患者では，高齢者だけでなく若年者での罹患・死亡リスクも高く，64歳以下もワクチン接種が推奨される．

- がん患者は肺炎球菌感染症のリスクが高く，高齢となるほど罹患率

は高くなるが，健常者と罹患率を比較すると，特に若年者での感染リスクが高い.

- ・2015 〜 2016 年の国内報告では，10 万人／年あたりのがん患者の肺炎球菌感染症罹患率と，健常者と比較したハザード比（HR）は以下のとおりで，若年者でも高値であった[5].
- ・19 〜 49 歳の罹患率：50.9，HR（95%CI）：8.32（2.23-31.1）.
- ●がん種では血液腫瘍，中でもリンパ系腫瘍の感染リスクが高い.
- ●がん患者の侵襲性肺炎球菌感染症（invasive pneumococcal disease：IPD）罹患リスクは，10 年以上高い状態が持続する[6].
- ●IPD の致死率は高齢者で高いが，若年固形腫瘍患者における致死率も約 20%と高い[7].
  - ・血液腫瘍患者の市中肺炎において肺炎球菌性肺炎は有意な重症化危険因子として報告されている（OR 10.24，95%CI：3.48-30.1）[8].
- ●2024 年 12 月現在，国内では結合型ワクチン（PCV 20，PCV 15）とポリサッカライドワクチン（PPSV 23）があり，今後，PCV 21 などの新規のワクチンの導入が検討されている.
  - ・がん患者を対象とした大規模 RCT はないものの，がん患者に PCV 13 や PPSV 23 を接種した場合，接種群では肺炎や敗血症での入院が少なかったという後方視的研究が複数ある[9, 10].
- ●日本呼吸器学会，日本感染症学会，日本ワクチン学会による「6 歳から 64 歳までのハイリスク者に対する肺炎球菌ワクチン接種の考え方」（第 2 版）では，PCV 13 もしくは PCV 15 接種後，少なくとも 8 週以降に PPSV 23 を接種することが推奨されている.
  - ・今後，新規のワクチンが導入された場合，推奨が変更される可能性があり，最新の推奨を確認する.
- ●脾摘後は重症感染症のリスクが高く，その多くを肺炎球菌感染症が占める．待機的脾摘術の 2 週間以前の接種が推奨される．やむをえず術後に接種する場合は，2 週以降に接種する.

4 水痘・帯状疱疹ワクチン

| 要点 | リコンビナントワクチン接種の効果が高いが，高価であり，公費補助の説明も併せて行う.

- ●疾患については，「第 3 章 – 16. 水痘・帯状疱疹ウイルス（VZV）」を参照のこと.

第 2 章 ● 場面ごとの感染症診療のポイント　55

- 現在，水痘および帯状疱疹ワクチン予防に用いられる生ワクチンと，帯状疱疹予防に用いられるリコンビナントワクチンがある．
  - 高齢者への研究ではリコンビナントワクチンのほうが帯状疱疹の予防効果は高く[11]，ワクチン効果は50歳以上で97％，70歳以上でも91％と報告されている[12]．帯状疱疹後神経痛への効果も，70歳以上で88.8％と高い．
  - 重篤な副反応に差はないものの，局所症状はリコンビナントワクチンのほうが多い[11]．
  - 水痘ワクチン接種歴や水痘の既往がない場合は，水痘予防として生ワクチンを接種する．
- 治療中もしくは治療後半年以内の血液腫瘍患者でも，ワクチン効果は87％と高いことが示されている[13]．
- リコンビナントワクチンは50歳以上に加え，帯状疱疹に罹患するリスクが高いと考えられる18歳以上への接種も可能であり，接種を検討する．
- 公費補助制度のある自治体も多く，患者説明の際に説明することが勧められる．最新情報については，各自治体のホームページを参照．

5 新型コロナワクチン

要 点	重症化や罹患後症状予防を主な目的として，推奨に沿ったブースター接種を継続することが勧められる．

- 疾患については，「第3章−13．COVID−19」を参照のこと．
- mRNAワクチンを接種すると多くのがん患者は有効抗体価を獲得するものの，接種後抗体価中央値は，固形がん患者で1/4〜1/10程度，血液腫瘍では1/20程度との報告があり[14]，ワクチン効果が早期に低下する懸念がある[15]．
- オミクロン株では感染予防効果は低下したものの，ブースター接種による高い重症化予防効果が示されている．2回のブースター接種患者（計4回接種）は，2回接種のみの患者と比較して重症感染を約90％減少させたことが報告されている[16]．
- 初回のブースター接種で抗体価反応がみられなかった血液腫瘍患者への5か月後2回目のブースター接種では，2/3の症例で反応がみられたとの報告もあり，効果の乏しいことが予測される患者でもブースター接種を繰り返すことを検討する[17]．

- がん患者においても，ワクチン接種が罹患後症状（いわゆる long COVID）を有意に減少させたという報告がある[18]．
- CDC は，65 歳以上もしくは中等度以上の免疫不全者へは，6 か月ごとの接種を 2024 年 10 月時点でも推奨している．

文献

1) NCCN Clinical Practice Guidelines in Oncology. Survivorship, Version 2, 2024.
2) NCCN Clinical Practice Guidelines in Oncology. Prevention and Treatment of Cancer-Related Infections, Version 3, 2024.
3) ESMO Open, 2020. [PMID：33093022]
4) Cancer Sci, 2021. [PMID：33215475]
5) Int J Infect Dis, 2022. [PMID：34986403]
6) Clin Infect Dis, 2021. [PMID：32463435]
7) Int J Infect Dis, 2021. [PMID：33781907]
8) Clin Infect Dis, 2022. [PMID：35195716]
9) BMJ Open, 2018. [PMID：29769253]
10) BMJ Open, 2022. [PMID：35428637]
11) BMJ, 2018. [PMID：30361202]
12) N Engl J Med, 2016. [PMID：27626517]
13) Lancet Infect Dis, 2019. [PMID：31399377]
14) Eur J Cancer, 2022. [PMID：35016032]
15) Lancet Oncol, 2022. [PMID：35617989]
16) JAMA Oncol, 2023. [PMID：37440245]
17) Elife, 2023. [PMID：36975207]
18) Lancet Oncol, 2023. [PMID：36898391]

7 造血幹細胞移植における感染症
❶ 移植後経過と感染症

要点

- 他人の造血幹細胞を移植する「同種移植」と，患者自身の造血幹細胞を使用する「自家移植」が造血幹細胞移植の大半を占める．ここでは主に同種移植を念頭に解説する．
- 同種移植は移植片対宿主病（GVHD）が問題となることが多く，GVHDによる免疫不全に加え，GVHD予防・治療薬として用いる免疫抑制薬による免疫不全が加わり，高度な免疫不全を引き起こす．
- 抗嫌気作用を有する広域抗菌薬は，腸内細菌叢の多様性の喪失（dysbiosis）を引き起こし，腸管GVHDを増加させることによって予後を悪化させることが報告されており，抗菌薬適正使用が特に重要な領域である．

👤 患者背景を理解する

- 非寛解移植の患者の場合，移植治療による免疫不全に加えて原疾患による免疫不全も念頭に置く必要がある．
- 移植の内容によっても大きくリスクが異なる．たとえば，自家／同種，ドナーソース（骨髄／末梢血／臍帯血），骨髄破壊的／非破壊的前処置，ヒト白血球抗原（human leukocyte antigen：HLA）適合／不適合，移植片対宿主病（graft versus host disease：GVHD）予防の種類などである．
- 感染症既往歴，予防投与内容，定期的な検査結果（β-Dグルカン，アスペルギルスGM抗原，CMV-PCRなど），監視培養を行っていればその結果なども確認する．
- GVHD予防として移植後に大量シクロホスファミドを投与する場合は，移植後からシクロホスファミド投与終了後数日までの間，免疫反応としての高熱をきたすことが多い．

🖥 どの臓器の感染症？

- 生着前の好中球減少期などは臨床症状が出にくい場合もあり，全身

を丁寧に評価する．皮疹の有無や肛門周囲も忘れず診察を行う．原因不明の皮疹（特に有痛性や壊死性の場合など）は生検を試みる．

- 広域抗菌薬開始後の原因不明の発熱には，肺炎などの精査目的に副鼻腔を含めたCT検査を検討する．
- 神経学的所見のほか，精神症状の変化などがみられた場合（特に生着前後の時期）はヒトヘルペスウイルス（human herpesvirus：HHV）-6感染症を念頭にマネジメントを行うが，ほかの感染症（ほかのヘルペスウイルスやトキソプラズマ，糸状菌など）や非感染性疾患も鑑別にあげて検討する．

原因となる微生物は？

- 同種移植後は，表2-25[1]に示すように，移植後の時期やGVHDの有無により問題となる免疫不全のタイプが異なり，図2-2[2]に示すように注意すべき病原体が時期によって変わる．
- 移植後早期〔生着まで（day30まで）〕は，好中球減少や皮膚・粘膜のバリア障害に関連した細菌感染症が多い．
- 移植後中期（day30〜100）は急性GVHDの好発時期であり，特に細胞性免疫低下が問題となることが多い．
- 移植後晩期（day100以降）は，特に慢性GVHD合併例において細胞性免疫や液性免疫が長期間低下することがある．

表2-25　同種造血幹細胞移植後の時期と主な免疫不全

	早　期		中　期		晩　期	
GVHDの有無	なし	あり	なし	あり	なし	あり
貪食能低下	++	++	+	+	−	−
皮膚障害	+	+	+	+	−	+
粘膜障害	++	++	+	++	−	+
細胞性免疫	わずか	わずか	+	++	+	++
液性免疫	−	−	+	+	++	++

（文献1）より作成）

第2章●場面ごとの感染症診療のポイント　59

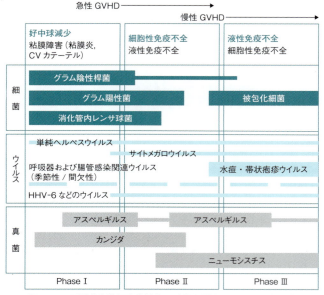

図2-2 同種造血幹細胞移植後の時期と問題となる主な病原体
(文献2) より改変)

どの抗菌薬を選択?

- 耐性グラム陰性桿菌菌血症の既往がある患者や保菌患者では,同様の感受性菌による菌血症の頻度が増えるため,発熱性好中球減少症 (febrile neutropenia:FN) のempiric therapyに用いる抗菌薬を選択する際の重要な情報となる.
  - グラム陰性桿菌の多剤耐性率が高い地域において,重症FNの際に,β-ラクタム系抗菌薬にアミノグリコシド系抗菌薬を併用したほうが予後がよいという報告が複数ある[3].
- Dysbiosisが,腸管GVHDを増加させることにより予後を悪化させることが示されており[4],特に抗嫌気作用を有する広域抗菌薬の適正使用を心がける[5].

- Dyabiosisによる予後悪化原因の仮説の1つとして，抗嫌気作用を有する抗菌薬によってクロストリジウム目が減少し，GVHD制御において重要な役割を果たす制御性T細胞の分化や，腸管の恒常性維持に必要な短鎖脂肪酸の生成量が減少することが考えられている．
  - 自家移植においても，dysbiosisは予後の悪化と関連していることが示されている[6]．
- カルシニューリン阻害薬や新規抗がん薬（ベネトクラクスやシクロホスファミド）など，薬剤相互作用に注意が必要な薬剤に気をつける．

🕐 適切な経過観察

- 移植患者や血液腫瘍患者において，好中球数に関係なく抗菌薬のde-escalation，または中止を安全に実施できたとする報告が複数あり[7]，好中球減少下での広域抗菌薬の早期終了も選択肢となりうる．
  - 多くの研究は72時間以上の抗菌薬投与，発熱などの症状消失などでde-escalationまたは中止としている．一方，口腔内や腸管の高度粘膜炎が抗菌薬終了後の発熱再燃のリスクであったとする報告がある[8]．
  - 発熱の有無にかかわらず，抗菌薬を中止するというランダム化比較研究も複数あるが，その安全性は不明である[9]．
  - 血液悪性腫瘍患者での血液培養陽性化までの中央値は12時間（IQR9〜16.5）で，24時間以降に陽性化したグラム陰性桿菌は3.4％（16件中10件が嫌気性菌，4件がマルトフィリア，2件が大腸菌）との報告がある[10]．

文献

1) Mandell, Douglas, and Bennett's Principles and Practice of Infectious Diseases (9th ed). p.3619, Elsevier, 2019.
2) Biol Blood Marrow Transplant, 2009.［PMID：19747629］
3) J Antimicrob Chemother, 2022.［PMID：35466357］
4) N Engl J Med, 2020.［PMID：32101664］
5) Cell, 2022.［PMID：36179667］
6) Blood, 2021.［PMID：33512409］
7) Cochrane Database Syst Rev, 2019.［PMID：30605229］
8) J Antimicrob Chemother, 2022.［PMID：35748614］
9) Lancet Haematol, 2022.［PMID：35691326］
10) Clin Microbiol Infect, 2019.［PMID：30096417］

7 造血幹細胞移植における感染症
❷ 感染対策

要点

- 生着までの好中球減少期や重症移植片対宿主病（GVHD）合併時などの高度の免疫不全時は，防護環境下での管理が推奨される．
- 退院後の生活指導は，体調不良時の対応を含めて丁寧に行う必要がある．
- 高度な免疫不全時の食事に関しては，ガイドラインなどを参考に検討する必要があるが，高度な免疫不全でない場合も，最低限WHO推奨などの常識的な食品の取り扱いを指導する．

1 防護環境[1, 2]

- 同種造血幹細胞移植患者のために設計された環境であるが，急性白血病の寛解導入療法の際などにも防護環境での管理を行う．
- 周辺に工事環境がある場合，防護環境を離れる際には患者へのN95マスク着用なども検討する．

▶ 目 的
- アスペルギルスやムーコルのような環境中の病原体への曝露を避ける．

▶ 構成要素
- 密閉された部屋．
- 防護環境用に設計された窓，ドア，吸排気口，および継ぎ目や隙間のない壁・天井．
- HEPA（high efficiency particulate air）フィルター（直径 0.03μm の粒子を99.97％捕集）を通した空気の取り込み．
- 1時間12回以上の換気回数．
- 濾過された空気が，一方向に患者ベッドを横切って反対側へ流れるように吸排気口を設置（laminar air flow）．
- 室内空気圧は，廊下より 2.5Pa 以上の陽圧（定期的に確認）．
- 自動閉鎖ドア．
- 緊急時の予備換気装置（ポータブル機器など）の設置．
- 結核などの陰圧管理が必要な患者を収容する際には前室を配置し，

汚染された空気を外部に独立排気するか，排気ダクトにHEPAフィルターを設置する．

■ 管理方法

- カーペットや布張りの家具を避け，掃除しやすい素材とし，埃が出にくいようにする．
- ドライフラワーや生花，鉢植えなどを持ち込まない．
- 糸状菌感染症のサーベイランスを行い，防護環境の破綻の有無を確認する．
- 医療従事者は，通常の標準予防策を遵守する（通常はガウンや手袋着用は不要）．
- 移植病棟・病院施設内で工事が行われる場合は，infection control risk assessment（ICRA）に準拠した対策を徹底する．
- 防護環境に入室してはならない人．
  - ・上気道感染に罹患している人．
  - ・インフルエンザ様症状を呈した人．
  - ・最近，感染性疾患に曝露した可能性がある人．
  - ・帯状疱疹に罹患している人．
  - ・水痘生ワクチン接種後6週間以内で，水痘様発疹が認められる人．
  - ・成人病棟では，感染対策の遵守が難しい小児の入室を制限していることも多い．

2 患者指導[2]

■ 感染予防行動の指導

- 日々の体調確認や検温．
- 体調不良時の対応（高熱，呼吸器症状，皮疹，強い腹痛・下痢など）．
- 手指衛生，口腔内衛生，皮膚のケア，マスクの着用方法など．
- 人混みや体調不良の人との接触を避ける．
- 加湿器は避けることが望ましいものの，使用する場合は毎日清掃，水を交換するなど適切な管理を行う．
- ペットに関して：ペットの体調管理・ワクチン接種，口回りをなめられるなどリスクのある接触を避ける．かまれたり引っかかれたりされないよう注意する．また，トイレは主な生活の場から離して設置し，トイレの管理はほかの家族に任せる．爬虫類は避ける．

第2章 • 場面ごとの感染症診療のポイント　63

■ **食　事**

- 食事制限が不要という結果を示す研究は複数あるが[3]，このような研究で非制限食として提供されているものは，低温殺菌された乳製品，蜂蜜，個包装の加工肉製品など，すでに国内のガイドラインで食事内容として許容されているものが多く，拡大解釈をしないよう注意が必要である．

- 日本人の食生活に重要な生魚や納豆，味噌，豆腐といった食品の安全性を担保するエビデンスはない．

- 2018 〜 2020 年の欧州 3 か国 28 施設へのアンケート調査では，86％の施設で同種移植患者へ無菌食を提供していた[4]．このアンケート調査では，入院中に食物関連感染を経験した施設はわずか 5 施設（18％）であったが，外来では 18 施設（64％）と多いことが報告されており，外来での食事指導の重要性を示唆している．

- 750 食／日以上を提供する病院内では，HACCP に準拠した「大量調理施設衛生管理マニュアル」に沿った安全な食品の提供がなされる．

- 退院後も，最低限 WHO の「Five Keys to Safer Food Manual」に準じた食品の取り扱いを行う．

- 国内のガイドラインでは以下の記載がある[2]．
  - 食肉類・魚介類・卵の生食は禁止．
  - 生野菜は次亜塩素酸ナトリウム（100 ppm）に 10 分浸漬後，流水で洗浄し，皮をむくか加熱調理する〔文献 3）などの無菌食研究では，food safety ガイドラインに沿って洗浄した生野菜や果物を許容しても問題がなかったことが示されている〕．
  - 殺菌表示のある乳製品，蜂蜜は可．
  - カマンベールやブルーチーズなどのカビチーズは不可．
  - 加熱処理後の味噌は可．
  - 殺菌もしくは充填製法の豆腐は可．
  - 漬物，梅干しは調理工程の衛生管理を確認できなければ不可．
  - 納豆は免疫状況などから慎重に判断．
  - 生の木の実，ドライフルーツは不可．
  - 包装に破損のない缶，ペットボトル，ブリックパックの清涼飲料は開封後冷蔵保管し，24 時間を過ぎたものは不可．
  - 容器の破損・変形のない缶詰，レトルト食品は可．
  - 個包装のアイスクリーム，シャーベット，ゼリー，プリンなどは可．

・水道水は 1 分以上，沸騰させる．
・氷は沸騰させた水を用い製氷し，製氷工程の衛生管理が確認できない場合は不可．

3 新型コロナウイルス感染症対策

- 2022 年 8 月の米国移植細胞治療学会のガイドラインから解説する[5]．
- 新型コロナウイルス感染症（COVID-19）は，伝播のしやすさや無症候性感染からの伝播などの特徴のため，ほかの呼吸器ウイルス感染よりも厳格な対応を要する．

■ 地域の流行に関係なく必要な対策

- ユニバーサルマスク（地域の流行期はアイシールドも用いる）．
- エアロゾル産生手技時に N95 マスクが推奨される．
- COVID-19 確定もしくは疑い患者は，可能であれば陰圧室で管理し，適切な個人防護用具を用いた対応を行う．
- 休憩時間などに多くのスタッフが集まることを制限する．
- 面会者などの訪問者は，体調や体調不良者との接触歴などを確認し，マスクを着用させる．面会者は記録し，データベースとして保持する．
- ポスターや Web などで介護者，面会者，家族への情報提供を行う．
- 職員へのワクチン接種．

■ 地域の流行に合わせた対策

- 症状のスクリーニングとトリアージ．
- COVID-19 検査体制の拡充や無症候患者へのスクリーニング検査．
- 訪問者の制限．
- 遠隔医療の対応．
- 外来などで，患者間の身体的距離の確保．
- スタッフ環境の整備（換気のよい食事会場など）．
- 医療従事者確保のための診療継続計画．

▎文 献

1) CDC：Guideline for Isolation Precautions：Preventing Transmission of Infectious Agents in Healthcare Settings. Appendix A：Table 5. Components of a Protective Environment, 2007.

2) 造血細胞移植ガイドライン — 造血細胞移植後の感染管理（第4版）, 2017.
3) Blood Adv. 2023.〔PMID：37450382〕
4) Clin Nutr. 2021.〔PMID：33744601〕
5) Transplant Cell Ther. 2022.〔PMID：36103987〕

第 2 章 ◆ 場面ごとの感染症診療のポイント　65

7 造血幹細胞移植における感染症

❸ 予防投与

要 点

- 抗菌薬予防投与
  ① 好中球減少期の抗菌薬予防投与は，以前のメタ解析では死亡を減少させる効果が示されたが，近年では発熱や血流感染の頻度を減らすものの，薬剤耐性菌の影響もあり，死亡率には影響を与えなかった.
  ② 副作用や耐性菌誘導のリスク，効果などを考慮し予防投与の可否を検討する.
- 抗真菌薬予防投与
  ① アスペルギルス感染症のリスクが高い場合は，防護環境下で管理する.
  ② 予防投与はカンジダのみでよいのか，アスペルギルスまで予防するのかを念頭に置いて選択する. 予防内容によってブレイクスルーする病原体の傾向が異なる.
- 抗ウイルス薬予防投与
  ① 移植後，最低 1 年は帯状疱疹予防としてアシクロビル投与が推奨され，ワクチンも推奨される.
  ② サイトメガロウイルス再活性化リスクが高い場合はレテルモビルによる予防を考慮するが，投与終了後の再活性化に注意し，慎重なモニタリングを行う.

1 抗菌薬予防投与

- 現在，米国臨床腫瘍学会や米国感染症学会，日本臨床腫瘍学会のガイドラインでは，好中球 $100/\mu$L 未満が 1 週間以上持続する患者において予防投与が推奨されている[1, 2]が，一律の予防投与を推奨しないガイドラインもある[3].
- 抗菌薬予防投与は菌血症などの感染症を減らすが，予後を改善させるかは不明である. 薬剤耐性菌の問題や副作用などの欠点とのバランスを考えた上で予防投与の是非を検討する. 予防投与を行う場合は，耐性菌による感染症のサーベイランスが推奨される[4].

66

処方例		
薬剤名	投与量（1回）	投与間隔
レボフロキサシン	500mg	1日1回　経口　好中球生着まで

- 抗菌薬予防投与は，腸管移植片対宿主病（graft versus host disease：GVHD）を増加させるというメタ解析がある一方[5]，フルオロキノロン予防はGVHDを増加させないという報告も散見される．
- フルオロキノロンによる予防投与が，緑膿菌のメロペネム感受性の低下（72.4％→15.4％）に関連したという報告もある[6]．

2 抗真菌薬予防投与

- 深在性真菌症は予後が悪く，早期の治療開始が予後を改善させる可能性があるものの，診断が難しく早期の治療導入が困難なことも多いため，予防戦略が重要となる．
- 長期の好中球減少（好中球数$100/\mu$L未満が1週間以上）が予測される場合には，カンジダやアスペルギルスを念頭に置いた予防投与が推奨される[1,2]（表2-26）．

処方例		
薬剤名	投与量（1回）	投与間隔
フルコナゾール	100〜400mg	1日1回　経口
ミカファンギン	50〜150mg	24時間ごと　静注
ボリコナゾール	初日：1回300mgを1日2回，2日目以降は1回150mgもしくは200mgを1日2回など，添付文書記載に沿って経口投与し，TDMで用量調整する	

TDM：therapeutic drug monitoring（薬物血中濃度モニタリング）．

- フルコナゾールなどのカンジダのみを対象とした抗真菌薬投与下でブレイクスルーする深在性真菌症は侵襲性アスペルギルス症が多く，pre-emptive治療やempiric therapyを検討する．
- 抗糸状菌作用を有するアゾール系抗真菌薬や，ミカファンギン，カスポファンギンなどの抗真菌薬投与下でブレイクスルーする深在性真菌症は，ムーコルや薬剤耐性アスペルギルスなどが多く，疑う場合には微生物学的な検査や画像精査，non-culture based testなどを行い，速やかな別系統の抗真菌薬への変更など，症例ごとの対応を検討する．

第2章 ● 場面ごとの感染症診療のポイント　67

表 2-26　欧米の主なガイドラインの推奨

		AML/MDS寛解導入	同種造血幹細胞移植		
			生着前(low-risk)	生着前(high-risk)	GVHD期
ECIL-6*1	フルコナゾール	B-I	A-I	A-III against	A-III against
	イトラコナゾール	B-I	B-I	B-I	B-I
	ポサコナゾール	A-I	B-II	B-II	A-I
	ボリコナゾール	B-II	B-I	B-I	B-I
	ミカファンギンカスポファンギン	C-II	B-I	C-I	C-II
	リポソーマルアムホテリシンB(L-AMB)	C-II	C-II	C-II	C-II
NCCN*2	フルコナゾール	Category 2B	Category 1		—
	ミカファンギンカスポファンギン	Category 2B	Category 1		Category 2B
	ポサコナゾール	Category 1	Category 2B		Category 1
	ボリコナゾールイサブコナゾール*3	Category 2B	Category 2B		Category 2B
	L-AMB	Category 2B	Category 2B		Category 2B

AML：acute myeloid leukemia（急性骨髄性白血病），MDS：myelodysplastic syndromes（骨髄異形成症候群），ECIL-6：Sixth European Conference on Infections in Leukaemia，NCCN：National Comprehensive Cancer Network.

＊1：ECIL-6[7]

　High-riskの主な因子：非寛解白血病，臍帯血移植，深在性真菌症既往，

　I：少なくとも1つの適切なランダム化比較試験に基づく推奨，II：少なくとも1つのよいデザインの臨床試験に基づく推奨，III：エキスパートオピニオン，記述的研究，専門家の委員会報告などに基づく推奨，

　A：推奨を支持するよいエビデンス，B：推奨を支持する中等度のエビデンス，C：推奨を支持する乏しいエビデンス.

＊2：NCCN[8]

　Category 1：高いエビデンスレベルに基づき，介入が適切であるというNCCNのコンセンサスが統一されている．Category 2B：低いエビデンスレベルに基づき，介入が適切であるというNCCNのコンセンサスが統一されている.

＊3：2024年12月現在，イサブコナゾールは予防投与の適応なし.

（文献7, 8）より作成

- フルコナゾールはカンジダ感染症の高い予防効果が示されているものの，腸管GVHDなどの高度な粘膜炎の存在下ではカンジダ血症のブレイクスルーに注意する[9].
- アスペルギルス感染リスクが高い場合は，防護環境管理が推奨される．その上で抗糸状菌作用を有する抗真菌薬による予防は，議論がある.
  - ・侵襲性アスペルギルス症の既往がある場合は二次予防を行う.
  - ・急性骨髄性白血病や骨髄異形成症候群の寛解導入療法のように，防護環境に入る前にすでに好中球減少（もしくは機能的好中球減少）である場合は，侵襲性アスペルギルス症の発生に注意する.
  - ・生着後，免疫抑制薬治療を要するGVHDを合併した場合のような高リスク下において，非防護環境下での管理となる場合は，抗糸状菌作用を有する薬剤による予防投与を考慮する.
- 抗糸状菌作用を有する主なアゾール系抗真菌薬としてボリコナゾール，ポサコナゾール，イサブコナゾールがあり，その特性の違いに注意する（表2-27）[10].
  - ・ボリコナゾールは，最もエビデンスおよび使用実績が豊富であるが，目の症状や肝障害，光線過敏などの副作用に注意する.
  - ・ポサコナゾールは，予防に関するエビデンスが豊富だが，国内ではTDMが困難であり，肝障害や低カリウム症などの副作用がある場合には薬剤変更も考慮する.
  - ・イサブコナゾールは，他剤と比較すると副作用が少なく，薬剤相互作用も少ないとされるが，カンジダ血症においてカスポファンギンとのRCTで非劣性を示せず[12]，カンジダ症の適応はない．なお，ポサコナゾールもカンジダ症の適応はない.
  - ・ニューモシスチス肺炎（*Pneumocystis jirovecii* pneumonia：PCP）の予防薬であるST合剤は，血球減少のリスクがあり，移植後の好中球減少期の投与は避ける場合が多い．その場合，アトバコンやペンタミジンの吸入が選択肢となるが，トキソプラズマなどへの予防効果低下の可能性にも注意が必要である.

| 処方例 |

薬剤名	投与量（1回）	投与間隔
スルファメトキサゾール・トリメトプリム（ST合剤）	1錠	1日1回　経口

表2−27 抗糸状菌作用を有する主なアゾール系抗真菌薬の特徴

	ボリコナゾール	ポサコナゾール	イサブコナゾール
半減期	6時間	27〜35時間	110〜115時間
経口吸収率	96%	54%（錠剤）	98%
中枢神経移行性	高い	低い	高い（動物モデル）
TDM推奨[*1]	あり（A-Ⅱ）	あり（治療A-Ⅱ）	不明〔経過不良の場合考慮（B-Ⅱ）〕
点滴投与方法	指定なし	中心静脈	指定なし
点滴製剤のシクロデキストリン	あり	あり	なし
QTc延長	あり	あり	なし（短縮）
カンジダ症の国内適応	あり	なし	なし
予防投与下のブレイクスルー率[*2]	4.0%（9/226）	5.3%（20/374）	5.0%（11/221）

＊1：米国移植・細胞療法学会のアスペルギルス症ガイドライン[4]．
＊2：2024年12月現在，イサブコナゾールは予防投与の適応なし[11]．

（文献10）より改変）

3 抗ウイルス薬予防投与

● 同種移植後のアシクロビル予防投与は単純ヘルペスウイルス感染症や帯状疱疹の罹患頻度を下げ，全死亡を有意に減少させることが示されており[13]，推奨される．

| 処方例 |

薬剤名	投与量（1回）	投与間隔
アシクロビル	200mg	1日3回　経口 移植1か月以降は，1日1回を最低1年間，免疫抑制薬終了まで

・しかしアシクロビル投与終了後，帯状疱疹発症が増加することが知られており，移植後はワクチンによる帯状疱疹予防が推奨される．
● サイトメガロウイルス（CMV）予防として，レテルモビルが移植後の感染症を減少させ，24週時点の全死亡率を低下させた（10.2% vs 15.9%）．しかし，予防投与が終了したDay100以降のCMV感染症が増加し，48週では全死亡率の有意差が消失した（20.9% vs 25.5%）[14]．2023年8月にDay200まで予防投与を延長することが承認された．

処方例		
薬剤名	投与量（1回）	投与間隔
レテルモビル	480mg	1日1回　経口

レテルモビルは，単純ヘルペスや帯状疱疹ウイルスには無効であり，アシクロビルなどを併用する必要がある．

・CMV再活性化の高リスク群への予防投与が推奨されるが，現時点では予防対象に関するコンセンサスは得られていない．
・再活性化の早期検出のため，投与終了後もPCR検査などによるモニタリングが重要である．

● HBs抗体，HBs抗原，HBc抗体を確認し，陽性所見があればHBV-DNA検査を受け，B型肝炎の再活性化予防の目的で，エンテカビルなどの核酸アナログ投与の必要性を検討する．

文献

1) J Clin Oncol, 2018. [PMID：30179565]
2) 発熱性好中球減少症（FN）診療ガイドライン改訂第3版, 南江堂, 2024.
3) Ann Oncol, 2016. [PMID：27664247]
4) Transplant Cell Ther, 2021. [PMID：33781516]
5) Biol Blood Marrow Transplant, 2020. [PMID：32447043]
6) Clin Infect Dis, 2019. [PMID：30256922]
7) J Antimicrob Chemother, 2018. [PMID：30085172]
8) NCCN Clinical Practice Guidelines in Oncology. Prevention and Treatment of Cancer-Related Infections, Version 3, 2024.
9) J Infect, 2018. [PMID：29378240]
10) Med Mycol, 2019. [PMID：30816967]
11) Open Forum Infect Dis, 2023. [PMID：37674634]
12) Clin Infect Dis, 2019. [PMID：30289478]
13) Eur J Cancer, 2009. [PMID：19796930]
14) N Engl J Med, 2017. [PMID：29211658]

第2章●場面ごとの感染症診療のポイント

7 造血幹細胞移植における感染症

❹移植後ワクチン

要点

- 造血幹細胞移植後は移植前に獲得した抗体価が減衰することが知られ，造血幹細胞移植後患者は「ワクチン未接種」とみなして，小児期のワクチンの再接種が推奨される．
- 同種移植後のワクチン接種では，移植片対宿主病（GVHD）増悪のトリガーとなる可能性が危惧されているが，現時点ではその根拠となるエビデンスは不十分であり，本理由をもとに予防接種を控えるべきではない．
- mRNA ワクチンや新規のワクチンと GVHD の関連に関してはまだ報告が限られ，今後の情報の更新に注意する．

1 総　論

- 移植患者に対する予防接種に関して，海外[1~4]および国内[5]からガイドラインが公表されている．
- ワクチン費用の多くは自己負担であり，費用の説明が必要．
  - すべての接種が困難な場合は，患者背景から接種の優先順位を検討する（子どもと接する職業なら麻疹，妊娠可能な女性なら風疹，工事関連の職業なら破傷風を優先するなど）．
  - 同種移植後の場合，不活化ワクチンは，早ければ移植 3 か月後からの接種が可能である．生ワクチンは移植 2 年後以降，かつ免疫抑制薬終了後の接種が推奨される．
  - 麻疹などの生ワクチン接種に際し，血液製剤投与から一定期間空けることが推奨されている（赤血球輸血 3 ～ 5 か月以降，血小板／血漿輸血 7 か月以降，ヒト免疫グロブリン 300 ～ 400 mg/kg 投与 8 か月以降など）[6]．
  - 移植後患者を間接的に守るために，介護者や家族，医療従事者へのワクチン接種も推奨されている．
  - インフルエンザや新型コロナワクチンのほか，感染の既往や抗体がなければ，麻疹・風疹・流行性耳下腺炎などの接種も検討する．

2 インフルエンザワクチン

> **要点** 致死率が高く，毎年の接種が推奨される．

- 移植後は下気道感染に至るリスクが高く，欧米の報告ではインフルエンザによる致死率が 10 〜 20％とされる．
  - ・最近の国内の報告では，同種移植後の 90 日寄与死亡率は 2.2％であった[7]．この報告では 12.3％が下気道感染（lower respiratory tract disease：LRTD）に至り，その死亡率は 15％を超えた．発症 48 時間以内の抗ウイルス療法は LRTD リスクを下げる［ハザード比（HR）0.17，95％CI 0.06 〜 0.46］．
- スペインの報告で，同種移植後のワクチン予防効果［オッズ比（OR）0.39，95％CI 0.18 〜 0.8］が示されている[8]．
- 国内ガイドラインでは，移植後初回は 2 回接種を推奨している（添付文書上，成人でも 2 回接種は可能）．また，2 回接種により健常人と同等の抗体価を獲得できたという報告もある[9]．

3 肺炎球菌ワクチン

> **要点** 一次接種として PCV 20 もしくは PCV 15 の 3 回接種，二次接種として PCV 20，一次接種で PCV 15 を用いた場合は PPSV 23 接種が推奨される．

- 造血幹細胞移植は侵襲性肺炎球菌感染症（invasive pneumococcal disease：IPD）の最も高いリスクとされ，Day 100 以降に多く，急激な経過で 1 週間以内に死亡することも多い[10]．
- 結合型ワクチン（PCV 20，PCV 15）とポリサッカライドワクチン（PPSV 23）があり，PPSV 23 単独接種と比較して両ワクチンの接種により，IPD が約 1／10 に減少した[11]．
- 国内外のガイドラインでは，移植後 3 〜 6 か月後から PCV 20 もしくは 15 を 1 〜 2 か月間隔で 3 回接種し，移植後 1 年以降での PCV 20 もしくは PPSV 23 接種〔この時点で治療を要する移植片対宿主病（graft versus host disease：GVHD）があれば PPSV の効果が期待できないため，PCV の接種に変更する〕が推奨されている．
  - ・今後，国内にも PCV 21 など新規のワクチンが導入されれば推奨が変更される可能性がある．

第 2 章●場面ごとの感染症診療のポイント　　73

4 水痘・帯状疱疹ワクチン

要 点 アシクロビル投与終了後，帯状疱疹感染のリスクが高く，予防接種が推奨される．

- 現在，水痘および帯状疱疹ワクチン予防に用いられる生ワクチンと，帯状疱疹予防に用いられるリコンビナントワクチンがある．
  ・水痘ワクチン接種歴や水痘抗体価，水痘既往がない場合は，水痘予防として生ワクチンを接種する．
- 国内で流通している生ワクチンは，国内外から安全に接種できるという報告[12, 13]はあるが，ワクチン株の力価が高く，米国では移植後に禁忌とされていたワクチンでもあり，接種後のワクチン株感染には注意する．
- リコンビナントワクチンは自家移植患者で68.2％，血液腫瘍患者（治療中もしくは治療後半年以内）で87.2％と高い効果が示されているが，同種移植患者でのRCTは行われていない．
  ・同種移植後のリコンビナントワクチン接種開始時期に関しては，専門家で意見が異なる．
  ・米国の主ながんセンターでは，接種時期として移植後1～2年以降，GVHDがなく，免疫抑制薬終了半年以降などとしている[14]．
  ・英国のガイドラインでは移植後6か月以降からの接種が可能としている[4]．

5 麻疹，風疹，流行性耳下腺炎ワクチン

要 点 生ワクチンのため接種時期に注意し，接種後もワクチン株感染に注意する．

- 国内では2015年に麻疹の根絶が発表されたものの，輸入麻疹のアウトブレイクが散発しており，引き続き予防接種が推奨される．
- 国内からは1回ないしは2回接種で20～70％程度の患者の抗体が陽転化したという報告がある[15, 16]．

6 新型コロナワクチン

要 点 重症化や罹患後症状予防を主な目的として，推奨に沿ったブースター接種を継続することが勧められる．

- ブースター接種の効果を示した報告は多く，接種が推奨される．

■ 米国の主な推奨およびASH‑ASTCTの推奨[17, 18]

- mRNAワクチンを移植3か月以降から接種することが可能である.
- 米国では高度な免疫不全者の場合，ファイザー社製とBioNTech社製は3週間間隔，モデルナ社製は4週間間隔で2回接種後，28日以降の3回目の接種をprimary vaccinationとして推奨している．その後，ブースター接種として3か月以降に4回目以降の接種を推奨している（国内では2回接種後，3か月以降にブースター接種）.
  - ・移植前に接種していても，移植後は初回から接種しなおすことが推奨される（たとえば，米国であれば3〜4週間隔で2回接種し，4週以後に3回目を接種し，以後はブースター接種を行う．ただし，2024年12月時点では，国内での初回からの再接種は承認されていない）.
  - ・新型コロナウイルス感染症罹患後は，症状が消失し隔離解除後まで接種を延期する.
  - ・抗CD20抗体などの抗体薬投与の際は，可能であれば投与前の接種が推奨されるが，投与後のワクチン接種となってもワクチン接種を遅らせるべきではない.
  - ・同居家族，介護者，医療者もワクチンを接種すべきである.

▌文献

1) Clin Infect Dis, 2014.〔PMID：24311479〕
2) Bone Marrow Transplant, 2009.〔PMID：19861986〕
3) Lancet Infect Dis, 2019.〔PMID：30744963〕
4) J Infect, 2023.〔PMID：36400155〕
5) 造血細胞移植ガイドライン―予防接種（第3版），2018.
6) Blood products, human immunoglobulin and timing of immunization：Canadian Immunization Guide（Date modified：2024-11-19）.
7) Int J Infect Dis, 2023.〔PMID：37001798〕
8) Clin Infect Dis, 2019.〔PMID：30239624〕
9) J Infect Dis, 2022.〔PMID：34415049〕
10) J Infect Chemother, 2023.〔PMID：37088144〕
11) Biol Blood Marrow Transplant, 2020.〔PMID：31627016〕
12) Biol Blood Marrow Transplant, 2016.〔PMID：26748161〕
13) Biol Blood Marrow Transplant, 2014.〔PMID：24269706〕
14) Blood, 2023.〔PMID：36493341〕
15) Biol Blood Marrow Transplant, 2019.〔PMID：30959161〕
16) Transplant Cell Ther, 2021.〔PMID：33775586〕
17) Transplant Cell Ther, 2023.〔PMID：36273782〕
18) American Society of Hematology：COVID-19 Resources.

第 **3** 章

特殊な微生物

1 ヘリコバクター・シナジー

要点

- 免疫不全患者で菌血症の原因となる，らせん状のグラム陰性桿菌である．
- 血液培養陽性化に時間がかかることから，5日で血液培養を廃棄する施設では見逃されている可能性もある．
- 蜂窩織炎または腸炎を呈することが多い．
- カルバペネム系またはペニシリン系の薬剤の長めの投与が推奨されるが，再発が多い．

微生物学的特徴

- ヘリコバクター・シナジー（*Helicobacter cinaedi*；以下，*H. cinaedi*）は，らせん状のグラム陰性桿菌であり，発見当初はカンピロバクター属に分類されていたが，1991 年にヘリコバクター属に再分類された[1]．イヌ，ネコ，ハムスターなどからも分離される．

- 血液培養陽性で発見されることが多いが，培養陽性化までの中央値は 5 日程度である．6〜7 日目での陽性もありえるので，5 日間培養で陰性判定をした場合に検出されない可能性もある[1]．

- カンピロバクター属よりも陽性になるまでの時間が長い点や，グラム染色では菌体が長い傾向にあることが，陽性化時点での鑑別のヒントになる．

- 陽性化した血液培養ボトルからのグラム染色では菌が視認できない場合には，微好気培養でサブカルチャー（二次培養）すると発育することもある．

- ほかのヘリコバクター属やカンピロバクター属との鑑別は生化学的性状では困難であるとされるが，質量分析で正確な同定が可能と報告されている[2]．

- 日本からの症例報告が多いが，その原因は不明である．

患者背景を理解する

- 広く免疫不全状態が危険因子であり，固形腫瘍，血液腫瘍，慢性腎不全，糖尿病，慢性肝障害が免疫不全の背景因子として報告されている．
- 抗がん化学療法やステロイド投与は *H. cinaedi* 菌血症の危険因子であり，また再発の危険因子でもあると報告されている[3]．
- 病態として，腸管から血流へのいわゆる *bacterial translocation* が関与していると考えられ，腸管粘膜の損傷があることも危険因子と考えられる．

どの臓器の感染症？

- 報告される症例のほとんどが菌血症であり，半数程度は発熱以外の症状がない．症状を伴う場合に最も多いのは蜂窩織炎であり，下肢に境界不明瞭な淡い紅斑を呈することが多い[4]．
- 腸炎の症例もあり，半数で便からも *H. cinaedi* が検出されている．
- 皮膚からは通常 *H. cinaedi* は検出されず，蜂窩織炎様の病態は菌血症に対する反応と考えられている．
- しばしば菌血症のわりに軽症で，培養陽性化までの日数の長さと相まって，培養陽性が判明した頃には状態がすでに改善していることも多い．

どの抗菌薬を選択？

- *H. cinaedi* 感染症に対する適切な治療薬と治療期間は確立されていない．
- カルバペネム，アミノグリコシド，テトラサイクリンに対して低い最小発育阻止濃度（minimum inhibitory concentration：MIC）を示し，ペニシリン，セファロスポリンには中程度のMICを示すと報告されている．
- マクロライドに対して耐性であり，キノロンに対しても近年，耐性が進んでおり，使用は勧められていない．

第 3 章 ● 特殊な微生物　79

	処方例	
薬剤名	投与量 (1回)	投与間隔
empiric therapy		
イミペネム・シラスタチン	500 mg	6〜8時間ごと　静注

⏱ 適切な経過観察

- 再発例が多いため長めに治療されることが多いが，根拠には乏しい．経験豊富な施設では，ペニシリン系またはカルバペネム系を2〜4週間程度投与していると記載されている．
- 菌血症では20%弱の患者で再発がみられると報告されている．再発の危険因子は，抗がん薬投与とステロイド投与，血液悪性腫瘍である．
- 治療期間によらず再発がありえるので，再発が疑われる場合は血液培養の採取が必須である．

✦ パール

- 血液培養から検出されるらせん菌は*H. cinaedi*のみではない．カンピロバクター属では*Campylobacter* (*C.*) *fetus*が菌血症の原因となることが多く，腸炎の原因となる*C. jejuni*もごくまれに菌血症を起こす．らせん菌以上の同定の情報が得られるまでは，これら3菌種をカバーするempiric therapyとして，イミペネム・シラスタチン (重症の場合ゲンタマイシン併用)，もしくはアンピシリンまたはメロペネムにアジスロマイシンを併用する組み合わせを考慮する．

文献

1) J Infect Chemother, 2014. [PMID:25022901]
2) J Clin Microbiol, 2014. [PMID:24153128]
3) Clin Infect Dis, 2018. [PMID:29462291]
4) Clin Infect Dis, 1996. [PMID:8729212]

2 ノカルジア

要点

- 広く環境中に偏在する放線菌であり，皮膚，肺病変から播種性感染，中枢神経感染まで起こしうる.
- 強く疑う場合は，事前に微生物検査室にその旨を伝えて，より感度の高い培養方法を採用する.
- 治療はST合剤を主軸として，最低6か月の長期間，行う必要がある.

微生物学的特徴

- ノカルジア（Nocardia：以下，N.）属は放線菌の一種であり，広く環境中に偏在している.
- グラム染色では枝分かれするグラム陽性のフィラメント状，しばしばビーズ状の桿菌として観察される.
- 一般的に使用される培地に生えるが，喀痰などの非無菌検体ではより発育の速い常在菌叢に覆い隠されやすく，選択培地を用いたほうが検出しやすい. 2週間程度まで培養を延長するのも有用とされる[1].
- 強く疑う場合は，その旨を検査室に事前に伝えておいたほうがよい.
- 多数の菌種が発見されているが，臨床的に検出されることが多いのは N. farcinica，N. nova，N. cyriacigeorgica，N. brasiliensis である.
- 質量分析の菌種同定も信頼性が高いとされる. 感受性は施設間のばらつきが大きく，不明な点は外部の専門施設への相談が望ましい.
- 菌種によって，薬剤感受性のパターンがある程度，推測可能である（表3-1）[2,3].

患者背景を理解する

- ノカルジア症の18〜45％は免疫健常者に起きるといわれている. 免疫健常者では，皮膚の感染が多い. 外傷に関連していることもある.
- 最も頻度の高い患者群は，固形臓器移植後の患者である. 肺と心臓移植が多い. 腫瘍領域では，造血幹細胞移植の患者で多い.

第3章 • 特殊な微生物 81

表3-1　ノカルジアの種名から推測可能な抗菌薬の感受性

	ST合剤	AMPC/CVA	CTRX	IPM/CS	AMK	LZD	MFLX	MINO
N. cyriacigeorgica	S	R	不定	不定	S	S	R	S
N. farcinica	S	S	R	不定	S	S	不定	R
N. nova complex	S	S	不定	S	S	S	R	不定
N. transvalensis complex	S	不定	不定	R	R	S	S	R
N. brasiliensis	S	S	不定	R	S	S	S	不定

S：通常は感受性，R：通常は耐性．
AMPC/CVA：アモキシシリン・クラブラン酸，CTRX：セフトリアキソン，
IPM/CS：イミペネム・シラスタチン，AMK：アミカシン，LZD：リネゾリド，
MFLX：モキシフロキサシン，MINO：ミノサイクリン．　　　　（文献2,3）より作成）

📋 どの臓器の感染症？

- 気道からの吸入が侵入門戸とされており，肺の感染が最も多い．皮膚への直接播種でも起こるため，皮膚の感染もみられる．
- 2箇所以上の臓器で起きる場合を播種性感染と呼ぶ．どの臓器にも起こりうるが，中枢神経系と皮膚が多い．
- 皮膚病変は性状がさまざまで，免疫不全者では，生検で診断する．
- 菌血症の頻度は低く，2～26％程度である．

💊 どの抗菌薬を選択？

- 薬剤感受性は一般の検査室では難しく，可能であれば外部の専門機関に依頼するのが望ましい．
- ST合剤が治療の要である．ST合剤以外で効果があるとされるのはカルバペネム，セフトリアキソン，アミカシン，ミノサイクリン，キノロン，アモキシシリン・クラブラン酸，リネゾリドである．
- 非重症および皮膚のみの感染症ではST合剤の単剤治療でよいが，重症例にはST合剤を中心とした併用療法が好まれる．
- 最も併用されるパターンは，ST合剤とイミペネム・シラスタチンが多い．ノカルジア症に対しては，カルバペネムの中ではイミペネム・シラスタチンが第一選択薬とされているので，優先して用いる．アミカシンは，ほとんどのノカルジアに感受性を示すので，カルバ

ペネムなどとの併用が行われる.

| 処方例 | | |

薬剤名	投与量（1 回）	投与間隔
empiric therapy（菌種と感受性判明前）		
ST合剤	体重 60kg で 1 回 2.5〜5 バイアル（トリメトプリム換算で 1 日量 10〜20mg/kg）	8 時間ごと　静注
併用薬または代替薬		
イミペネム・シラスタチン	500mg	6 時間ごと　静注
アミカシン	7〜10mg/kg（1 日量 20〜30mg/kg）	8 時間ごと　静注
リネゾリド	600mg	12 時間ごと　静注
感受性がある場合		
セフトリアキソン	2g	12〜24 時間ごと　静注

🕐 適切な経過観察

- 2〜6 週間程度の点滴治療に引き続いて，ST合剤の内服にスイッチするのが第一選択である．代替薬としてはミノサイクリン，キノロン，アモキシシリン・クラブラン酸が考慮される．ただし，中枢神経系感染と重度免疫不全では，代替薬での治療は好ましくないとされる．
- 治療期間に定まったものはないが，最短 6 か月程度が推奨される．中枢神経系の合併があった場合には，9〜12 か月以上行われる．

✦ パール

- 脳膿瘍は無症候性のこともあり画像検査がされないこともあるので，ノカルジア症の診断がついた際は，ルーチンで中枢神経系の画像評価をしたほうがよいとする専門家もいる．

文献

1) Clin Microbiol Infect. 2021.［PMID：33418019］
2) Mandell, Douglas, and Bennett's Principles and Practice of Infectious Diseases (9th ed), Chap. 253, Elsevier, 2019.
3) Antimicrob Agents Chemother, 2014.［PMID：24247124］

3 ステノトロフォモナス・マルトフィリア

要点

- カルバペネム系に自然耐性のグラム陰性桿菌として知られる．原則として院内感染の病原体である．
- 臨床検体から検出された場合には，定着か感染かを検討する必要があるが，時には患者背景と臨床経過から検査結果が判明する前にこの微生物の関与を考えなければならない．
- β-ラクタム耐性で，治療の第一選択はST合剤であるため治療が遅れやすい．
- ICUなどの環境下では，気管支鏡などの汚染を通じたアウトブレイクが起きうるので，適切な器具の消毒などが重要である．

微生物学的特徴

- ステノトロフォモナス・マルトフィリア（*Stenotrophomonas maltophilia*）は，好気性のブドウ糖非発酵性のグラム陰性桿菌であり，バイオフィルムを産生し，湿潤環境に広く定着している．
- 病原性はさほど高くないが，基礎疾患のある宿主に対して，時に重症の感染症を起こすことがある．
- 喀痰などの非無菌検体では，複数菌の一部としてみられることが多い．無菌検体から検出された場合は原因菌として扱う．
- カルバペネムを含む広域β-ラクタムに自然耐性のため，広域抗菌薬投与が検出の危険因子である．またアミノグリコシド系にも自然耐性である．*Burkholderia cepacia* が同様の振る舞いをするグラム陰性桿菌として知られている．

患者背景を理解する

- がん患者では，長期の好中球減少，広域抗菌薬の投与が危険因子となる．
- 固形腫瘍の患者よりも血液腫瘍，特に造血幹細胞移植を受けた患者

でのリスクが高い[1].

- 慢性呼吸器疾患, 呼吸不全による長期人工呼吸管理も危険因子である.

■ どの臓器の感染症?

- 肺炎と血流感染症が代表的な感染症である. 血流感染症は通常, 血管カテーテル関連血流感染症である.
- 肺炎は, 長期呼吸器管理下での人工呼吸器関連肺炎が代表的である. 血液腫瘍の患者では, 菌血症を伴う重篤な出血性肺炎を呈することが知られている.
- 人工呼吸器管理下などの状態で基礎疾患を有する患者の場合は, 広域抗菌薬投与の結果として気道に定着していることが多い. 気道検体の培養で検出された場合は, 感染か定着かを臨床経過などから総合的に判断する.
- 血液悪性腫瘍患者で急激な呼吸不全とショックがみられた場合には, 原因菌の1つとして考慮すべきである. 通常の敗血症の初期対応で用いられるカルバペネムなどの広域 β-ラクタムを漫然と投与すると適切な抗菌薬投与が遅れるので, 高リスク患者, あるいはすでに定着が明らかとなっている患者の肺炎や敗血症では, この微生物の関与を念頭に置くことが重要である.
- 肺と血液以外では軟部組織, 尿路感染などが報告されている.

■ どの抗菌薬を選択?

- 第一選択はST合剤である.
- 第二選択以降の薬剤として, ミノサイクリン, レボフロキサシン, チゲサイクリン, セフィデロコルがあげられる.
- セフィデロコルは, ほかの薬剤が耐性の場合も感受性が保たれていることが多いため, 近年は, empiric therapyにセフィデロコルを含む二剤併用も推奨される[2].
- 重症例では, 効果のある薬剤の併用 (ST合剤 + ミノサイクリン, ST合剤 + レボフロキサシンなど) が推奨される. ST合剤が使用できない場合は, 第二選択以降の薬剤を複数併用で用いる[3].
- 薬剤感受性結果でセフタジジムに感受性があると報告されることも

第3章 ● 特殊な微生物　　85

あるが，内因性の β-ラクタマーゼ産生菌であることから使用は推奨されない．

| 処方例 |

薬剤名	投与量（1回）	投与間隔
第一選択薬		
ST合剤	TMP 3～4mg/kg （1日あたり8～12mg/kg） （1バイアルあたりTMP 80mg）	8時間ごと　静注
第二選択以降の薬剤（感受性のあるものを適宜，複数併用する）		
ミノサイクリン	100mg（初回200mg）	12時間ごと　静注
チゲサイクリン	50～100mg（初回100～200mg）	12時間ごと　静注
レボフロキサシン	500mg	24時間ごと　静注
セフィデロコル	2g	8時間ごと　静注

TMP：トリメトプリム．

⏱ 適切な経過観察

- 治療期間に定まったものはない．短期間の治療で安全とするデータには乏しく，菌血症に対しては最短2週間の投与が推奨される．
- 肺炎に対しては，軽症であれば7日，重症であれば14～21日程度の長期投与を考慮する．
- 一般に基礎疾患が重篤な患者に発生することが多い感染症のため，死亡率は高い．報告にもよるが，特に血液悪性腫瘍患者では13～70％程度とされている．特に出血性肺炎では死亡率が高い．

文 献

1) Support Care Cancer, 2018.［PMID：29307014］
2) IDSA 2024 Guidance on the Treatment of Antimicrobial Resistant Gram-Negative Infections, 2024.
3) 厚生労働省：抗微生物薬適正使用の手引き 第三版 別冊, 2023.

4 結核菌

要点

- 結核菌の感染から発病までのスペクトラムを理解した上で，適切な検査結果の解釈が必要である．
- 結核を疑う場合は，喀痰抗酸菌検査の塗抹，培養，PCRを提出する．
- PCRの陰性で結核は否定できない．インターフェロンγ遊離試験（IGRA）陰性でも結核は否定できない．
- がん治療に際して潜在性結核の評価と治療を行うかは，治療内容と患者の危険因子から総合的に判断する．

微生物学的特徴

- 結核菌（*Mycobacterium tuberculosis*）は抗酸菌の一種で，ヒトのみに感染する．抗酸菌とは，色素で染めたときに酸で脱色されない性質をもつことからきた名称であり，環境や消毒薬のpHとは関係がない．
- 結核菌に曝露すると30％で感染が成立するといわれる．感染が成立した者のうち，最終的に発病するのは10％程度といわれる．発病者のうち80％は2年以内に発病するとされる．
- 感染して肉芽腫を形成して潜伏した，いわゆる潜在性結核（latent tuberculosis infection：LTBI）の状態から活動性結核（active tuberculosis）までのスペクトラムを形成しており，両者の境界は必ずしも明確ではない（表3-2）[1]．
- 結核を疑う場合，喀痰（または胃液）の塗抹，培養は最低3回提出する．これは感度を維持するためである．それぞれ8時間以上間隔が空いていればよいが，1回は早朝の検体を採取する．PCRは1回のみでよいとする専門家の意見がある．
- 抗酸菌検査の感度は，培養＞PCR＞塗抹である．組み合わせによって意味するところが異なるため，慎重に解釈する（表3-3）．PCR陰性ということで結核を否定しない．
- 結核菌の培養の陽性化には，最短で2週間程度かかる．陰性の最終

第3章 ● 特殊な微生物　　87

表3-2　結核菌の感染から発病までのスペクトラム

	感染不成立	潜在性結核	活動性結核	感染性の高い活動性結核
IGRA	陰性	陰性または陽性	陰性または陽性	陰性または陽性
培　養	陰性	陰性	陽性	陽性
喀痰塗抹	－	－	陰性	陽性
自覚症状	なし	なし	あり	あり
感染性	なし	なし	軽度	あり
治　療	不要	1剤または2剤	多剤併用	多剤併用

(文献1) より作成)

表3-3　代表的な抗酸菌関連検査のパターンとその解釈

塗　抹	臨床検体の結核菌核酸増幅検査（PCRなど）	培　養	分離菌のPCR	検査結果の解釈
－	－	－		検体中の結核菌陰性（結核の否定ではない）
－	－	＋	＋	結核菌群陽性（菌量が少ない）
－	－	＋	－	非結核性抗酸菌
－	＋	＋	＋	結核菌群陽性
＋	＋	＋	＋	結核菌群陽性（伝染力が強い）
＋	－	＋	－	非結核性抗酸菌
＋	＋	－		結核菌の死菌の可能性

結果が出るのは通常8週間後であるが，検査法によっても異なる場合があるため，最終結果がいつになるのかは検査室に確認する.
- 塗抹陽性患者が最も伝染力が高いが，塗抹陰性の患者であっても1/5程度の伝染力があると推計されている.

患者背景を理解する

- 日本では，結核症のパターンは高齢者の再燃が多い. 若年者の結核患者は，日本では外国出生者に集中している. 特に，現在でも高蔓延国である東南アジア圏からの出身者に多い.
- 日本は結核の低蔓延国となった. 現在は，70歳でも推定される感染者は25％弱である. ただし100歳では85％程度と考えられ，超高

齢者では引き続きハイリスクである.

- 潜在性結核の有無は, インターフェロンγ遊離試験〔IGRA. クオンティフェロン(QFT)または T-SPOT〕で行う. IGRA は, 結核菌の感染の有無の検査である. 単独では, 発病の診断も除外もできない. 活動性結核を疑う場合は, 喀痰などの検体を採り, 抗酸菌の検査を行う.
- 化学療法, 特にステロイドを併用する場合は, 結核発病のリスクを増すと考えられるが, レジメンごとの定量的なリスク上昇は不明である. レジメンを調整することで発病のリスクを下げられることを示すデータはない.
- 米国の「NCCN (National Comprehensive Cancer Network) ガイドライン」では, いくつかの分子標的薬を使用する際に, 潜在性結核の評価を推奨している. 昨今, これらの領域の薬剤は急速に増加しているため, 使用する際にはガイドラインのみでなく, それぞれの薬剤ごとの添付文書などの情報を確認すべきである[2].
- NCCN のガイドラインでも使用時の全例ではなく, 危険因子を有する例に限った潜在性結核の評価と治療を推奨している. 危険因子は, 結核高蔓延国の出身者, 最近の曝露歴, ホームレスなどである. なお, 日本はすでに低蔓延国となっており, 若年層であれば低リスクと考えられるが, 超高齢者についてはその限りではない. 結核についての既往歴, 家族歴を聴取して個別にリスク判定をするのが望ましい.

🏥 どの臓器の感染症?

- がん患者の結核も, 肺結核が最も多い. 免疫不全者においては, 肺外結核の頻度も高くなるといわれている. 肺の画像が正常でも, 肺外結核は否定できない.
- 肺の陰影が「陳旧性」かどうかは, 厳密には抗酸菌の検査を行わなければ判断できない.
- 化学療法前に潜在性結核を疑う所見(IGRA 陽性, あるいは病歴または画像上の結核の既往)が得られたとして, 曝露の機会が明らかで感染から期間が短いと判明しているのでなければ, 潜在性結核として治療することにメリットがあるかどうかは現時点では不明である. 定期的なモニタリングによる早期発見・早期治療も選択肢とし

第 3 章 ● 特殊な微生物　　89

てありえる．症例ごとに個別に判断が必要である．

● 結核を疑った場合に行うべきは，肺結核の場合は喀痰検査，それ以外の臓器の場合はその臓器からの検体を抗酸菌培養に提出することである．IGRAでは，診断も否定もできない．

どの抗菌薬を選択？

● がん患者であっても結核の治療レジメンに変更はない．
● 治療前から耐性が疑われる場合（耐性菌の多い国の出身者，治療歴あり，感染源が明らかで耐性が判明しているなど）は，専門家に相談する．
● イソニアジド（INH），リファンピシン（RFP）への感受性があると判明すればエタンブトール（EB）は中止可．
● RFPによる薬物相互作用のチェックを忘れない．
● 近年，機種によっては，INHとRFP耐性遺伝子をPCRで検出できるものもある．
● 特に耐性が疑われない場合の初期治療2か月の4剤による標準レジメンを，以下の処方例に示す．

処方例

薬剤名	投与量（1回）	投与間隔
イソニアジド（INH）	5mg/kg/日（最大300mg/日）	1日1回　経口
リファンピシン（RFP）	10mg/kg/日（最大600mg/日）	1日1回　経口
エタンブトール（EB）	15mg/kg/日（最大750mg/日）	1日1回　経口
ピラジナミド（PZA）	25mg/kg/日（最大1,500mg/日）	1日1回　経口

適切な経過観察

● 結核は2類感染症なので，診断したら必ず保健所に届け出る．
● 治療期間は結核のレジメンに従う．最も標準的な治療期間は，初期治療を2か月の後，4か月の維持療法を行う合計6か月のレジメンだが，免疫不全者では治療の維持期を長くとるよう推奨する意見もある．
● がん薬物療法中に発症した場合に治療の再開には決まったルールは

ない．感染対策との兼ね合い，副作用出現をモニターする期間，原疾患に対する治療の緊急度などを考慮して決定する．薬物療法継続を急ぐなら結核の治療開始から2週間（感染性がなくなるとされる時期），余裕があれば2か月（初期の導入レジメンが終了するまで）を目安として決定する．
- 化学療法中の結核であっても，治療効果は非がん患者と同様とする報告もある．結核の発症は，がん治療をあきらめる根拠にはならない．
- 治療中は定期的な（初期は2週間に1回程度）の肝機能のチェックが必要である．肝機能障害の出現時の対処や，中断が必要になった場合の対応については，成書や「結核診療ガイドライン2024」[3]を参照，あるいは専門家への相談が望ましい．
- 結核症は，治療開始後に臨床所見が悪化することがある（初期悪化と呼ばれる）．塗抹，PCRは治療開始後も陽性化することがあり，真の治療効果判定は培養で行う．

 パール

- 誰かが「結核かもしれない」と言い出したら，そうでないと診断がつくまでは結核として扱おう．

文献

1) Nat Rev Dis Primers, 2016. [PMID:27784885]
2) NCCN Clinical Practice Guidelines in Oncology. Prevention and Treatment of Cancer-Related Infections, Version 3, 2024.
3) 結核診療ガイドライン2024. 南江堂, 2024.

5 非結核性抗酸菌

| 要 点 |

- 肺MAC症を代表として肺感染症が多い.
- 環境に常在する微生物なので，診断には複数回の培養陽性を必要とする.
- 免疫健常者にも肺MAC症はみられる．がん治療により悪化するかについては，明確なデータはない.
- 非結核性抗酸菌は同定と感受性結果の解釈が難しく，判断に迷う場合は早期に専門家に相談するのが望ましい.

微生物学的特徴

- 非結核性抗酸菌（non-tuberculosis mycobacteria：NTM）は，結核菌とらい菌以外のすべての抗酸菌を含んだ分類である．現在までに200種程度が記載されており，今後も増加する可能性が高い（**表3-4**）.
- NTMは自然界の土壌，水系，都市の給水システムなどの環境中に生息している.
- 質量分析により主要な菌種の同定は可能だが，非常に近縁の菌種〔*Mycobacterium*（*M.*）*avium*と*M. intracellulare*など〕は区別できない.
- NTMは大きく，発育に7日以上要する遅発育型（slowly growing mycobacteria：SGM）と7日以内の迅速発育型（rapidly growing mycobacteria：RGM）に分類される．迅速発育型については次の項目で取り扱う.
- 日本で頻度が高いのは*M. avium* complex（MAC）と*M. kansasii*による肺感染症である．MAC症は，*M. avium*症と*M. intracellulare*症に分けられるが，治療は同様である.
- 表在性の膀胱がんの治療に用いられるBCG（Bacille Calmette-Guérin）は，結核菌群（ウシ型結核菌：*M. bovis*）だが，便宜上，ここで取り扱う.
- 現在の市販のPCR検査キットでは*M. tuberculosis*と*M. bovis*の区別はできず，いずれも*M. tuberculosis* complex（結核菌群）という結果が返ってくるので注意を要する．専門機関に依頼しなければ両者を

表3-4 代表的な非結核性抗酸菌

遅発育型	Runyon group Ⅰ	*M. kansasii* *M. marinum* *M. simiae*
	Runyon group Ⅱ	*M. scrofulaceum* *M. szulgai* *M. gordonae*
	Runyon group Ⅲ	*M. avium* complex *M. ulcerans* *M. xenopi* *M. malmoense* *M. terrae* complex *M. haemophilum* *M. genavense*
迅速発育型	Runyon group Ⅳ	*M. abscessus* complex *M. chelonae* *M. fortuitum* complex *M. peregrinum*

区別できない.

患者背景を理解する

● 細胞性免疫不全がリスクを高めるとされるが，NTMが環境中に常在するのに対して発症者の数が限られることから，遺伝的な要因も想定されている.

● NTMは，免疫健常者にも感染を起こしうる. 肺MAC症は，がんの発症前から感染している患者も多い. 以前から存在する肺MAC症が，がん治療で悪化するか否かは明確な結論は出ていない. 殺細胞性の化学療法の前後で変化がみられないことが多い. 肺MAC症を有する患者に治療を行うかどうかは，治療前の感染の重症度，がん治療の緊急度を勘案して総合的に判断する.

● 播種性感染は極度の細胞性免疫不全を背景として起こる. 進行した後天性免疫不全症候群(AIDS)が最も頻度が高く，がん患者では造血幹細胞移植後の患者で起こる. また最近，多発性骨髄腫などの治療でも導入されているバイスペシフィック抗体製剤を使用した患者でも報告されている.

第3章 ● 特殊な微生物 93

表 3-5 肺非結核性抗酸菌症の診断基準
（日本結核・非結核性抗酸菌症学会・日本呼吸器学会基準）

A. 臨床的基準（以下の2項目を満たす）

1. 胸部CT（HRCTが望ましい）で，結節性陰影・小結節性陰影や分枝状陰影の散布・均等性陰影・空洞性陰影・気管支または細気管支拡張陰影のいずれかの所見（複数可）を示す．
2. 他の疾患を除外できる．

B. 細菌学的基準（菌種の区別なく以下のいずれか1項目を満たす）

1. 2回以上の異なった喀痰検体での培養陽性．
2. 1回以上の気管支洗浄液および肺胞洗浄液での培養陽性．
3. 病理組織検査（経気管支肺生検または肺生検）で抗酸菌症に合致する所見を認め，組織または喀痰検体で1回の培養陽性．

以上のA，Bを満たす．

（日本結核・非結核性抗酸菌症学会 非結核性抗酸菌症対策委員会／日本呼吸器学会 感染症・結核学術部会：肺非結核性抗酸菌症診断に関する指針－2024年改訂. 結核, 99 (7)：267, 2024 より転載）

🖥 どの臓器の感染症？

- MACを含めNTMでは，肺感染症が最も多い．診断基準を，表3-5に示す．
- NTMは自然界の水，飲料水，塵埃など環境中に広く存在しているので，一過性に培養陽性となることがある．そのため，診断には複数回の培養陽性を必要とする．ただし，*M. kansasii*は例外的に病原性が高く，偶然培養されることはまれなので，培養で得られた回数が少なくても病原性があると判断されることが多い．
- まれな病態としてNTMによる播種性感染がある．発熱，倦怠感，腹痛，下痢など非特異的な症状を呈する．胆道系誘導酵素上昇，骨髄抑制，肝脾腫，多発リンパ節腫脹がみられる．抗酸菌の血液培養は専用ボトルまたはヘパリン加採血などを用いれば可能である．通常はルーチンで行うものではないので，提出する場合は微生物検査室と相談してからが望ましい．

💊 どの抗菌薬を選択？

- NTMの治療は，結核菌同様に，薬剤耐性出現防止のため複数薬剤

の併用が原則である.

- 菌種によって薬剤感受性パターンが異なる. SGMで代表的な菌種であるMACではマクロライドがキードラッグとなり, ついでエタンブトールが重要になる.
- *M. kansasii*ではリファンピシンがキードラッグである. 古典的にはリファンピシン, エタンブトール, イソニアジドが推奨されていたが, イソニアジドの代わりにマクロライドを推奨する意見もある[1].
- これらのキードラッグに加えて重症度によってアミノグリコシドなどの薬剤が追加される.
- 比較的まれな菌種の治療レジメンについては, ガイドラインやコンセンサスステートメントを参照する[2,3].
- NTMの薬剤感受性の検査とその解釈は難しい. 重症例については安易に治療せず, 専門家に早期に相談するのが望ましい.
- 肺がんとの鑑別のために切除された検体からNTMが検出され, NTMによる病変であることが術後に判明することがある. この場合, 孤発性の結節で完全に切除され, ほかに病変がなければ抗菌薬を投与しなくても再発することはほとんどないとされる.
- 代表的な非結核性抗酸菌と初期治療の抗菌薬・抗結核薬を以下に示す.

▌ 処方例 ▌

薬剤名	投与量（1回）	投与間隔
MAC		
リファンピシン（RFP）	10mg/kg（最大 600mg/日）	1日1回　経口
エタンブトール（EB）	15mg/kg（最大 750mg/日）	1日1回　経口
クラリスロマイシン（CAM）[*1]	600〜800mg	1日1回　経口
アジスロマイシン	250mg	1日1回　経口
ストレプトマイシン（SM）[*2]	15mg/kg	週2〜3回　筋注
アミカシン（AMK）[*3]	15mg/kg	連日または週3回　静注
M. kansaii		
イソニアジド（INH）	5mg/kg（最大 300mg/日）	1日1回　経口
リファンピシン（RFP）	10mg/kg（最大 600mg/日）	1日1回　経口
エタンブトール（EB）	15mg/kg（最大 750mg/日）	1日1回　経口

＊1：米国では 1,000mg/日で治療が行われる.
＊2：重症例で, 初期の2〜3か月で追加.
＊3：重症例で, 初期の2〜3か月で追加の薬物血中濃度モニタリング（TDM）を行う.

🕐 適切な経過観察

- 肺MAC症の治療期間に決まった推奨はない. 12〜18か月行われることが多い. また, 薬剤治療の奏効率は52〜65％程度と必ずしも高くない[4].

✨ パール

- 喀痰抗酸菌塗抹陽性, PCR, 培養陰性の場合は, 環境中の非結核性抗酸菌をたまたま拾ってしまったか, 前処理のため培養ができなかったかである.

文献

1) 結核, 98 (5) : 177-187, 2023.
2) Clin Infect Dis, 2020.［PMID：32628747］
3) Lancet Infect Dis, 2022.［PMID：35090639］
4) Clin Infect Dis, 2024.［PMID：39405483］

6 迅速発育型抗酸菌

要点

- 迅速発育型抗酸菌（RGM）は，肺以外にもカテーテル関連血流感染や軟部組織感染の原因となる．
- 異物が関与している際は異物の除去が必要である．
- 抗結核薬に耐性で，複数の抗菌薬を併用して用いる．
- 同定と感受性結果の解釈が難しく，判断に迷う場合は早期に専門家に相談するのが望ましい．

微生物学的特徴

- 迅速発育型抗酸菌（rapidly growing mycobacteria：RGM）は，非結核性抗酸菌の中でもサブカルチャーで7日以内に発育するタイプの菌をさす．分類は，前項目の**表3-4**を参照．
- 臨床検体の菌量が少なければ培養陽性化までに時間がかかることはあるので，培養までの日数だけでは断定できない．

患者背景を理解する

- 肺感染症の危険因子は高齢，肺の構造的異常である．
- 血流感染は，通常，血管内カテーテルを留置している患者に発生する．
- 播種性感染症は，主として重度の免疫不全を呈する血液悪性腫瘍が危険因子となる．

どの臓器の感染症？

- 肺，皮膚軟部組織，血流感染が代表的である．
- 遅発育型菌と比較すると，カテーテル関連血流感染症の原因になりやすい．
- 皮膚軟部組織感染は異物に関連して起こることが多いが，播種性感染の病変を皮膚に生じることもある．がん患者において治りの悪い皮

第3章 ● 特殊な微生物 　97

膚軟部組織の感染をみた場合は排膿などの抗酸菌培養を考慮する.

どの抗菌薬を選択？

- RGMはイソニアジド，リファンピシンなどの抗結核薬に耐性である.
- 肺感染症の場合は，3～4剤による初期の1～3か月程度の初期治療期間（initial phase）で状態が安定した後，2剤程度での維持期（continuous phase）に移行して，合計12か月以上の治療期間をとる.重症例ではイミペネム，アミカシンなどが点滴で初期治療に用いられる.
- 肺以外の感染の場合は，決まったレジメンはないが重症度に応じて同様に行う.
- *Mycobacteroides abscessus*の治療は，マクロライドの誘導耐性によって薬剤選択が異なる.詳細はガイドラインやコンセンサスステートメントを参照[1,2].可能であれば専門家に相談するのが望ましい.その他の菌種についても治療レジメンの選択はコンセンサスステートメントやガイドラインを参照するのが望ましい[1,2].
- 治療に用いる薬剤はイミペネム，リネゾリド，アミカシン，ST合剤などである.単剤を1剤ずつ追加していくと耐性菌を生み出すので，必ず2剤以上の薬剤を同時に開始する.
- MACなどと同じ薬剤については前項目を参照.
- RGMの治療でマクロライドと組み合わせて用いられることの多い抗菌薬（前項目の表と併せて参照）を次頁に示す.

処方例		
薬剤名	投与量（1回）	投与間隔
イミペネム・シラスタチン （IPM/CS）[1]	0.5～1g	8～12時間ごと　静注
リネゾリド（LZD）	600mg	1日1～2回　経口または 静注
レボフロキサシン（LVFX）[2]	500mg	1日1回　経口または静注
モキシフロキサシン（MFLX）[3]	400mg	1日1回　経口
ドキシサイクリン（DOXY）[4]	100mg	1日2回　経口または静注
ST合剤	2錠（S800mg/T160mg）	1日2回　経口

＊1：添付文書上の上限は2g/日.
＊2：米国では1回750～1,000mgで治療.
＊3：米国には点滴製剤もあるが日本未発売.
＊4：ミノサイクリンでも可.

🕐 適切な経過観察

- 肺感染では12か月以上の治療が推奨されている．肺感染は難治性である．
- 肺感染では治療の効果判定として，喀痰の培養陰性化が推奨されている．
- 異物が関与している場合は異物を除去し，軟部組織感染の場合は必要に応じてデブリードマンを行う．カテーテルを抜去すれば血流感染は治療に対する反応がよい．
- 治療は多数の薬剤を長期にわたり行うので副作用のモニターをしながら行う．

文献

1) Clin Infect Dis, 2020.［PMID：32628747］　　2) Lancet Infect Dis, 2022.［PMID：35090639］

7 カンジダ

要点

- 表在性（皮膚や粘膜）と深在性（血液，臓器）に分類される．
- 中心静脈カテーテル，抗菌薬使用，消化管手術，化学療法が危険因子となる．
- がん患者では血流感染症が多い．
- フルコナゾールやエキノキャンディン系抗真菌薬が選択となる．
- 血流感染症ではデバイス抜去，眼内炎など播種巣チェック，血液培養陰性化から2週間の抗真菌薬投与を行う．

微生物学的特徴

- カンジダ（*Candida*；以下，*C.*）は，酵母様真菌であり口腔内，消化管，皮膚に常在する．
- *C. albicans* と non-*albicans* に分類することが多く，non-*albicans* では感受性が菌種により異なる（表3-6）．
- *C. albicans* が最も多いが，近年，non-*albicans* の占める割合が増え，フルコナゾール耐性が増えている[1]．
- 新規で見つかった *C. auris* は国内ではまれではあるが，耐性傾向が強く院内伝播の報告も多く，今後の動向には注意が必要である．

表3-6 カンジダと抗真菌薬の感受性

	フルコナゾール	イトラコナゾール	キャンディン系	アムホテリシンB
C. albicans	＋＋	＋〜＋＋	＋＋	＋〜＋＋
C. parapsilosis	＋＋	＋〜＋＋	＋〜＋＋*	＋＋
C. glabrata	±〜＋	±〜＋	＋〜＋＋	＋＋
C. tropicalis	＋＋	＋〜＋＋	＋＋	＋＋
C. krusei	－	－〜＋	＋＋	＋＋
C. auris	－	－〜＋	＋	－〜＋

＊：*C. parapsilosis* はキャンディン系の最小発育阻止濃度（MIC）が高いが，臨床的な失敗とは関連しない報告が多い．

👤 患者背景を理解する

- カンジダが，皮膚粘膜で増殖する因子，皮膚粘膜バリアを超えて侵入する因子，体内で増殖する因子の3つがリスクとなる．がん患者では3つの因子がそろうことが多く，菌血症などの深在性カンジダ症を起こしやすい．
- 皮膚粘膜で増殖する因子として，抗菌薬使用，糖尿病，化学療法，ステロイド投与，低栄養などがある．
- 皮膚粘膜バリアを超えて侵入する因子として，中心静脈カテーテル使用，外科手術，化学療法や放射線治療による皮膚粘膜障害，透析，熱傷などがある．
- 体内で増殖する因子として，化学療法，好中球減少，ステロイドなどの免疫抑制薬，中心静脈栄養などがある．

🔬 どの臓器の感染症？

- 表在性：表皮，口腔，陰部，食道など．
- 深在性：静脈カテーテル血流感染症，肝臓，脾臓，眼球，関節，骨髄など．
- 菌血症からの播種により，複数臓器に微小膿瘍をつくる．
- 血流感染症の26〜32％で眼内炎を合併，失明することもあり，眼底チェックは必須である．
- 血流からの播種を除き肺炎を起こすことはまれであり，喀痰から検出された場合には定着菌とみなしてよい．
- 尿路もほぼ定着菌であるが，まれに真菌塊により腎実質への浸潤や尿路閉塞が起こり，菌血症やほかの細菌性腎盂腎炎の原因となる．

💊 どの抗菌薬を選択？

- 定着菌か真の感染かを見極めて治療を行う．
- 血液培養から検出された際は治療の絶対適応となるが，喀痰・尿・腹水（消化管穿孔の場合）・胆汁などからの検出は原則，定着菌として判断してよい．

第3章 ● 特殊な微生物　　101

薬剤名	投与量（1回）	投与間隔
empiric therapy		
ミカファンギン	100mg	24時間ごと　静注
フルコナゾール感受性のカンジダ		
ホスフルコナゾール	400mg	24時間ごと　静注

🕐 適切な経過観察

- 血流感染症では眼内炎など播種巣検索，血管内デバイス抜去，血液培養陰性の確認（通常，抗真菌薬開始から数日間）から2週間の抗真菌薬投与を行う．
- 初期の眼底検査で陰性でも，眼症状がある場合や菌血症が持続する場合は，7日目以降に眼底を再検する[2]．
- 眼内炎や中枢神経がある場合は，移行性からキャンディン系抗真菌薬は避ける．
- 好中球減少時は肝臓や脾臓などに微小膿瘍が形成され，好中球回復時に膿瘍が増大し，肝脾腫や肝酵素上昇などがみられる．
- 治療終了から数か月後に，骨髄炎や関節炎が生じることがある．

✨ パール

- カンジダ菌血症では，時に原因不明の全身筋肉痛がみられることがある[3]．
- 腹腔内術後では腹水から検出されることが多いが，治療適応となる例はまれである．例外は，ソースコントロールやほかの微生物治療を行っても持続陽性かつ症状が続く場合である．

文献

1) Eur J Clin Microbiol Infect Dis, 2021. ［PMID：32935158］
2) Open Forum Infect Dis, 2024.［PMID：39691288］
3) Lancet Infect Dis, 2003.［PMID：14592598］

8 アスペルギルス

要点

- より適切なマネジメントのためには微生物学的検査による診断が重要であるが，予後の改善を目的とした早期診断・治療のため，non-culture based test も活用する．
- ボリコナゾールなどの抗糸状菌活性を有するアゾール系抗真菌薬で，12週以上の治療を行う．
- 治療経過が思わしくない場合は，菌種同定，薬剤感受性検査も検討する．

微生物学的特徴

- ここでは，侵襲性肺アスペルギルス症（invasive pulmonary aspergillosis：IPA）を含む侵襲性アスペルギルス症（invasive aspergillosis：IA）について解説する．
- 微生物学的検査や病理組織学的検査が適切なマネジメントには重要だが，検査の感度が低く，IAを発症する患者では検体採取が難しい場合も少なくない．
  - ・病理組織学的検査所見では，アスペルギルスとフサリウムやロメントスポラなどとの鑑別は困難であり，微生物学的検査による菌種同定が重要である．
- *Aspergillus fumigatus*（*A. fumigatus*）のほか，*A. terreus*，*A. niger*，*A. flavus* の頻度が高いが，診断技術の進歩により *A. fumigatus* と認識されていた一部に *A. lentulus* など感受性パターンの異なる隠蔽種が紛れ込んでいることがわかった[1]．
- 臨床経過が思わしくない場合は，菌種同定・薬剤感受性検査の実施が重要で，この点においても微生物学的検査の重要性が示唆される．

患者背景を理解する

- 好中球数 $100/\mu L$ 未満が1週間以上続くような急性骨髄性白血病

第3章 • 特殊な微生物　103

(acute myeloid leukemia：AML)や，骨髄異形成症候群(myelodysplastic syndrome：MDS)の寛解導入療法や，同種造血幹細胞移植(hematopoietic stem cell transplantation：HSCT)患者でのリスクが高く，AMLでも寛解後療法の患者ではリスクが低い[2].

- 同種HSCT後は，ステロイドなどによる免疫抑制療法が必要となる移植片対宿主病(graft versus host disease：GVHD)合併期も好発時期である.

- 肺の解剖学的異常や干し草などへの職業曝露，IAの既往のほか，インフルエンザやCOVID-19罹患後もIAのリスクとなる.

🏥 どの臓器の感染症？

- 環境中に存在するアスペルギルスの分生子を吸入した際に，気道上皮細胞や肺胞マクロファージなどの防御機構が働かない場合に感染が成立する.

- 下気道感染が中心だが，時に副鼻腔のほかに，血管内に侵入し，播種性感染や軟部組織感染なども引き起こす.

- 予後改善には早期診断・早期治療が重要だが，微生物学的検査による確定診断は時間がかかり，かつ感度が低いためアスペルギルスガラクトマンナン(GM)抗原検査やβ-Dグルカン検査などのnon-culture based testを参考に(表3-7)，早期の治療導入を検討する.

- non-culture based testは検査精度が不十分であり，ほかの所見と総合して治療導入の可否を検討する.

表3-7　non-culture based testの精度

検　査	感度(%)	特異度(%)	cut off値
GM検査[3]			
血液腫瘍患者の血液検査	58	95	0.1
固形腫瘍患者の血液検査	41	85	0.1
気管支鏡検査検体	92	72	0.5
β-Dグルカン[4]			
血液腫瘍患者で2回連続陽性	46	97	—

(文献3, 4)より作成)

💊 どの抗菌薬を選択？[5]

- 第一選択はボリコナゾールだが，ポサコナゾールやイサブコナゾールもボリコナゾールに非劣性を示した研究があり，同様に使用できる（以下の「処方例」を参照）．
- 代替薬として，リポソーマルアムホテリシンBがある．
- 重症・難治例において，エキノキャンディンとの併用療法も選択肢とするエキスパートオピニオンもある[6]．

⏱ 適切な経過観察

- 治療開始時は点滴が望ましく，最低でも6〜12週間の治療が必要である．
- 治療開始7〜10日程度や好中球回復期などは，適切な治療下でも胸部CT画像上，一過性に病変が大きくなることは多く[7]，画像所見のみで治療効果の判定を行わない．
- GM抗原は予後予測に有用であるが，治療終了の指標とはならない[5]．

| 処方例 |

薬剤名	投与量(1回),投与間隔
ボリコナゾール	初日：1回400mg（6mg/kg）　1日2回　2日間 3日目より1回　200mg（3mg/kg）　1日2回 静注もしくは経口 薬物血中濃度モニタリングが必要
ポサコナゾール	初日：1回300mg　1日2回 翌日より1回　300mg　1日1回 中心静脈ラインから静注もしくは経口
イサブコナゾール	1回200mgを8時間ごとに6回 6回目投与の12〜24時間経過後，1回200mg　1日1回 静注もしくは経口
リポソーマルアムホテリシンB	3〜5mg/kg　1日1回　静注
ミカファンギン	100〜150mg　1日1回　静注
カスポファンギン	初日：70mg　1日1回　静注 翌日から50mg　1日1回　静注

第3章 • 特殊な微生物　105

パール

- 高度な好中球減少期には呼吸器症状を呈さないこともあり，広域抗菌薬不応の発熱の際にはIAを鑑別にあげ，副鼻腔を含めたCT検査の実施を検討する．気管支肺炎型のIAもあり，画像所見のみで診断の確定・除外はできない点に注意する．
- 抗糸状菌活性のある薬剤予防投与下では，血清・血漿GM抗原検査の陽性的中率は10%前後まで下がる．

文献

1) Clin Microbiol Infect, 2018.［PMID：29544767］
2) Haematologica, 2010.［PMID：19850903］
3) Open Forum Infect Dis, 2022.［PMID：35611348］
4) Clin Infect Dis, 2012.［PMID：22198786］
5) Clin Infect Dis, 2016.［PMID：27365388］
6) Ann Intern Med, 2015.［PMID：25599346］
7) AJR Am J Roentgenol, 2006.［PMID：16861545］

9 ムーコル

要点

- 診断や適切なマネジメントのためには，微生物学的・病理組織学的検査が重要である．
- 臨床現場では検体採取が難しい場合もあり，リスクのある場合には鑑別にあげ，早期の治療導入を検討する．
- 治療は抗真菌薬に加え，外科的治療や免疫抑制薬の減量などの集学的治療を要する．

微生物学的特徴

- ムーコル目（Mucorales）は接合菌門に含まれ，接合菌症と呼ばれたこともあったが，分類が見直され，現在はムーコル目による感染症はムーコル症と呼ばれる．
- 臨床上問題となる主なムーコル目菌として，リゾプス属，リクテイミア属，ムーコル属，リゾムーコル属，アポフィソミセス属やカニングハメラ属などがある．
- 土壌など環境中に存在し，上下気道への吸入や皮下，消化管への直接の侵入などによって感染が成立する．
- 2023 年末の時点では診断に用いることができる non-culture based test はなく，確定診断には微生物学的・病理組織学的検査が重要であり，病変部位の検体採取が非常に重要である．
- ムーコルの菌糸は幅が不均一で捻じ曲がりなどもあり（リボン状），隔壁のないことが多く，分岐角がアスペルギルスのように鋭角ではないことも多い．
- 血管侵襲性を有し，しばしば菌糸が血管内を播種し，出血・梗塞をきたす．

患者背景を理解する

- 高度な免疫不全患者の増加や診断技術の向上などにより，ムーコル

第 3 章 • 特殊な微生物　107

症の発症頻度が増加してきている.

- 血液腫瘍,造血幹細胞移植,固形臓器移植,コントロール不良の糖尿病,鉄過剰状態,ステロイド投与などが代表的な危険因子として知られるが,近年ではインドなどでCOVID-19罹患後の発症も問題となった.
- 抗糸状菌作用を有する抗真菌薬投与下でブレイクスルーする病原体として注意する.

📋 どの臓器の感染症?

- 鼻眼窩脳型,肺型,皮膚型,消化管型,播種型の5つの病型がある.
- 白血病などの悪性腫瘍患者では肺型や播種型が多く,時に鼻眼窩脳型を呈する.
- 糖尿病性ケトアシドーシスなどコントロール不良の糖尿病の場合は,鼻眼窩脳型が多い.
- 肺炎の場合,胸部CTでは10個以上の結節や胸水の存在,reversed haloサインなどが特徴的とされる[1]が例外も多く,画像所見に患者背景や身体所見などを加えた総合的な診断が必要である.

💊 どの抗菌薬を選択?

- 深在性真菌症の中でも最も予後が悪いとされるが,早期の治療開始が予後を改善することが知られるため[2],リスクのある患者では早期に鑑別にあげ,治療の是非を検討する.
- 治療は抗真菌薬のみではなく,外科的治療(特に鼻眼窩脳病変,軟部組織や肺の単一病変)や免疫抑制薬の減量などの集学的治療を要する.
- リポソーマルアムホテリシンBとアゾール系抗真菌薬やエキノキャンディン系抗真菌薬との併用の有効性を示唆する報告もあり,初期治療不応例などでは選択肢となる可能性はある.

処方例	
薬剤名	投与量(1回),投与間隔
第一選択薬	
リポソーマルアムホテリシンB	5〜10mg/kg　1日1回　静注(脳病変の場合は10mg/kg) (5mg/kg未満からの段階的な増量は推奨されない)
第二選択薬	
イサブコナゾール	1回200mgを8時間ごとに6回 6回目投与の12〜24時間経過後,1回200mg　1日1回 静注もしくは経口
ポサコナゾール	初日:1回300mg　1日2回 翌日より1回300mg　1日1回 中心静脈ラインから静注もしくは経口 海外では薬物血中濃度モニタリングが推奨されているが, 国内では実施できない

🕐 適切な経過観察

- 臨床経過が思わしくなければ,リファレンスセンター(東邦大学医療センター大森病院病理診断科や国立感染症研究所真菌部,千葉大学真菌医学研究センターなど)へ相談し,病理組織や微生物検体による精査,感受性試験検査などを検討する.
  ・そのためには感染臓器に関連する検体の採取が不可欠となる.
  ・感受性試験に関しブレイクポイントは設定されていないが,ECV (epidemiological cut off value)などの疫学的情報が参考となる[3].
- 標準的な治療期間は未定であるが,画像所見や臨床所見などを参考に最低でも6〜8週間の治療が推奨される.

✦ パール

- 白血病や造血幹細胞移植患者で原因不明の皮疹(特に圧痛や壊死を伴っている場合)を見つけた際には播種性感染も念頭に,皮膚生検および病理・微生物学的の検査を提出する.
- 血行性に播種をするが,血液培養で検出されることはほとんどない.

文献

1) Blood, 2011.[PMID:21622653]
2) Clin Infect Dis, 2008.[PMID:18611163]
3) J Clin Microbiol, 2021.[PMID:34232068]

10 その他の糸状真菌

要点

- フサリウム症は，抗糸状菌薬投与下のブレイクスルーの原因菌として注意が必要である．
- トリコスポロン症は，エキノキャンディン系抗真菌薬やポリエン系抗真菌薬のブレイクスルー時に注意が必要である．

🦠 微生物学的特徴

フサリウム症

- 最も頻度が高いのは爪や角膜の表在性真菌症であるが，ここでは侵襲性真菌症について述べる．
- *Fusarium solani* species complex，*Fusarium oxysporum* species complex，*Fusarium fujikuroi* species complex が主な原因菌である．
- β-D グルカンに加え，アスペルギルスガラクトマンナン抗原は交差反応を示し，陽性となりうる[1]．さらに病理組織所見でもアスペルギルス属との鑑別は困難であり，パラフィン包埋組織標本での PCR や培養検査が重要となる．
  - 臨床面におけるアスペルギルスとの違いは，血液培養での検出や播種性皮膚病変が多い点である．
- フサリウムの吸入による経気道感染や皮膚・外傷などを介しての感染が主な感染経路である．

トリコスポロン症

- 深在性真菌症としての多くは，*Trichosporon asahii* が原因菌である．
- 環境中のほか，咽頭や皮膚，消化管などに常在菌として存在することもある．
- *Cryptococcus neoformans* の莢膜抗原であるグルクロノキシロマンナン抗原が偽陽性となる．β-D グルカンも陽性となるが，検査精度に関し十分な検討は未実施である．

👤 患者背景を理解する

フサリウム症
- 血液腫瘍（特に急性白血病の寛解導入・再寛解導入時）や，同種造血幹細胞移植がリスクとなる．
- 水回りや病院内の空気を介したアウトブレイクの報告もある[2]．

トリコスポロン症
- 好中球減少や中心静脈カテーテルの留置，広域抗菌薬曝露などが危険因子として知られ，エキノキャンディン系抗菌薬やポリエン系抗真菌薬のブレイクスルーとしても報告が多い．

🗂 どの臓器の感染症？

フサリウム症
- 侵襲性感染症として皮膚病変や肺炎，真菌血症，多発皮膚病変を伴う播種性病変などをきたし，死亡率が高い．

トリコスポロン症
- 真菌血症を伴う播種性感染症が多く，転移性皮膚病変，肺炎，肝脾膿瘍などを呈する．
- 肺の画像所見としては，肺出血や肺うっ血を伴って，びまん性浸潤影を伴うものが多い．

💊 どの抗菌薬を選択？

フサリウム症
- 標準治療として推奨されているものはないが，一般的にポリエン系もしくはボリコナゾールが用いられ，欧州のガイドラインでは初期の併用治療後，ステップダウンすることを推奨している[3]．

トリコスポロン症
- 第一選択薬としてアゾール系抗真菌薬が推奨されており，なかでもボリコナゾールを第一選択薬とするエキスパートオピニオンが多い[4]．

第3章 • 特殊な微生物　111

- 難治重症例や播種性感染症の場合は，アゾール系抗真菌薬とポリエン系抗真菌薬を併用することもある．
- エキノキャンディン系抗真菌薬による治療は推奨されない．

薬剤名	投与量（1回），投与間隔
フサリウム症	
ボリコナゾール	初日：1回 400mg（6mg/kg）　1日2回　2日間 3日目より1回 200mg（3mg/kg）　1日2回 静注もしくは経口 薬物血中濃度モニタリングが必要
リポソーマルアムホテリシンB	3〜10mg/kg　1日1回　静注 投与量を漸増する方針は非推奨
ポサコナゾール	初日：1回 300mg　1日2回 翌日より1回 300mg　1日1回 中心静脈ラインから静注もしくは経口 海外では薬物血中濃度モニタリングが推奨されているが，国内では実施できない
イサブコナゾール	1回 200mgを8時間ごとに6回 6回目投与の12〜24時間経過後， 1回 200mg　1日1回 静注もしくは経口
トリコスポロン症	
ボリコナゾール	初日：1回 400mg（6mg/kg）　1日2回　2日間 3日目より1回 200mg（3mg/kg）　1日2回 静注もしくは経口 薬物血中濃度モニタリングが必要
ポサコナゾール	初日：1回 300mg　1日2回 翌日より1回 300mg　1日1回 中心静脈ラインから静注もしくは経口 海外では薬物血中濃度モニタリングが推奨されているが，国内では実施できない
イサブコナゾール	1回 200mgを8時間ごとに6回 6回目投与の12〜24時間経過後， 1回 200mg　1日1回 静注もしくは経口
フルコナゾール ホスフルコナゾール	1回 400mg　1日1回　静注もしくは経口 初日，2日目は1回 800mg　1日1回　静注 3日目以降は1回 400mg　1日1回　静注
リポソーマルアムホテリシンB	5mg/kg　1日1回　静注

適切な経過観察

フサリウム症
- 予後悪化の因子として，好中球減少の持続やステロイド投与が知られる．
- 播種性感染が疑われる場合では，造影CTなどによる画像的な評価を行う．

トリコスポロン症
- カンジダよりも死亡率が高いとされ，エキノキャンディン投与中のブレイクスルーなどでは早期に鑑別にあげて，アゾール系抗真菌薬へのクラススイッチを行う．
- 標準的な治療期間は決まっていないが，血液培養陰性化の確認後，最低2週間，播種性病変の場合は最低4〜6週間の治療が推奨される．

パール

- 同種造血幹細胞移植後や長期の好中球減少患者など，高度な免疫不全患者の原因不明の皮疹の場合は速やかに皮膚生検を行い，培養検査も提出する．

文献
1) Clin Microbiol Rev, 2023.［PMID：37937988］
2) PloS One, 2018.［PMID：29698435］
3) Lancet Infect Dis, 2021.［PMID：33606997］
4) Lancet Infect Dis, 2021.［PMID：34419208］

11 ニューモシスチス

要点

- HIVに感染していない患者（non-HIV患者）のニューモシスチス肺炎は，HIV感染/AIDS患者（HIV患者）と比較して重症例が多い．
- 早期の治療導入が重要であるが診断が難しく予防が重要となる．
- 患者背景，臨床症状などから鑑別にあげ，必要に応じてβ-DグルカンやPCR検査なども参考に早期の治療導入を検討する．

微生物学的特徴

- 吸入による経気道感染が主たる感染経路で，2～3歳までにほとんどの小児が曝露され，健常人の約20％が保菌しているとする報告もある．
- 日常臨床で使用できる*in vitro*での培養系がなく，呼吸器検体でグロコット染色やDiff-Quik染色，蛍光モノクローナル抗体染色による菌体の検出が確定診断となる．
- Non-HIV患者では，HIV患者と比較して発症時肺胞洗浄液中の*Pneumocystis jirovecii*のcyst数が少ないことに加え，鏡検での陽性率やβ-Dグルカン値が低いことが多く，診断が難しい．

患者背景を理解する

- 近年はHIV患者のニューモシスチス肺炎（*Pneumocystis jirovecii* pneumonia：PCP）は減少傾向である一方，治療の進歩による免疫不全患者の増加などによって，がんや自己免疫性疾患患者を中心にnon-HIV患者で増加してきている[1]．
- Non-HIV患者と，HIV患者におけるPCPの病態とは大きく異なり，前者は急激な発症で重症度が高いが，後者は緩徐な発症で重症度が低いことが多い[2]．
- 患者背景，臨床症状，予防投与の有無などから鑑別にあげ（表3-8），β-Dグルカンや呼吸器検体などでのPCR検査，乳酸脱水素酵素

表3-8　PCPと関連のある因子と予防

血液悪性腫瘍
危険因子
● CD4 < 200 /mm^3 ● リンパ球減少 ● モノクローナル抗体（リツキシマブなど），移植片対宿主病予防に対する免疫抑制薬，プリンアナログや大量ステロイド，化学療法〔R-CHOP14，ABVD，大量メトトレキサート（MTX），ゲムシタビン，フルダラビン＋シクロホスファミド＋リツキシマブ療法（FCR）など〕 ● 急性リンパ性白血病やリンパ増殖性疾患（慢性骨髄性白血病や多発性骨髄腫，非ホジキンリンパ腫など） ● 移植片対宿主病
予防投与
● 急性リンパ性白血病（ALL） ● 同種HSCT ● プレドニゾロン換算でステロイド20mg/日を4週間以上 ● アレムツズマブもしくはFCR療法 【Optional】 ● 脳腫瘍への放射線治療＋高用量ステロイド投与 ● R-CHOP14もしくはBEACOPP療法で治療されているリンパ腫 ● 核酸アナログ投与（フルダラビン，クラドリビン，ミコフェノール酸 モフェチルなど）

(文献3)より改変)

（LDH）なども参考に早期の治療導入を検討する（ただし，PCR検査は保菌者でも陽性となる点と，保険未収載検査である点に注意）.

どの臓器の感染症？

● 下気道（肺）の感染症であり，CTでは斑状のすりガラス陰影が典型的所見である.
● ペンタミジン吸入の予防投与を行っている患者では，上肺野に浸潤影がみられる場合もある.

どの抗菌薬を選択？

● 第一選択薬はスルファメトキサゾール・トリメトプリム（ST合剤）で，non-HIV患者では最低14日間の治療が推奨される.
　・従来より推奨されてきたST合剤量を減量しても成績が変わらないという国内報告もある[4)].

第3章 ● 特殊な微生物　115

- HIV患者において，動脈酸素圧≦70mmHgまたはA-aDO$_2$≧35mmHgやSpO$_2$＜92％など低酸素血症の場合，ステロイドの併用が推奨されている（1〜5日：40mgを1日2回，6〜10日：40mg　1日1回，11〜21日：20mg　1日1回）．
  - Non-HIV患者の場合，ステロイドの有効性に関しては議論があり，予後改善にはつながらなかったという報告もある[5]．

| 処方例 | | |

薬剤名	投与量（1回）	投与間隔
予 防		
スルファメトキサゾール・トリメトプリム（ST合剤）	0.5〜1錠	1日1回　経口
アトバコン	1,500mg	1日1回　経口
ペンタミジン	300mg＋注射用水 10mL（事前にサルブタモール吸入）	3〜4週ごと　吸入
治 療		
スルファメトキサゾール・トリメトプリム（ST合剤）	トリメトプリム換算で5mg/kg	1日3〜4回　経口
アトバコン	750mg	1日2回　経口
ペンタミジン	4mg/kg	24時間ごと　静注

適切な経過観察

- 治療開始後，数日間は酸素化や胸部画像所見が一過性に悪化することが多い．
- 4〜8日経過しても改善傾向が得られない場合は，PCP以外の疾患の評価とともに代替薬への変更も検討する．
- 時に気胸を合併する場合もある．

パール

- 感染初期には呼吸器症状が乏しく，症状が発熱のみという場合もある．A-aDO$_2$の開大による体動時の酸素化悪化が診断のヒントとなる場合もあり，患者に少し歩いてもらいSpO$_2$の変化がないかをチェックすることも有用である．

- 感染初期には胸部CTでなければわからない淡い影の場合もあり，PCPを疑う場合はCT検査実施の閾値を低くする．

文献

1) Mycoses, 2017.［PMID：28568970］
2) Emerg Infect Dis, 2014.［PMID：25148074］
3) Mandell, Douglas, and Bennett's Principles and Practice of Infectious Diseases（9th ed）. Elsevier, p.3241, 2019.
4) Chest, 2024.［PMID：37574166］
5) Chest, 2018.［PMID：29705221］

12 クリプトコックス

要点

- 無症状で，画像所見などから診断されることもある．
- 肺クリプトコックス症の患者でも，抗原価が高い場合や神経症状がある場合は，髄液検査の実施を検討する．
- 肺クリプトコックスはフルコナゾールで6〜12か月，脳髄膜炎ではリポソームアムホテリシンBを中心とした，より長期の治療が必要となる．

微生物学的特徴

- クリプトコックス症の主な原因真菌は*Cryptococcus neoformans*（*C. neoformans*）で，*C. gatti*も国内で報告されている（ここでは*C. neoformans*について述べる）．
- 確定診断には病変から無菌的に採取した検体でクリプトコックス属を分離，同定するか墨汁法による酵母の確認が必要である．
- 補助診断として用いられる血清や髄液中のクリプトコックス抗原検査（グルクロノキシロマンナン抗原検査）は，感度・特異度ともに80%以上と報告されている[1]．
  - ・トリコスポロン属と交差反応を呈し偽陽性を示すことがある．
  - ・治療効果判定や治療終了の指標としては用いない．
- β-Dグルカンは陰性のことが多いが，脳髄膜炎などで陽性となることもある．
- 喀痰培養でクリプトコックスを認めたり，偶発的にクリプトコックス抗原陽性を検出した場合は，患者診察による全身評価に加え，抗原検査，胸部X線・CT検査，髄液検査，喀痰培養，血液培養などでの精査が推奨されている[2]．
- 播種性クリプトコックス症は，2014年に5類全数把握疾患に規定されている．

患者背景を理解する

- HIV感染，ステロイド長期投与，固形臓器移植，悪性腫瘍，肝疾患，サルコイドーシスなどの基礎疾患を有する免疫不全患者に多いが，健常者でも発症しうる.
  - 高度な細胞性免疫不全下では，急激に進行することがある.

どの臓器の感染症？

- 肺クリプトコックス症が多いが，脳髄膜炎などの中枢神経系のほか，播種性感染症を起こすこともある.
- 肺や脳のクリプトコックス症では，画像所見で初めて診断がつくような場合もある.
  - 典型例では石灰化のない明瞭な孤発性もしくは多発性結節影を呈するが，時に空洞を伴ったり，結節周囲に気道散布影を呈することもある.
  - 肺クリプトコックス症の患者でも，特に抗原価が高い場合や神経学的所見がある場合は，髄液検査を実施し，脳髄膜炎の合併有無を精査する.

どの抗菌薬を選択？

- 脳髄膜炎は導入治療，地固め治療，維持治療の3段階からなる.
  - 髄液圧管理が必要で，$20\,cmH_2O$未満もしくは初回の半分の圧となるまで，連日，腰椎穿刺での髄液ドレナージを行う.

第3章 ◆ 特殊な微生物　119

導入治療（2週間以上かつ症状改善，髄液培養陰性化まで）

処方例

レジメン	薬剤名	投与量(1回)	投与間隔
第一選択薬			
L-AMB ＋5-FC	L-AMB　静注	3～4mg/kg	24時間ごと
	5-FC　経口	25mg/kg	1日4回
L-AMBが使用できない場合			
(F-) FLCZ ＋5-FC	FLCZは以下のいずれかを用いる		
	FLCZ　経口	800～1,200mg[*1]	1日1回
	FLCZ　静注	800mg	24時間ごと
	F-FLCZ　静注	800mg	24時間ごと
	5-FC　経口	25mg/kg	1日4回
5-FCが使用できない場合			
L-AMB ＋(F-) FLCZ	L-AMB　静注	3～4mg/kg	24時間ごと
	FLCZは以下のいずれかを用いる		
	FLCZ　経口	800～1,200mg[*1]	1日1回
	FLCZ　経口	800mg	1日1回
	F-FLCZ　静注	800mg	24時間ごと
L-AMB単剤	L-AMB　静注	3～4mg/kg	24時間ごと
5-FCおよびL-AMBのいずれもが使用できない場合			
(F-) FLCZ単剤	FLCZは以下のいずれかを用いる．少なくとも10～12週 は継続		
	FLCZ　経口	1,200mg[*1]	1日1回
	FLCZ　静注	1,200mg[*1]	24時間ごと
	F-FLCZ　静注	1,200mg[*1]	24時間ごと
VRCZ単剤	VRCZ[*2] 　経口または静注	初日 6mg/kg 2日目以降 3～4mg/kg	1日2回

L-AMB：リポソーマルアムホテリシンB，5-FC：フルシトシン，FLCZ：フルコナゾール，F-FLCZ：ホスフルコナゾール，VRCZ：ボリコナゾール．

*1：フルコナゾール1,200mg/日の1日1回投与は，日本人を対象に長期にわたって使用した経験が乏しく，安全性は確立されていない．

*2：ボリコナゾールの有効性を裏づけるエビデンスは乏しい．フルコナゾールに準じ，10～12週間以上は継続する．薬物血中濃度モニタリング（TDM）による用量調節をすること．

地固め療法（8 週間）

| 処方例 |

レジメン	薬剤名	投与量（1 回）	投与間隔
第一選択薬			
(F-) FLCZ 単剤	FLCZ は以下のいずれかを用いる		
	FLCZ　経口	400mg	1 日 1 回
	FLCZ　静注	400mg	24 時間ごと
	F-FLCZ　静注	400mg	24 時間ごと
(F-) FLCZ が使用できない場合			
ITCZ 内用液単剤	ITCZ　経口（食間）	200mg（20mL）	1 日 2 回
ITCZ カプセル単剤	ITCZ　経口（食直後）	200mg	1 日 2 回
VRCZ 単剤	VRCZ* 経口または静注	初日 300mg＜40kg は 150mg	1 日 2 回
		2 日目以降　150〜200mg＜40kg は 100mg	

FLCZ：フルコナゾール，F-FLCZ：ホスフルコナゾール，ITCZ：イトラコナゾール，
VRCZ：ボリコナゾール．
＊：ボリコナゾールの有効性を裏づけるエビデンスは乏しい．TDM による用量調
　　節をすること．

維持治療（6 〜 12 か月）

| 処方例 |

レジメン	薬剤名	投与量（1 回）	投与間隔
第一選択薬			
FLCZ 単剤	FLCZ　経口	200mg	1 日 1 回
(F-) FLCZ が使用できない場合			
ITCZ 内用液単剤	ITCZ　経口（食間）	200mg（20mL）	1 日 2 回
ITCZ カプセル単剤	ITCZ　経口（食直後）	200mg	1 日 2 回
VRCZ 単剤	VRCZ* 経口または静注	初日 300mg＜40kg は 150mg	1 日 2 回
		2 日目以降　150〜200mg＜40kg は 100mg	

FLCZ：フルコナゾール，F-FLCZ：ホスフルコナゾール，ITCZ：イトラコナゾール，
VRCZ：ボリコナゾール．
＊：ボリコナゾールの有効性を裏づけるエビデンスは乏しい．TDM による用量調
　　節をすること．

肺クリプトコックス症

- 多発もしくは孤発の結節影として，ノカルジア感染症や放線菌感染症のほか，悪性腫瘍なども鑑別となることがある．
- 呼吸不全を伴う重症例は，クリプトコックス脳髄膜炎に準じた抗真菌薬治療を行う．それ以外は，治療期間 6 〜 12 か月で，以下を処方する．

| 処方例 |

レジメン	薬剤名	投与量（1 回）	投与間隔
第一選択薬			
FLCZ 単剤	FLCZ は以下のいずれかを用いる		
	FLCZ　経口	400 mg	1 日 1 回
	FLCZ　静注	800 mg，2 日目以降 400 mg	24 時間ごと
	F-FLCZ　静注	800 mg，2 日目以降 400 mg	24 時間ごと
(F-) FLCZ が使用できない場合			
VRCZ 単剤	VRCZ* 経口または静注	初日 300 mg　＜ 40 kg は 150 mg	1 日 2 回
		2 日目以降 150 〜 200 mg ＜ 40 kg は 100 mg	
ITCZ 内用液単剤	ITCZ　経口（食間）	200 mg（20 mL）	1 日 2 回
ITCZ カプセル単剤	ITCZ　経口（食直後）	200 mg	1 日 2 回

FLCZ：フルコナゾール，F-FLCZ：ホスフルコナゾール，VRCZ：ボリコナゾール，ITCZ：イトラコナゾール．　*：TDM による用量調節をすること．

🕐 適切な経過観察

- 長期の投与となるため，抗真菌薬の副作用にも注意が必要となる．
  - リポソーマルアムホテリシンB：腎機能障害や電解質異常などに注意する．
  - フルシトシン：骨髄毒性に注意し血算をチェックする．
- 4 週間治療後，培養陰性化しない場合は薬剤感受性試験検査を提出し，導入療法の強化（リポソーマルアムホテリシンBの 5 〜 6 mg/kg/日への増量）などを専門家に相談する．

| 文 献

1) クリプトコックス症の診断・治療ガイドライン 2019．日本医真菌学会，2019．
2) Intern Med J．2021．[PMID：34937137]

13 COVID-19

要点

- 流行の主流がオミクロン株に変わり重症化率は低下しているが，伝播力は増しており，流行期の総感染者数の増加に伴った，がん患者の重症感染者の絶対数の増加が懸念される．
- がん患者においては罹患後症状（いわゆる long COVID）も死亡のリスクとされ，感染の予防が重要である．
- 重症化リスクがある場合には，早期の抗ウイルス薬などによる治療が推奨される．

微生物学的特徴

- オミクロン株が主流となり感染伝播力は増しているが，がん患者においても徐々に重症化率は下がってきている．
  - 約 30 ～ 50％ が感染しても無症状と推定されるが，無症状でも肺野の異常陰影を伴うことがある．
  - 無症状患者からの感染伝播も起こり，伝播の過半数は無症状患者からとの推定もある．
- 罹患後症状（いわゆる long COVID）の合併は死亡のリスクと報告されるが，オミクロン株においてその合併率は下がってきている．
- 診断は，主に鼻咽腔の PCR 検査や抗原検査で行われる．
  - 潜伏期間は 2 ～ 7 日（中央値 2 ～ 3 日）ほどとされ，2022 年 4 月 ～ 2023 年 4 月のオミクロン株の報告では，PCR の Ct 値や抗原のピークは発症から 3 ～ 4 日目と報告されている[1]．

患者背景を理解する

- がん患者は重症化のリスクの 1 つとされるが，その中でも血液悪性腫瘍患者や肺がん患者では，重症化・死亡のリスクが高い．
  - リンパ系血液腫瘍患者などでは感染後，ウイルス排泄が持続し，次の抗がん薬治療の開始が遅れたり，感染対策上の問題となることも多い．

第 3 章 ● 特殊な微生物　123

- 直近の化学療法は，重症化の危険因子とする報告もある．

🔖 どの臓器の感染症？

- 多くは咽頭痛や鼻汁を呈し，それ以外に熱，咳，筋肉痛，頭痛や嗅覚・味覚症状も多い（表3−9）．
  - ・一部は下気道感染に至り，肺炎や急性呼吸促迫症候群（acute respiratory distress syndrome：ARDS）を呈する．
  - ・典型的なCT所見としては両側，末梢優位のすりガラス陰影（びまん性もしくは円形やcrazy pavingパターン）を呈する．
  - ・深部静脈血栓や肺塞栓症などの血栓塞栓症のほか，動脈性の脳血管障害なども報告されている．
- 二次感染として肺炎桿菌や肺炎球菌，黄色ブドウ球菌などの細菌性肺炎のほか，侵襲性肺アスペルギルス症などが報告されている．

💊 どの抗菌薬を選択？（図3−1）

- ワクチン接種患者でも，高齢の血液腫瘍患者において，ニルマトレルビル・リトナビルやモルヌピラビルの処方による重症化率軽減が示されている[2,3]．レムデシビルもがん患者における死亡率減少効果が示されており[4]，特に重症化リスクが高い患者の感染時には，これらの抗ウイルス薬の早期処方が推奨される．
- 外来治療時は，ニルマトレルビル・リトナビルが優先されるが，併用薬剤の問題や腎機能障害などで処方できない場合は，モルヌピラビルも選択肢となる．
- 入院時には，レムデシビルも選択肢となる．
- 予防に関して（ワクチンは「第2章−6．予防接種」の項を参照），曝露前発症抑制として，チキサゲビマブ・シルガビマブの投与が可能であったが，現在は使用できない．
- 新しい長時間作用型モノクローナル抗体として，シパビバルトの開発が行われ，2024年末に国内で承認された[5]．

表 3-9　重症度分類

	酸素飽和度	臨床症状
軽症	SpO$_2 \geqq 96$%	呼吸器症状なし または 咳のみで呼吸困難なし (いずれの場合であっても, 肺炎所見を認めない)
中等症 I (呼吸不全なし)	93% < SpO$_2$ < 96%	呼吸困難,肺炎所見
中等症 II (呼吸不全あり)	SpO$_2 \leqq 93$%	酸素投与が必要
重症		ICU に入室 または 人工呼吸器

(文献6)より一部改変)

⬜ 重症化リスクが高い患者のみ適応

発症予防	軽症	中等症 I	中等症 II	重症

呼吸療法			酸素療法 HFNC を含む 必要時,フィルター付 CPAP, NPPV	挿管人工呼吸 / ECMO
			腹臥位療法を含む積極的な体位変換	

抗ウイルス薬		レムデシビル		
	モルヌピラビル			
	ニルマトレルビル・リトナビル			
	エンシトレルビル			
免疫抑制・ 調節薬		ステロイド(デキサメタゾンなど)		
		バリシチニブ		
		トシリズマブ		
抗凝固薬		ヘパリン		

図 3-1　重症度別のマネジメント

HFNC:high-flow nasal cannula(ネーザルハイフロー),CPAP/NPPV:continuous positive airway pressure, noninvasive positive pressure ventilation(非侵襲的な陽圧換気),ECMO:extracorporeal membrane oxygenation(体外式膜型人工肺).

(文献6)より一部改変)

第3章 ● 特殊な微生物　125

	処方例
薬剤名	**投与量（1 回），投与間隔**
レムデシビル	〔**成人および体重 40 kg 以上の小児**〕投与初日に 200 mg，投与 2 日目以降は 100 mg　1 日 1 回　静注 〔**体重 3.5 kg 以上 40 kg 未満の小児**〕投与初日に 5 mg/kg，投与 2 日目以降は 2.5 mg/kg　1 日 1 回　静注 SARS-CoV-2 による感染症の症状が発現してから速やかに投与を開始し，通常 3〜5 日，最長 10 日間投与
モルヌピラビル	〔**18 歳以上**〕1 回 800 mg　1 日 2 回　5 日間　経口 妊婦または妊娠している可能性のある女性へは禁忌
ニルマトレルビル・リトナビル	〔**成人および 12 歳以上かつ体重 40 kg 以上の小児**〕ニルマトレルビルとして 1 回 300 mg およびリトナビルとして 1 回 100 mg を同時に 1 日 2 回　5 日間　経口 併用禁忌となる特定の薬剤があり，現在の投与薬剤の確認が必要 腎機能または肝機能障害のある患者で，コルヒチンを投与中は禁忌
エンシトレルビル	〔**12 歳以上の小児および成人**〕1 日目は 375 mg，2〜5 日目は 125 mg　1 日 1 回　経口 併用禁忌となる特定の薬剤があり，現在の投与薬剤の確認が必要 妊婦または妊娠している可能性のある女性，腎機能または肝機能障害のある患者で，コルヒチンを投与中は禁忌
デキサメタゾン	6 mg　1 日 1 回　10 日間まで（経口・経管・静注）
バリシチニブ	レムデシビルとの併用において，4 mg　1 日 1 回　最長で 14 日間　経口 活動性結核の患者，好中球数が 500 /m³ 未満の患者，妊婦または妊娠している可能性のある女性，透析患者または末期腎不全患者，リンパ球数が 200 /m³ 未満の患者への投与は禁忌
トシリズマブ	成人には，副腎皮質ステロイド薬との併用において，1 回 8 mg/kg　静注 症状が改善しない場合には，初回投与終了から 8 時間以上の間隔をあけて，8 mg/kg をさらに 1 回追加投与できる 活動性結核の患者への投与は禁忌
抗凝固薬	投与量は未確立だが低用量が用いられ，適宜，APTT や血小板数を測定する 未分画ヘパリン 10,000 単位 / 日，あるいは 200 単位 /kg/ 日

（文献 6）より作成）

🕐 適切な経過観察

- 急性期症状の持続や，新たな症状の出現，また症状の再燃を認めることがある．

- WHOは，「感染3か月以内に発症し，少なくとも2か月続くが他の病気で説明できない症状」を罹患後症状として定義している．がん患者に限定された研究ではないが，抗ウイルス薬はこれらのリスクを下げる可能性が報告されている[7]．

- がん患者における罹患後症状の頻度としてワクチン導入前は19％と高かったが，オミクロン株流行期は6.2％まで減少したという報告がある[8]．

文献

1) Clin Infect Dis, 2024.［PMID：37768707］
2) JAMA Netw Open, 2024.［PMID：38393725］
3) Clin Infect Dis, 2024.［PMID：38411622］
4) Clin Infect Dis, 2024.［PMID：39405443］
5) Sci Transl Med, 2024.［PMID：38924429］
6) 新型コロナウイルス感染症（COVID-19）診療の手引き，第10.0版，2023.
7) J Infect, 2024.［PMID：38834107］
8) Lancet Oncol, 2023.［PMID：36898391］

第3章 ● 特殊な微生物　127

14 サイトメガロウイルス (CMV)

要点

- サイトメガロウイルス (CMV) 感染 (infection) と，CMV 感染症 (disease) を分けて考える．
- 造血幹細胞移植 (HSCT) 患者における感染症の予後は悪く，感染の時点で pre-emptive 治療を開始できるようにモニタリングが推奨される．
- 高リスク HSCT 患者では，レテルモビルによる予防も検討する．

微生物学的特徴

- サイトメガロウイルス (cytomegalovirus：CMV) は，ヒトヘルペスウイルス (human herpesvirus：HHV)-5 に分類され，HHV-6 などと同じヘルペスウイルス科 β ヘルペスウイルス亜科に属する．
- 幼少時に不顕性感染することが多く，免疫不全下で再活性化することが問題視されたが，近年，CMV 抗体保有率が下がり，成人での初感染もしばしばみられる．その場合には，伝染性単核球症様の症状を呈することが多い．

患者背景を理解する

- 移植 (造血幹細胞・固形臓器)，HIV 感染患者やステロイド投与中など細胞性免疫不全患者が中心で，成人 T 細胞白血病リンパ腫や治療中の悪性リンパ腫などでもしばしば問題となる．
- 同種造血幹細胞移植 (HSCT) 患者での CMV 抗体保有と CMV 感染のリスクは以下のとおりで，レシピエントが抗体を有する場合のリスクが高く，固形臓器移植とは異なる点に注意する (D：ドナー，R：レシピエント)．
  - D (−)/R (＋) ＞ D (＋)/R (＋) ＞＞ D (＋)/R (−) ＞ D (−)/R (−)
- 感染症 (disease) を合併すると予後が悪いため，HSCT 患者などでは PCR もしくは抗原血症検査でのモニタリングが推奨され，治療開始閾値を超えた時点 (infection) で感染症に至らないように pre-emptive

治療として抗ウイルス薬を開始することが推奨されている（詳しくは「造血細胞移植ガイドライン」を参照[1]）.

- Day 200 までのレテルモビルでの予防も検討できるが，予防投与のブレイクスルーや予防投与終了後の再活性化が増えるため，モニタリングは必要である.

どの臓器の感染症?

- CMV での伝染性単核球症では，エプスタイン・バール（Epstein-Barr：EB）ウイルスと比較して，咽頭炎やリンパ節腫脹の頻度は下がる.
- CMV 感染（infection）と CMV 感染症（disease）の違いを理解する.
  - CMV 感染（再活性化）：培養や PCR，抗原血症検査などで CMV を検出する状況.
  - CMV 感染症：CMV によって深部臓器障害をきたす状況で，確定診断（proven）のほか，臨床現場では確定診断には至らない状況（probable）でも治療を開始しなければならないことも少なくない（表 3-10）.

どの抗菌薬を選択?

- ガンシクロビルもしくはホスカルネットを用いるが，副作用の問題から前者は骨髄抑制時期，後者は腎機能障害患者では使用しづらい.
- 免疫抑制薬の減量も検討する.
- 臓器移植における既存の抗 CMV 治療に難治性の CMV 感染症に，マリバビルが新しく承認された.

| 処方例 |

薬剤名	投与量（1 回）	投与間隔
ガンシクロビル	初期治療：5mg/kg 維持治療：5 ～ 6mg/kg	12 時間ごと　静注　2 ～ 3 週間 5mg/kg　毎日 または 6mg/kg　5 日/週
バルガンシクロビル	初期治療：900mg 維持治療：900mg	初期治療：1 日 2 回　経口　3 週まで 維持治療：1 日 1 回　経口
ホスカルネット	90mg/kg 60mg/kg	12 時間ごと　静注 8 時間ごと　静注
マリバビル	400mg	1 日 2 回　経口

第 3 章 • 特殊な微生物　129

表3-10 CMV感染症の定義

感染臓器	Proven	Probable
肺炎	臨床的所見 　かつ／または 画像的所見 　かつ 肺組織でCMV陽性*	臨床的所見 　かつ／または 画像的所見 　かつ BALでのウイルス分離，迅速培養もしくは定量PCR検査でCMV陽性(カットオフは未確立)
胃腸炎	臨床所見 　かつ 腸粘膜のマクロ所見 　かつ 腸組織のCMV陽性*	臨床所見 　かつ 腸組織のCMV陽性* しかし腸粘膜のマクロ所見がない
肝炎	肝トランスアミナーゼ異常 　かつ 肝組織のCMV陽性* 　かつ その他の肝炎の原因がない	定義なし
網膜炎	経験ある眼科医による診断(症状±所見) 硝子体液中のPCR検査陽性(眼科医の協力が得られない場合)	定義なし
中枢神経	臨床所見 　かつ 脳組織のCMV陽性* (培養もしくはPCR検査陽性でも可)	臨床所見 　かつ 髄液のPCR陽性(ただし血液混入のない髄液であること) 　かつ 画像的所見もしくは脳波所見

＊：組織で陽性とは，ウイルス分離，迅速培養，免疫組織学的検査，病理組織検査もしくはDNA hybridization検査でCMV陽性のこと.
　　BAL：bronchoalveolar lavage(気管支肺胞洗浄).

(文献2)より作成)

⏰ 適切な経過観察

● 宿主の免疫不全が非常に高度な場合，抗ウイルス薬での治療効果が十分に得られない場合があるが，まれに薬剤耐性が関与していることもあるため，*UL97/UL54*領域の検査も適宜検討する.

✦ パール

- ホスカルネットによる腎機能障害予防として，投与前に生理食塩水の負荷投与（例：生理食塩水 500 mL を，投与前後に 3 時間ずつかけて投与）も検討する．
- 近年，移植片対宿主病（GVHD）予防として増えている移植後大量シクロホスファミド治療（PTCy）も，CMV 感染のリスクとして報告があり注意が必要である[3]．
- CMV 再活性化が急性骨髄性白血病の再発率を下げるというメタ解析があるが，予後を改善させるという根拠に乏しく，現時点において CMV 再活性化を許容するような予防戦略は推奨されていない[4]．

文献

1) 造血細胞移植ガイドライン─サイトメガロウイルス感染症（第5版補訂版），2024.
2) Clin Infect Dis, 2017.［PMID：27682069］
3) Bone Marrow Transplant, 2023.［PMID：36693927］
4) Transplant Cell Ther, 2021.［PMID：34452721］

15 B型肝炎ウイルス（HBV）

要点

- B型肝炎ウイルス（HBV）は，感染後に排除されることはなく，免疫機能低下で再増殖（再活性化）する．化学療法開始前に，HBs抗原，HBs抗体，HBc抗体を測定する．
- HBs抗原陽性例は，HIVスクリーニング検査を行った上で抗ウイルス薬を開始する．
- HBs抗原陰性，HBc抗体陽性例は，化学療法中は定期的にHBV-DNA量を測定し，ウイルス量上昇時に抗ウイルス薬を開始する．

微生物学的特徴

- B型肝炎ウイルス（hepatitis B virus：HBV）は，母子感染，性交渉，輸血や針刺しなど体液を介して感染する．
- 一度感染したウイルスは肝細胞内に残存する．免疫抑制や化学療法により，ウイルスが増殖（再活性化）する．
- 再活性化は，①ウイルス増殖期（HBV-DNAの上昇，HBe抗原陽転化），②肝障害の出現（AST上昇，黄疸），③回復期（HBV-DNAの低下，ALT正常化）と3段階で進む[1]．ウイルス増殖期をとらえて治療につなげる．
- 免疫抑制・化学療法の前にHBs抗原，HBc抗体およびHBs抗体を測定し，HBs抗原が陽性のキャリアか，HBs抗原が陰性でHBs抗体，HBc抗体のいずれかが陽性の既感染かを判断する．
- HBs抗原陽性の場合には，HBe抗原，HBe抗体，HBV-DNA量を測定する．HBV-DNAの定量にはリアルタイムPCR法を用いる．
- HBワクチン接種歴がありHBs抗体単独陽性例は，ワクチンによる抗体獲得例と考える．
- 感染者は過去の肝炎歴を聴取し，画像で慢性肝疾患のスクリーニングを行う．ヒト免疫不全ウイルス（HIV）およびC型肝炎ウイルス（HCV）もスクリーニング検査を行う．

患者背景を理解する

- HBV再活性化のリスクは，主にウイルスの感染状態と免疫抑制の程度に規定される．
- HBs抗原が陽性の場合は，再活性化のリスクが高い．HBV-DNA高値（4〜5 Log IU/mL以上）またはHBe抗原陽性例はさらにリスクが上がる．
- 血液悪性腫瘍でリスクが高く，HBs抗原陽性の場合，40%に再活性化がみられる．肝障害まで至る割合は血液悪性腫瘍患者の25%，肝細胞がん2.3%，大腸がん4.0%，肺がん7.1%，乳がん9.0%，婦人科がん16.7%，泌尿器科がん6.7%と報告がある[2]．
- ウイルスの状態と免疫抑制・化学療法の種別リスクは，AGA（American Gastroenterological Association）のガイドラインがまとまっている（表3-11）[3]．
- 免疫チェックポイント阻害薬など新規薬剤では報告は少ないものの

表3-11　リスク評価の一例

高リスク（10%以上）
・HBs抗原陽性またはHBc抗体陽性で，B細胞抑制薬（リツキシマブなど）を使用
・HBs抗原陽性で，アントラサイクリン誘導体（ドキソルビシンなど）を使用
・HBs抗原陽性で，ステロイド（プレドニゾロン換算で10〜20mg/日以上）を4週間以上使用
・HBs抗原陽性で血液幹細胞移植を行う場合

中リスク（1〜10%）
・HBs抗原陽性またはHBc抗体陽性で，TNF-α阻害薬（エタネルセプトなど）を使用
・HBs抗原陽性またはHBc抗体陽性で，そのほかのサイトカインやインテグリン阻害薬（アバタセプトなど）を使用
・HBs抗原陽性またはHBc抗体陽性で，チロシンキナーゼ阻害薬（イマチニブなど）を使用
・HBs抗原陽性で，低用量（プレドニゾロン換算で10mg/日未満）を4週間以上使用
・HBs抗原陽性，HBc抗体陽性で，中用量（プレドニゾロン換算で10〜20mg/日）または高用量（プレドニゾロン換算で20mg/日以上）を4週間以上使用
・HBs抗原陰性，HBc抗体陽性で，アントラサイクリン誘導体を使用

低リスク
・HBs抗原陽性またはHBc抗体陽性で，伝統的な免疫抑制薬（メトトレキサートなど）を使用
・HBs抗原陽性またはHBc抗体陽性で，1週間以内の副腎皮質ステロイドを使用
・HBc抗体陽性で，低用量（プレドニゾロン換算で10mg/日未満）を4週間以上使用

（文献3）より作成）

再活性化例がみられる．国内のガイドラインでは免疫チェックポイント阻害薬を含むすべての化学療法時が対象となる[4]．

📋 どの臓器の感染症？

- HBV再活性化のほとんどは無症状であり，HBV-DNAの上昇が手がかりとなる．
- 再活性化の定義はガイドラインによって若干異なるが，ウイルス量の増加と既感染者（HBsAb陽性者）のセロコンバージョン（HBsAgが陰性から陽性に変化）を指す[5]．
- 再活性化が起こった場合25〜50％は重症肝炎に至る[6]．

💊 どの抗菌薬を選択？

- 抗ウイルス薬投与の基準は国によって異なり，米国消化器病学会では，中〜高リスク群での治療開始を推奨している[3]．国内のガイドラインは，HBs抗原が陽性またはHBV-DNA量が20IU/mL（1.3Log IU/mL）の場合に，抗ウイルス療法を推奨している[7]（図3-2）．
- 治療開始前のHBV-DNAが20IU/mL未満であった場合は，定期モニタリング中に，HBV-DNAが20IU/mL（1.3Log IU/mL）以上になった時点で直ちに抗ウイルス薬を投与する．
- 使用可能な核酸アナログ製剤には，ラミブジン，エンテカビル，テノホビル，テノホビル アラフェナミドがある．いずれも抗HIV薬に含まれており，HIV陽性者に単独で使用すれば薬剤耐性を起こす．
- 予防的ラミブジンは，HBV再活性化およびHBV関連肝炎のリスクを79％以上減少させる[8]．国内のガイドラインでは，ウイルス量が多い場合や長期投与でラミブジンの耐性誘導率が高いことから，エンテカビル，テノホビル，テノホビル アラフェナミドが推奨されている[7]．

🕐 適切な経過観察

- 化学療法中と終了後6〜12か月は，HBV-DNAを定期的に測定する．
- リツキシマブ，オビヌツズマブ（±ステロイド），フルダラビンを用いる化学療法および造血幹細胞移植は高リスクであり，治療中およ

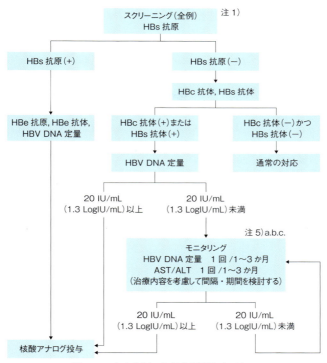

図 3-2 免疫抑制・化学療法開始時の流れ

注1) 免疫抑制・化学療法前に, HBV キャリアおよび既往感染者をスクリーニング.
(注2), 3), 4) は割愛)
注5)
a. リツキシマブ・オビヌツズマブ (±ステロイド), フルダラビンを用いる化学療法および造血幹細胞移植は高リスクであり, 治療中および治療終了から12か月の間 HBV DNA を月1回モニタリングする.
b. 通常の化学療法や分子標的治療薬は, 1〜3か月ごとの HBV DNA 量のモニタリングを行う.
c. 副腎皮質ステロイド薬, 免疫抑制薬, 免疫調整作用を有する分子標的薬では, 治療中および治療終了から6か月は, 月1回の HBV DNA 量のモニタリングを行う.
(注6), 7), 8), 9), 10) は割愛)
＊注釈を一部省略. 実際に使用する際には, 必ず原版の注釈を参照すること.
(日本肝臓学会 肝炎診療ガイドライン作成委員会 編:B型肝炎治療ガイドライン(第4版). p.98-100, 2022年6月より転載. https://www.jsh.or.jp/medical/guidelines/jsh_guidlines/hepatitis_b.html【2025年2月参照】)

び治療終了から 12 か月の間 HBV-DNA を月 1 回モニタリングする. 造血幹細胞移植では, さらに長いモニタリングが必要である[7].

- 通常の化学療法や分子標的治療薬は, 1 ～ 3 か月ごとの HBV-DNA のモニタリングを行う.
- 副腎皮質ステロイド薬, 免疫抑制薬, 免疫調整作用を有する分子標的治療薬では治療中および治療終了から 6 か月は, 月 1 回の HBV-DNA のモニタリングを行う.

文献

1) Hepatology, 2009. [PMID: 19399803]
2) PLoS One, 2015. [PMID: 26274393]
3) Gastroenterology, 2015. [PMID: 25447852]
4) J Cancer, 2022. [PMID: 36484006]
5) Hepatology, 2018. [PMID: 29405329]
6) Hepatol Int, 2008. [PMID: 19669300]
7) B 型肝炎治療ガイドライン (第 4 版). 資料 3 免疫抑制・化学療法により発症する B 型肝炎対策ガイドライン, 2022.
8) Ann Intern Med, 2008. [PMID: 18378948]

16 水痘・帯状疱疹ウイルス（VZV）

要点

- 近年，帯状疱疹患者は増加傾向であり，がん患者はリスクが高い．
- 化学療法のほか，放射線治療下でもリスクが増加する．
- リスクが高い場合は，予防投与や予防接種を考慮する．

微生物学的特徴

- 水痘は，水痘・帯状疱疹ウイルス（varicella zoster virus：VZV）の初感染で生じる急性熱性発疹症である．
- 2014年の水痘ワクチンの定期接種化に伴い，小児の罹患率は約半数に減少している[1]．
- 80歳までに3人に1人が帯状疱疹に罹患し，約6%に再発が認められた[2]．
- 成人のほとんどが水痘既感染（2017年では20歳以上の95%が抗体保有）であり，帯状疱疹の発症リスクを有し，約20～30年の間に帯状疱疹発症率は約50～70%増加している．高齢者の増加や市中での水痘罹患減少に伴うウイルスへの曝露減少などにより，さらなる増加が懸念される．

患者背景を理解する

- がん患者は帯状疱疹のリスクが高く，固形腫瘍で約3～5倍，血液腫瘍では約8～13倍，造血幹細胞移植では10～20倍の頻度とされる[3]．
  - 血液腫瘍でも多発性骨髄腫でのリスクが高く，固形腫瘍では中枢神経腫瘍や肺がんでのリスクが高いという報告がある[4]．
  - 化学療法や放射線治療下では，帯状疱疹のリスクが上昇する[5]．
  - JAK阻害薬，プロテアソーム阻害薬やBTK阻害薬，抗CD30抗体，抗CD38抗体，抗CD52抗体などの標的治療薬でもリスクが

第3章・特殊な微生物　137

高く，予防投与も必要に応じて検討する．

●血液腫瘍患者では，発症 1 〜 2 年前から帯状疱疹のリスクがあるという報告もある[5]．

どの臓器の感染症？

●帯状疱疹は，初感染後に脊髄後根神経節（知覚神経節），脳神経節に潜伏感染していた VZV が再活性化することによって神経支配領域（皮膚デルマトーム）に疼痛を伴う水疱が集簇して出現する．

●QOL に大きな影響を与える帯状疱疹後神経痛は 10 〜 50％の患者で合併するとされるが，加齢は重要な危険因子であり，80 歳以上では1/3 の患者に合併したことが報告されている[6]．

●心血管イベント，脳梗塞，心筋梗塞のリスクを増加させる可能性が示されている[7]．

どの抗菌薬を選択？

●アシクロビル，バラシクロビル，ファムシクロビルの 3 種類の抗ウイルス薬があるが，いずれも忍容性に優れる．特にバラシクロビル，ファムシクロビルは経口薬の経口吸収率もよい．
  ・アシクロビルは吸収率が 15 〜 30％と低く，脳炎や播種性感染症などの重症疾患の場合は点滴治療を行う．
  ・AIDS や造血幹細胞移植，固形臓器移植患者などでは耐性ウイルスを検出することがあり，処方例の 3 剤は交差耐性を示す．その場合は，ホスカルネットの有効性が報告されている．
  ・処方例の 3 剤とは作用機序が異なるアメナメビルが 2017 年に承認されている．しかし，新規の薬剤であり，アシクロビルなどと比較してエビデンスに乏しい．アシクロビルなどとの交差耐性は示さないとされ，また腎障害に伴う用量調節も不要とされる．

| 処方例 |

薬剤名	投与量（1回）	投与間隔
アシクロビル	800 mg 10 mg/kg	1日5回　経口 8時間ごと　静注
バラシクロビル	1,000 mg	1日3回　経口
ファムシクロビル	500 mg	1日3回　経口
アメナメビル	400 mg	1日1回　経口

🕐 適切な経過観察

- 軽症〜中等症では1週間，脳炎や播種性感染症などの重症例では1〜2週間の投与を行う．

✦ パール

- 同種造血幹細胞移植後などの高度な免疫不全下では，内臓播種性帯状疱疹という致死的な病態を呈することがあり注意が必要である[8]．
- 腹痛や肝機能障害を呈する頻度が高く，皮疹より先に出現することがあり，高度の細胞性免疫不全患者が強い腹痛を訴えた場合には，皮疹がなくても鑑別にあげる．

文献

1) Vaccine, 2023. [PMID：37400282]
2) Open Forum Infect Dis, 2017. [PMID：28480280]
3) Vaccine, 2023. [PMID：36460534]
4) Br J Cancer, 2017. [PMID：28463961]
5) J Infect Dis, 2019. [PMID：30544213]
6) J Epidemiol, 2015. [PMID：26399445]
7) J Am Coll Cardiol, 2017. [PMID：28683973]
8) Am J Gastroenterol, 1998. [PMID：9625133]

第3章●特殊な微生物　139

第 **4** 章

非感染性の発熱

1 非感染性疾患の鑑別

要点

- がん患者に起こる発熱の原因は，感染症とは限らない．
- 基本的には，非がん患者と同様に発熱原因の鑑別診断を行うが，院内の発熱では頻度の高い疾患から考えていく．

患者背景を理解する

- がん患者に起こる発熱の原因は感染症に限定されない．非感染性発熱疾患が気づかれないと，抗菌薬が次々に変更される悪循環に陥る可能性がある．ここでは，主に入院中のがん患者の発熱について述べる．
- 高齢化とともに悪性新生物の罹患率は増加しており，必然的にがん患者は高齢者が多い．すなわち合併症を有するがん患者が多いため，併存疾患に関連した発熱も多い．高齢のがん患者は，オッカムの剃刀（一元論）よりもヒッカムの格言（多元論）で考える．
- 化学療法，手術といったがん患者特有の患者背景を理解した上で，非がん患者と同様にアプローチを行えばよい．

どの臓器の感染症？

- がん患者の発熱も，非がん患者と同様に，「感染症」と「非感染症」に分けて考える．
- 院内発症の発熱は，市中発症と比べて鑑別疾患は少ない．膠原病や自己免疫疾患が，入院後に新たに生じた発熱の原因となることはまれである．
- 院内新規発熱患者の原因は，感染症が56％，非感染症が25％，不明が19％という報告がある[1]．
- 院内新規発熱の原因は，まず7D（表4-1）を考慮する．非感染症では薬剤熱，偽痛風，腫瘍熱，深部静脈血栓症・肺血栓塞栓症などがよくある[2~5]．

表4-1　院内発熱の7D

・**D**rug（薬剤熱）
・**D**iarrhea（CDI）
・**D**evice（CLABSI，CAUTI，VAPなど）
・**D**VT/PE（深部静脈血栓症/肺塞栓症）
・**D**ecubitus（褥瘡）
・**C**PPD（偽痛風）
・**D**ebris（胆嚢炎）

CDI：*Clostridioides difficile*感染症，CLABSI：central line-associated bloodstream infection（中心静脈カテーテル関連血流感染症），CAUTI：catheter-associated urinary tract infections（カテーテル関連尿路感染），VAP：ventilator associated pneumonia（人工呼吸器関連肺炎）．

- がん患者の発熱の原因の約70％が感染症で，残りの約30％が非感染症である．うち非感染症において腫瘍熱は27％で，18％が薬剤性，原因不明が30％と報告されている[6]．
- 日本のがんセンターのデータでは，1年間で発熱や炎症反応上昇などの理由で感染症科に相談があった症例の40/474（8.4％）が非感染症で，内訳としては腫瘍熱といったがん関連が16/474（3.4％），非がん関連が24/474（5.1％）[7]であった．
- 進行がん患者における発熱の原因としては，感染症以外では，腫瘍熱，薬剤熱，静脈炎（時に血流感染症を合併する），深部静脈血栓症，中枢神経転移，脱水，副腎不全，薬剤や輸血に対する発熱反応，放射線治療に伴う肺臓炎や心外膜炎などの頻度が高い．
- また，免疫チェックポイント阻害薬の使用歴がある患者では，免疫関連有害事象（immune-related adverse events：irAE）も考慮する[8]．
- CAR-T細胞療法後の患者では，大量のサイトカインが放出されるサイトカイン放出症候群（cytokine release syndrome：CRS）が起こり，発熱を含めたさまざまな症状が起きることに留意する．

💊 どの抗菌薬を選択？

- 原則として，原因に対する治療を行う．
- ショックや好中球減少があれば，必要な培養を採取した上で

第4章・非感染性の発熱　143

empiric therapy も行う.

🕐 適切な経過観察

- 腫瘍熱や薬剤熱など除外診断によるものが多い. まずは考えられる感染症病態に対する治療を先行させて, レスポンスを確認する.
- 薬剤熱は, 被疑薬中止後の経過で診断がつく.
- 偽痛風の頻度は高いが, 時に化膿性関節炎を合併しているケースもあるため, 関節液穿刺の際には必ず培養も提出する.
- 時間経過で新たに出現する所見もある. 病歴と身体所見を丁寧に繰り返し行う.

✦ パール

- 頻度の高いものを考慮し, 見逃すと致死的になる感染症疾患から除外していく.

文献

1) Am J Med, 1993. [PMID: 8238067]
2) Arch Intern Med, 1989. [PMID: 2916876]
3) Arch Intern Med, 1998. [PMID: 9679797]
4) Infect Dis Clin Prac, 1999; 8: 396-398.
5) 栃谷健太郎, ほか: 感染症科に熱源不明の発熱精査依頼のあった202例の解析 [P-079]

(第85回 日本感染症学会総会, 2011).
6) Support Care Cancer, 2006. [PMID: 16528534]
7) BMC Health Serv Res, 2020. [PMID: 32493315/PMCID: PMC7268407]
8) N Engl J Med, 2018. [PMID: 29320654]

2 薬剤熱

| 要 点 |

- 薬剤熱は特徴的な所見に乏しいことが多く，見逃されることが多い．
- 薬剤熱は除外診断が基本である．
- 薬剤熱を疑う手がかりは，発熱の割に元気，相対的徐脈，皮疹，好酸球増多，肝酵素の上昇である．

👤 患者背景を理解する

- がん患者は，化学療法や手術をはじめとして，さまざまな理由で入院する機会が多く，入院中に多くの薬剤に曝露される可能性がある．
- がん患者における薬剤熱の真の発生率は不明である．
- 薬剤熱は，「注意深く身体診察と検査を行っても熱源がはっきりせず，薬剤の開始で発熱し，中止で解熱する病態」と定義される[1]．
- 薬剤熱は，原因薬剤の中止後，腎臓または肝臓で薬剤が代謝・排泄されると解熱する[2]．

🔬 どの臓器の感染症？

- 薬剤熱の発症機序を表4-2に示す[2,3]．過敏反応が最も頻度が高く，主としてⅢ型アレルギーが関与するが，ペニシリンショックのようにⅠ型アレルギーが関与している場合もある．過敏反応を起こす薬剤としては抗菌薬，アロプリノール，抗けいれん薬（フェニトイン，カルバマゼピン）が有名である．

表4-2　薬剤熱の発症機序

1．過敏反応
2．体温調節機能障害
3．薬剤の直接的な反応
4．薬理学的反応の延長
5．特異的体質

（文献2, 3）より作成）

第4章・非感染性の発熱　145

- 入院患者の発熱の3〜7%が薬剤熱に起因する[2].
- 薬剤熱の原因の1/3が抗菌薬で，特にβ-ラクタム薬が多い[2].
- 薬剤熱は，薬剤治療のいかなる期間においても発症するが，平均で7〜10日間と報告されている[2]．抗菌薬と抗がん薬は，治療開始から発熱までの間隔が最も短いと報告されており，抗がん薬による発熱の平均発症日数は6.0日であったのに対し，抗菌薬では7.8日と報告されている[2].
- 薬剤熱のリスクが高いとされる患者集団は不明である．
- 薬剤熱は，微熱程度から敗血症様であることまで，程度はさまざまである[3]．多くの症例では，発熱の割に元気で，患者自身が発熱を自覚していない．また，発熱に比べて頻脈が目立たず，いわゆる相対的徐脈が特徴である．薬剤熱において相対的徐脈は約10%程度しか認めないが[1]，あれば診断の手がかりになる．相対的徐脈の定義はさまざまだが，Cunha[4]は，「38.9℃で，脈拍は120以下」と定義している．
- 薬剤熱を疑う所見に皮疹があるが，出現率は18%[1]のみであり，ないからといって否定できない．
- 検査所見は参考にはなるが，バリエーションが広く非特異的で，確定診断に使うことはできない[5]．白血球の上昇があってもなくても，核の左方移動を認めることがある[3]．好酸球増多をきたすことがあるが，その頻度は20%以下である[1]．赤沈は軽度延長し，時に100mm/時以上になるが，通常は40〜60mm/時となる[3,4,6]．肝酵素の軽度上昇がみられることがあるが，正常上限の2倍以上となることはまれである[3,4,6]．LDHは上昇することがある[7].
- がん治療と関連した薬剤による薬剤熱も多くみられる（以下を参照）．

抗がん薬

- ゲムシタビン，ドセタキセルといった殺細胞性抗がん薬が原因となる頻度が高い[2,8]．抗がん薬による発熱は，治療後3日目，4日目にみられることが多い[8]が，それ以降の発熱では発熱性好中球減少症に注意を要する．

■ 免疫チェックポイント阻害薬

- 免疫関連有害事象（irAE）による発熱を考慮する．肺炎，大腸炎，肝炎の頻度が高い．

- 薬剤投与後に炎症性サイトカインの産生と放出の増加をきたし，発熱を認めることがある．重症例ではサイトカイン放出症候群（CRS）を発症することもある．
- 免疫の活性化および病原体の再活性化機序により，肺結核をきたすこともある．

免疫抑制薬

- 抗胸腺細胞グロブリンは免疫抑制薬の1つで，移植時の急性臓器拒絶反応の治療や予防に用いられる．また同種造血幹細胞移植では，特に再生不良性貧血の患者の移植片対宿主病（graft versus host diseases：GVHD）に使用される[8]．第Ⅲ相臨床試験では，抗胸腺細胞グロブリン投与を受けている患者の60％以上で発熱が，市販後調査では51％で報告されている[9]．アザチオプリン，ミコフェノール酸 モフェチル，シロリムスなど，ほかの一般的に使用されている免疫抑制薬も，長期使用後に発熱をきたす[2]．

モノクローナル抗体

- しばしばinfusion reactionがみられ，発熱の発生率はモノクローナル抗体の種類によって異なる．パニツムマブでは1％未満だが，リツキシマブでは60％にもなる[9]．

支持療法薬剤

- 支持療法薬剤には，抗菌薬以外に，ビスホスホネート，顆粒球コロニー刺激因子（granulocyte colony stimulating factor：G-CSF），抗菌薬などが含まれる．
- G-CSF製剤であるフィルグラスチムでは，12％の患者で発熱が認められる[9]．
- ゾレドロン酸およびパミドロン酸といったビスホスホネート製剤は，悪性腫瘍患者の高カルシウム血症および骨転移の治療に使用される．ゾレドロン酸の静脈内投与を受けた患者の21％に発熱がみられたのに対し，パミドロン酸の投与を受けた患者では15〜30％の発熱がみられる[10]．

適切な経過観察

- 被疑薬中止後，72時間以上経過しても発熱が持続する場合は，ほかの診断，ほかの薬剤による薬剤熱の可能性を考慮する．なお，抗菌薬による薬剤熱の報告では，被疑薬中止後，約1/3が3日以上，発熱が持続したという報告がある[11]．

パール

- 薬剤熱は医原性疾患であるため，不必要な薬剤はそもそも投与しないことが重要である．

文献

1) Ann Intern Med, 1987.［PMID：3565971］
2) Pharmacotherapy, 2010.［PMID：20030474］
3) Infect Dis Clin North Am, 1996.［PMID：8698996］
4) Clin Microbiol Infect, 2000.［PMID：11284920］
5) JAMA, 1981.［PMID：7463680］
6) Drug Intell Clin Pharm, 1986.［PMID：3522163］
7) Tohoku J Exp Med, 1989.［PMID：2815075］
8) Support Care Cancer, 2016.［PMID：26108172］
9) Cancer Control, 2017.［PMID：28441374］
10) Ann Oncol, 2006.［PMID：16547070］
11) Ann Clin Epidemiol, 2023.［PMID：38504950］

3 腫瘍熱

要点

- 腫瘍熱は除外診断である.
- 腫瘍熱患者は, 比較的元気で, 脈拍の上昇がみられないことが多い.
- ナプロキセンテストは腫瘍熱の診断に用いられるが, 感染症を除外するものではない.

患者背景を理解する

- 腫瘍熱は, 腫瘍の存在により引き起こされる発熱であり, 表4-3のように定義されている[1]. 残念ながら, 確実に腫瘍熱とその他の原因を区別できる特徴はない.
- 腫瘍熱の機序は十分には明らかにはなっていないが, 発熱性のサイトカイン・腫瘍壊死が原因と考えられている[2].
- がん患者の発熱の原因の約1割のみが腫瘍熱である[3]. すなわち, 9割が腫瘍熱以外が原因であるため, がん患者が発熱した場合には熱源検査をしっかり行う必要がある.
- 腫瘍熱がみられる悪性腫瘍としては, 腎細胞がん, リンパ腫, 肝細胞がん, 卵巣がん, 心房粘液腫, キャッスルマン病が有名だが, その他のほとんどすべての腫瘍でも引き起こしうる. 肝転移がある場合や進行期においてみられることが多い[2,4].
- 腫瘍熱患者は, 時に40℃ちかい発熱がみられるが, 高熱でも全身状態は比較的良好なことが多く[4], また, 発熱の期間を除いてベースラ

表4-3 腫瘍熱の定義

① 1日1回37.8℃以上の熱が出る
② 2週間以上続く
③ 身体所見, 各種培養検査や画像検査で感染が否定されている
④ 薬剤熱や輸血による反応が否定されている
⑤ 適切な抗菌薬を7日以上使用しても改善しない
⑥ ナプロキセンにより解熱している

(文献1) より一部改変)

第4章●非感染性の発熱　149

インの脈拍増加がない[5]．また，悪寒や戦慄を伴うことが少ない[6]．
- 腫瘍熱を他疾患と判別するための指標となる良好なバイオマーカーは存在しない[7〜9]．

どの臓器の感染症？

- 腫瘍熱診断のアルゴリズムを図4-1に示す[1]．進行期のがん患者においては，解剖学的異常（構造異常）に関連した感染症の要素が大きく，また皮膚や粘膜のバリア障害，留置デバイス，化学療法や放射線治療，栄養状態不良および頻回の入院など，がんに関連した感染症の原因となるものが数多くあるため，熱源となる感染症の除外を行うことが必要である．
- 臨床現場では，腫瘍内感染や膿瘍との鑑別で悩む頻度が高いが，適切な検体が採取できない場合がほとんどである．侵襲的な検査が実施できない状況では，可能性の高い原因菌に対する抗菌薬を1週間程度使用し，反応がないことを確認する．

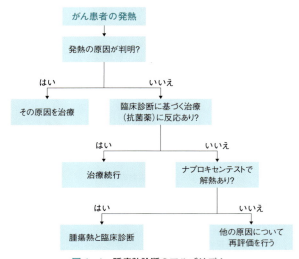

図4-1　腫瘍熱診断のアルゴリズム

(文献1)より改変)

💊 どの抗菌薬を選択？

- ナプロキセンテストは，腫瘍熱の診断において用いられるが，感染症の除外には使えない[1, 2].
- ナプロキセンテストは，1984年にChangとGrossによって初めて提唱された[10]．身体診察や検査から感染症を除外した上で，ナプロキセンを1回250mg 1日2回投与したところ，腫瘍熱患者では15人中14人がナプロキセンに反応し12時間以内に解熱したが，感染症の患者5例は反応がなく，膠原病患者2例は部分的な反応がみられたのみだった.
- ナプロキセンテストの診断性能は感度92％で，特異度は100％と報告されている[11].
- 腫瘍熱治療におけるナプロキセンのシステマティックレビューとメタ解析では，ナプロキセン250mgを1日2回投与した場合の成功率は98.1％と報告されている[12].
- ナプロキセン以外のNSAIDs，ステロイド，アセトアミノフェンでも検討されているが，ナプロキセンに比べると効果は弱い[1, 6]．そのため，腫瘍熱と診断，もしくは疑うのであれば，ナプロキセンを第一選択で使用する.

🕐 適切な経過観察

- ナプロキセン投与後72時間以上で解熱が得られないようであれば，ほかに熱源がないかを再度検索を行う.
- ナプロキセンで良好な反応が得られていても，感染症が隠れていたり，新たなエピソードが起こったりする可能性があることには留意が必要である.

✨ パール

- 発熱初診時から腫瘍熱と判断することは困難な場合が多いため，腫瘍熱の診断は除外診断である.

第4章・非感染性の発熱　151

文献

1) Support Care Cancer, 2005. [PMID: 15864658]
2) N Engl J Med, 2022. [PMID: 35108471]
3) Support Care Cancer, 2006. [PMID: 16528534]
4) Arch Intern Med, 1989. [PMID: 2764649]
5) J Pain Symptom Manage, 2010. [PMID: 20598848]
6) Cancer Control, 2017. [PMID: 28441374]
7) Support Care Cancer, 2001. [PMID: 11305070]
8) Cancer, 2012. [PMID: 22605389]
9) Support Care Cancer, 2004. [PMID: 14770304]
10) Am J Med, 1984. [PMID: 6711574]
11) Heart Lung, 1987. [PMID: 3028981]
12) Medicine (Baltimore), 2019. [PMID: 31145329]

第 5 章

腫瘍のある臓器・部位別の感染症診療のポイント

1 中枢神経系

① 中枢神経系悪性腫瘍患者でよくみる感染症

要点

- 化学療法，ステロイド，放射線治療の影響により，典型的な中枢神経感染症の経過や所見が観察されない場合が多い．
- 感染の危険因子に加えて，化学療法やステロイドの使用期間および積算量，放射線治療の有無を確認し，免疫不全の状態を把握することが診断に至る重要なステップである．
- 中枢神経系悪性腫瘍が直接免疫不全を引き起こすことはないが，ステロイドを含む免疫抑制薬の使用は，細胞性免疫不全を起こしうる．
- 手術症例では，腫瘍へのアプローチ方法やシャントなどのデバイスの存在を意識する．
- 発熱の鑑別にあたり，中枢神経系悪性腫瘍術後では，髄膜炎，脳炎，脳膿瘍，創部感染，シャント感染を考慮する必要がある．さらに一般的な感染症や非感染疾患も鑑別となるため身体所見をしっかりととる．

1 中枢神経系悪性腫瘍患者と感染症リスク

- 危険因子として，手術，シャントなどのデバイス，テモゾロミド（放射線との併用）の投与，髄液漏，早期の再手術，長時間にわたる手術があげられる[1,2]．
- 放射線治療は創傷治癒遅延の原因となりうる．
- 中枢神経系悪性腫瘍患者はステロイド使用量も多くなるため，ニューモシスチス肺炎（*Pneumocystis jirovecii* pneumonia：PCP）の予防投与の必要性について検討する．プレドニゾロン換算で 20 mg/日以上を 1 か月以上使用することがリスクの目安とされているが，それより少ない投与量でも PCP 発症の可能性があるため，ほかの危険因子を総合的に考慮した上で判断する必要がある[3]．
- 化学療法において注意すべき薬剤として，神経膠腫治療に用いられるテモゾロミドがある．この薬剤はリンパ球数の減少（特に CD4 陽性 T リンパ球）を引き起こすことにより PCP 発症のリスクが高まる

ため，放射線療法と併用時にはPCPの予防投与が推奨される[4].

2 感染症の特徴（臓器，微生物）

- 中枢神経系悪性腫瘍患者の術後感染症としては，手術部位感染，術後髄膜炎，シャント感染，脳膿瘍，誤嚥性肺炎などがあげられる．頭蓋内感染の80%以上が術後2週間以内に起こるとされる．
- 原因菌は，手術やデバイス挿入に伴う皮膚常在菌が多い．
- 造影MRIは脳膿瘍との鑑別に有用であるものの，病理診断を要するケースも少なくない．
- 発症様式や病変の広がり方が鑑別に寄与する．脳血管障害を呈する中枢神経系悪性腫瘍患者ではアスペルギルスを，副鼻腔炎に伴う視神経や動眼神経などの障害を有する場合はムーコルやアスペルギルスなどの真菌も考慮する．
- 細胞性免疫不全が背景にある場合は，一般細菌による感染症以外にも，ノカルジアやリステリア，結核，水痘・帯状疱疹ウイルスや単純ヘルペスウイルス，サイトメガロウイルス，クリプトコックスやニューモシスチス，アスペルギルスなども想起する．特にウイルス性髄膜炎も鑑別にあがる場合は，脳脊髄液多項目PCRパネル（FilmArray®MEパネル）の使用も検討する．その際には，偽陽性，または偽陰性が起こりうることに留意する[5].

文 献

1) Br J Neurosurg, 2005.［PMID：16120519］
2) Br J Neurosurg, 2017.［PMID：27845572］
3) BMC Cancer, 2021.［PMID：34479519］
4) Ann Hematol, 2013.［PMID：23412562］
5) Clin Microbiol Infect, 2020.［PMID：31760115］

1 中枢神経系

❷ 術後髄膜炎

要点

- 発症頻度は低いが，死亡率は高い．
- 典型的な髄膜炎の症状がみられない例も多く，より低い閾値での感染症を念頭に置いた検査が推奨される．
- 髄液検査は細菌性髄膜炎の典型的な数値とならない例も多く，疑った際には迅速な培養採取と治療の開始が求められる．診断は培養検査がゴールドスタンダードである．
- 原因菌はグラム陽性球菌だけでなく，グラム陰性桿菌の比率が高いことに留意し，empiric therapy ではこれらをカバーする．

患者背景を理解する

- 術後髄膜炎の発生率は 0.8 〜 1.5％ とまれだが，死亡率は 8 〜 37％ と報告され，市中発症髄膜炎に比べて高い水準にある[1〜3]．
- 感染経路としては，手術部位やシャント部などからの直接的な汚染や，ドレーンなど外部との接続部を通じた逆行性の感染が多い．
- 危険因子としては，髄液漏，手術部位感染の合併，4 時間以上の手術時間などが指摘されている[1]．

感染症の臨床像

- 術後 1 週目と 2 週目には，それぞれ全体の約 1/3 の患者に発症がみられ，多くは術後約 2 か月以内に発症するとされる[4]．
- 38℃ 以上の発熱が 41％，頭痛が 49％，意識障害が 41％，嘔気・嘔吐が 40％，局所神経脱落所見が 33％，項部硬直が 19％，けいれん発作が 10％ と報告されており，典型的な髄膜刺激徴候を呈さない例も多い．約 10％ の患者は無症状とされる[3]．
- 化学性髄膜炎は非感染性の病態で，術後髄膜炎のうち最大 70％ が化学性である[1]．症状は細菌性髄膜炎と類似しており，症状のみでの鑑別は困難である．さらに，髄液検査でも細菌性髄膜炎と類似して

おり，empiric therapy は細菌性髄膜炎と同様に行う必要がある．

検　査

- 抗菌薬の選択および治療期間は原因菌によって異なるため，原因菌の同定に努めることが重要である．
- 血液培養の陽性率は 3 〜 10% と比較的低いが，原因菌同定の一助となるため，治療開始前には 2 セット採取する[3,5]．
- 髄液検査では，診断のゴールドスタンダードとなる髄液培養に加えて，グラム染色と一般・生化学検査を提出する．
- 医療関連髄膜炎・脳室炎に関するデータでは，培養陽性率が 66%，グラム染色陽性率が約 25% と高くはないが，これらが陽性の場合の診断的意義は大きい．先行する抗菌薬投与によって培養陽性率が 10 〜 20% 減少するため，可能な限り治療開始前に培養を提出する[5,6]．*Cutibacterium acnes* などの検出のため，少なくとも 10 日間，髄液培養を継続することが推奨される[7]．
- 髄液中の白血球数，糖，蛋白値は手術中の操作などの影響を受けるため，これらの検査結果は補助的に用いる．白血球数が 7,500/μL 以上，髄液糖が 10mg/dL 未満の場合には細菌性髄膜炎の可能性が化学性髄膜炎よりも高いとされる．一般的に細菌性髄膜炎のカットオフ値とされる蛋白 > 100mg/dL は 64%，糖 < 40mg/dL は 36% で満たすという報告がある[3,8]．

🦠 原因となる微生物は？

- 原因菌は術前の予防投与の影響を受け，皮膚常在菌に加えグラム陰性桿菌の比率が高い．
- 原因菌は患者背景や手術のアプローチ部位によっても変わるため研究ごとに異なるが，術後髄膜炎の主な原因菌の頻度を**表 5−1** に示す[9]．
- 副鼻腔や口腔内からの手術操作が加わる場合は，口腔内嫌気性菌の関与も考慮する必要がある．

💊 どの抗菌薬を選択？[7]

- 原因菌を想定して抗菌薬を選択する．表在菌のほか，グラム陰性桿

表 5-1 術後髄膜炎の原因菌

	原因菌	頻度
グラム陰性菌（58.2%）	*Acinetobacter baumannii*	35.0%
	緑膿菌	7.8%
	肺炎桿菌	7.1%
	大腸菌	2.8%
	Enterobacter cloacae	2.1%
グラム陽性菌（41.8%）	コアグラーゼ陰性ブドウ球菌	23.4%
	黄色ブドウ球菌	12.1%
	エンテロコッカス属	5.7%

（文献 9）より作成）

表 5-2 原因菌同定前の抗菌薬治療（empiric therapy）

薬剤名	投与量（1 回）	投与間隔
バンコマイシン	15 ～ 20 mg/kg	8 ～ 12 時間ごと　静注
セフタジジム	2 g	8 時間ごと　静注
セフェピム	2 g	8 時間ごと　静注
アズトレオナム	2 g	8 時間ごと　静注
シプロフロキサシン	400 mg	8 ～ 12 時間ごと　静注

・腎機能正常の場合の投与量・投与間隔．バンコマイシンは髄液移行性がよくないため，トラフ値は $15 \sim 20\,\mu g/mL$ を目標とする．

　菌が関与することも多く，empiric therapy ではこれらをカバーする．
- 耐性菌のカバーに関しては，その地域の耐性菌の傾向や病院のアンチバイオグラムも参考にする．
- Empiric therapy として，グラム陽性球菌に対してはバンコマイシン，グラム陰性桿菌に対してはセフタジジムやセフェピムを選択する（表 5-2）．重篤なペニシリンアレルギーがある場合は，セファロスポリンの代わりにアズトレオナムやシプロフロキサシンを使用する．
- 培養で原因菌が同定された場合は，髄液移行性を考慮し，感受性をもとに抗菌薬を調整する（表 5-3）．
- 原因菌が同定できない際の治療は難しい．先行抗菌薬投与がなく，

表5-3 原因菌同定後の抗菌薬治療

原因菌	薬剤名	投与量 （1回）	投与間隔
コアグラーゼ陰性グラム陽性球菌 メチシリン耐性黄色ブドウ球菌 *Enterococcus faecium*	バンコマイシン	15〜20 mg/kg	8〜12時間ごと 静注
メチシリン感受性黄色ブドウ球菌	セフトリアキソン	2g	12時間ごと 静注
Enterococcus faecalis	アンピシリン	2g	4時間ごと 静注
Cutibacterium acnes	ベンジルペニシリン	400万 単位	4時間ごと 静注
グラム陰性桿菌	セフタジジム セフトリアキソン セフェピム	2g 2g 2g	8時間ごと 静注 12時間ごと 静注 8時間ごと 静注
ESBL*産生菌 *Acinetobacter baumannii*	メロペネム	2g	8時間ごと 静注

＊：ESBL：extended spectrum β-lactamase（基質特異性拡張型 β-ラクタマーゼ）.
・腎機能正常の場合の投与量・投与間隔. バンコマイシンは4回目投与前を目処に薬物血中濃度モニタリング（TDM）を実施する.

培養が3日間陰性であり，細菌感染の可能性が低いと判断される場合は，抗菌薬を慎重に中止することも選択肢となる. これらの条件を満たさず，治療経過が良好であれば，empiric therapyを継続する. 治療経過が不良の場合は，診断を再検討し，培養再検やカバーしていない菌種の関与なども考慮する.

⏱ 適切な経過観察

● 治療期間はグラム陽性球菌およびグラム陰性桿菌ともに，少なくとも10〜14日間は治療する[7]. ただし，グラム陰性桿菌に関しては，21日間治療を行うことを推奨する専門家もいる.
● 適切な治療にもかかわらず髄液培養陽性が持続する場合，最後の培養陽性から10〜14日間の治療が推奨される.

文献

1) N Engl J Med, 2010.［PMID:20071704］
2) Acute Crit Care, 2022.［PMID:35081705］
3) Open Forum Infect Dis, 2016.［PMID:27419154］
4) Neurosurgery, 2006.［PMID:28180619］
5) Open Forum Infect Dis, 2019.［PMID:30899767］
6) Am Fam Physician, 2021.［PMID:33788511］
7) Clin Infect Dis, 2017.［PMID:28203777］
8) Clin Infect Dis, 2001.［PMID:11170905］
9) Turk Neurosurg, 2018.［PMID:30192362］

1 中枢神経系

❸ デバイス関連感染症

要点

- 術後髄膜炎と同様に症状に乏しいことが多い.
- 原因菌を想定する際には, 留置デバイスの末端位置や体外との交通を考慮する.
- 治療開始前に, 培養検査にて原因菌の同定に努める.
- 治療は人工物の抜去が原則となるが, 再留置の適切な時期は原因菌によって異なる.

患者背景を理解する

- 中枢神経系悪性腫瘍で使用されるデバイスには, 脳室シャント(脳室腹腔内シャント, 脳室心房シャント), オンマヤリザーバー, 脳室ドレーンなどがある. オンマヤリザーバーは抗がん薬の髄腔内注入や髄液採取を目的として頭皮下に留置され, カテーテル先端は脳室内や腫瘍摘出腔内などに留置される.
- 感染危険因子には, シャント感染の既往歴, 脳室内出血やクモ膜下出血, 髄液瘻, 中枢神経以外の感染症の存在, デバイス留置に要する手術時間の長さがあげられる[1].

感染症の臨床像[2]

- シャント関連感染の発生率は約5〜15%とされる.
- 発症はシャント造設後1か月以内に60%, 1か月〜12か月の間に30%, 1年以上経過後に10%の割合で発症する.
- 症状は発熱(78%), 項部硬直(45%), 意識障害(31%)が主で, 約40%の患者では神経学的徴候(頭痛, 嘔気, 項部硬直, 意識障害)がみられない. 皮膚局所所見としては紅斑, 圧痛, 腫脹, 排膿が約半数の患者でみられる一方, 残りの半数ではこれらの所見は観察されない.
- 原因菌によって病原性に差があり, コアグラーゼ陰性グラム陽性球菌や Cutibacterium acnes の場合, 症状や所見が乏しい傾向がある[3].

- 脳室腹腔内シャント感染では，発熱，腹痛，食欲不振など腹膜炎の症状を伴うこともある．また，炎症による髄液吸収の低下のため，腹腔内に髄液貯留ポケットが形成されることもある．

検 査

- 髄液検査（細胞数，蛋白，糖）は正常であることも多く，培養検査の重要性は術後髄膜炎と同様である．
- *Cutibacterium acnes* などの検出感度を高めるため，髄液培養は少なくとも10日間継続する．
- 髄液検査は術後の炎症と区別が困難で，小児における報告ではシャント感染の約半数が髄液白血球数 $12/\mu L$ 未満とされる[4]．髄液白血球数や乳酸の異常は約80％，蛋白の異常や糖の異常は約50％程度でみられる．
- 髄液培養は66％，シャント先端部培養は78％，血液培養は19％で陽性率を示すという報告がある[2]．

原因となる微生物は？

- 表在菌による感染が多く，術後髄膜炎と比較してグラム陰性桿菌の割合は低い（**表5-4**）[2]．
- 複数菌が原因となる割合は，約15％である．
- 副鼻腔や口腔内からの操作が加わる場合は口腔内嫌気性菌やシャント先端部が腹腔内にある場合の腹腔内感染では腸管内細菌の関与も考慮する．

表5-4 シャント感染の原因菌

原因菌	頻 度
コアグラーゼ陰性ブドウ球菌	37%
黄色ブドウ球菌	18%
Cutibacterium acnes	9%
緑色レンサ球菌	4%
腸内細菌目細菌	4%
ブドウ糖非発酵菌	3%

（文献2）より改変）

💊 どの抗菌薬を選択？[3, 5)]

- 人工物が留置されている場合は，原則，抜去する．
- デバイスの再挿入に関しては，二期的に再挿入するほうが治療成功率はよいことが知られているため，可能であれば一定期間デバイスフリーの状態で抗菌薬を投与する．
- デバイス抜去後の一時的な外部ドレーン挿入と髄液培養の陰性を確認後に再挿入する二期的手法は，治療成功率が95％とされる．これに対して，一期的手法（抜去と同時に交換）では65％，デバイスを温存する場合は35％の成功率とされる．
- Empiric therapyと原因菌判明後の抗菌薬の選択は，前項の術後髄膜炎と同様である．
- 抗菌薬の髄腔内注入に関しては，抗菌薬全身投与に反応が乏しい場合や人工物抜去困難時に考慮する．脳室ドレーンから投与した際は，ドレーンは15〜60分程度クランプする．投与例を**表5-5**に示す．投与量を脳室容量から，投与間隔を髄液のドレーンからの排液量から決定する．

表5-5　抗菌薬の髄腔内注入の例

①脳室サイズによる1日投与量	
スリット状	バンコマイシン5mg かつ ゲンタマイシン2mg
正　常	バンコマイシン10mg かつ ゲンタマイシン3mg
拡　大	バンコマイシン15〜20mg かつ ゲンタマイシン4〜5mg
②ドレーン排液量による投与間隔	
＜50mL/日	3日ごと
50〜100mL/日	2日ごと
100〜150mL/日	連日
150〜200mL/日	連日（バンコマイシンを5mg増量かつゲンタマイシンを1mg増量）
200〜250mL/日	連日（バンコマイシンを10mg増量かつゲンタマイシンを2mg増量）

⏱ 適切な経過観察[3)]

- 治療期間の考え方も術後髄膜炎と同様である.
- シャント再造設のタイミングに関しては, 原因菌がコアグラーゼ陰性ブドウ球菌や *Cutibacterium acnes* で髄液検査（白血球数, 蛋白, 糖）が正常であり, シャント抜去後 48 時間以上髄液培養が陰性で継続している場合には, 抜去後 3 日目以降に再造設が可能とされる. 髄液検査で異常がみられるが髄液培養が陰性となった場合は, 7 日間の抗菌薬投与後に再造設可能である.
- 培養陽性が持続する場合は, 再検した培養が 7～10 日間陰性で経過するまで抗菌薬治療を継続した後に造設可能である.
- 黄色ブドウ球菌やグラム陰性桿菌の場合は, 髄液培養が陰性であることを確認後, 10 日間の抗菌薬治療を継続し, デバイスの再挿入が推奨される.

▋文献

1) Neurosurgery, 2008.［PMID：18596436］
2) Clin Infect Dis, 2008.［PMID：18484878］
3) Clin Infect Dis, 2017.［PMID：28203777］
4) Pediatr Infect Dis J, 2001.［PMID：11419501］
5) Acta Neurochir（Wien）, 1981.［PMID：7340429］

第 5 章 • 腫瘍のある臓器・部位別の感染症診療のポイント　163

2 頭頸部

① 頭頸部悪性腫瘍患者でよくみる感染症

要点

- 頭蓋底より下の鼻腔，口腔，咽頭・喉頭，甲状腺が含まれる．
- 喫煙，飲酒歴ががんの発生に関与すること，嚥下障害や疼痛から低栄養や口腔内の衛生環境が悪い患者が多く，誤嚥性肺炎や歯性感染症を起こす患者が多い．食道がんや肺がんの合併も多く，ほかの悪性腫瘍の病歴も併せて聴取する．
- 手術，化学療法，放射線治療を組み合わせた治療が行われるため，発熱性好中球減少症，粘膜障害による菌血症を合併する．
- 骨や脳神経，血管，中枢神経が近傍にあるため深頸部膿瘍，硬膜外膿瘍，椎体炎，化膿性血栓性静脈炎など重篤な感染症を合併することがある．
- 低栄養から，経腸栄養や中心静脈栄養が行われる患者も多い．胃瘻周囲の皮膚軟部感染症，中心静脈カテーテル関連菌血症にも注意する．

1 頭頸部悪性腫瘍患者と感染症リスク

- 頭頸部悪性腫瘍患者は治療歴にかかわらず誤嚥性肺炎，歯性感染症が多い[1]．口腔内衛生ケアの指導が感染症予防につながる．
- 低栄養がある場合は中心静脈カテーテルや胃瘻を造設する場合があり，同部位の感染症も鑑別にあげる．
- 手術歴のある患者では，手術部位関連感染症，副鼻腔炎，深頸部膿瘍，椎体炎も鑑別にあげる．
- 放射線治療中では，粘膜炎，唾液腺炎が鑑別になる．

2 感染症の特徴（臓器，微生物）

- 深頸部感染症は，口蓋扁桃，歯牙，唾液腺などに生じた感染が頸部の間隙に波及することによって生じる感染症である．結合織が粗であることから，容易に周囲に広がり縦隔まで感染が波及する例もある．血管や椎体など重要な臓器も近く，時に重篤な状態に陥る．口

表5-6　口腔内から検出される微生物

	歯肉溝	プラーク
レンサ球菌	28.8%	28.2%
ラクトバチルス属	15.3%	23.8%
モラクセラ属	0.4%	0.4%
ペプトストレプトコックス属	7.4%	12.6%
放線菌などグラム陽性桿菌	20.2%	18.4%
ベイロネラ属	10.7%	6.4%
フソバクテリウム属	16.1%	10.4%
プレボテラ属	1.9%	4.1%
腸内細菌目細菌	1.2%	データなし

（文献2）より作成）

　腔内の観察とともに頸部の圧痛，開口障害の有無，後頸部の圧痛，胸部聴診を伴せて行う．

● 口腔内レンサ球菌や嫌気性菌が主体となる（表5-6）．検体採取が困難な例が多く，重症度に応じたempiric therapyの抗菌薬選択が求められる．多くの場合は，アンピシリン・スルバクタムが第一選択となる[2]．

● 生活習慣にも関連するが，ほかのがん種に比べ，結核やB型肝炎の合併も多い[3, 4]．

文献

1) Clin Transl Oncol, 2019.［PMID：29948973］
2) Madell, Douglas, and Bennett`s Priciples and Practice of Infectious Diseases (9th ed), Infections of the Oral Cavity, Neck, and Head, Elsevier, 2019.
3) Anticancer Res, 2020.［PMID：32234943］
4) Medicine (Baltimore), 2017.［PMID：29069025］

2 頭頸部

❷ 化膿性耳下腺炎

要点

- 口腔内微生物が唾液を分泌するステノン管を逆行して，耳下腺に感染を起こす．口腔内不衛生に加え，放射線治療や絶食などで唾液腺分泌が減少している患者で発症しやすい．
- 黄色ブドウ球菌やレンサ球菌が主体となるが，嫌気性菌の混合感染も多い．血液培養の陽性報告を契機に見つかる症例もある．
- 抗菌薬で速やかに軽快するが，まれに深頸部感染症や顔面神経麻痺に至る．

👤 患者背景を理解する

- 唾液を分泌するステノン管を口腔内微生物が逆行することで，耳下腺に感染が起きる．
- 口腔内不衛生に加え，化学療法，放射線治療や絶食，脱水など唾液腺分泌が減少している患者で発症しやすい．がん患者では，頭頸部の放射線治療後や緩和医療期の患者に診ることの多い感染症である[1]．
- 緩和医療期では 2.9％ の患者に発症するとされ，オピオイド，抗コリン薬，ステロイド，酸素投与など唾液分泌や口腔内乾燥につながる治療を受けている患者に多い[2]．

❓ 感染症の臨床像

- 片側性の唾液腺部の腫脹・熱感・圧痛，発熱で発症する．
- ムンプスなどのウイルス性耳下腺炎が鑑別となる．若年や頭痛などの随伴症状，両側性はウイルスを示唆する．
- 口腔内を観察し，ステノン管から排膿を認める場合は化膿性耳下腺炎と判断できる．同部位から採取した膿のグラム染色を行うことで微生物の同定ができる．耳下腺を優しく後ろから前方にマッサージすると排膿が得られやすい．
- 黄色ブドウ球菌は菌血症を起こしやすく，血液培養陽性で見つかる

例もある．血液培養を必ず採取する．

● まれに顔面神経麻痺を合併するため，脳神経の診察も併せて行う．

原因となる微生物は？

● 黄色ブドウ球菌が最も多く，約半数を占める．ついでレンサ球菌が多い[3]．

● 嫌気性菌も半数で陽性となり，1/4は好気性と嫌気性菌の混合感染である[4]．

● 非結核性抗酸菌など，まれな微生物も原因となることがあるため，可能な限り口腔内に排膿された膿を採取し，原因菌同定に役立てる．

● 菌血症を合併する例もある．特に黄色ブドウ球菌は血液培養陽性を契機に見つかる例が多い．

どの抗菌薬を選択？

● 口腔内の常在菌と黄色ブドウ球菌をターゲットとしたアンピシリン・スルバクタムが第一選択となる．

● 血液培養陽性例では，empiric therapyとしてバンコマイシンなど抗MRSA薬も投与する．

適切な経過観察

● 抗菌薬や疼痛部のクーリングといった保存的治療で改善する．症状改善までの期間は4日程度である[2]．

● 治療期間は定まっていないが，通常10〜14日間行う．

● 唾液腺炎から，深頸部感染症に移行することがある．耳下腺を越えた疼痛がある場合，開口障害を認める場合は，造影CTなど画像評価を行う．

文献

1) Dent Clin North Am, 2008.［PMID：18154868］

2) J Pain Symptom Manage, 2018.［PMID：

3) Rev Infect Dis, 1990.［PMID：2385766］

4) J Med Microbiol, 2002.［PMID：12018662］

29454083］

2 頭頸部

❸ 薬剤関連顎骨壊死

要点

- ビスホスフォネート（BP）製剤やデノスマブ（Dmab）製剤など，骨吸収抑制薬を使用する患者では難治性の顎骨壊死がみられる．血管新生阻害薬や免疫調整薬の報告もみられるようになり，まとめて薬剤関連顎骨壊死（MRONJ）と呼ばれる．
- 全身状態，抜歯などの骨侵襲，口腔内衛生状態不良などと複数のリスクが発症に関与する．
- 発症すると難治性のため，予防が重要となる．BP製剤やDmab製剤投与前に侵襲的歯科処置を終了させ，継続的な口腔ケアを行う．早期の歯科介入が重要な疾患である．

👤 患者背景を理解する

- ビスホスフォネート（BP）製剤に伴う骨壊死が2002年に報告され，BRONJなどいくつかの略称で呼ばれてきた．抗RANKL抗体のデノスマブ（Dmab）製剤や血管新生阻害薬など，ほかの薬剤でも認識されるようになり，米国口腔顎顔面外科学会（AAOMS）は薬剤関連顎骨壊死（medication-related osteonecrosis of the jaw：MRONJ）と呼ぶようになり，用語が定着している[1]．診断基準は**表5-7**[2]に示す．その3項目を満たした場合にMRONJと診断される．
- 治療期間が長くなるにつれて増加し，治療開始後1年間の発生率は0.7〜1.4％，1年を超えて治療を継続すると2〜3.4％に増加する[3]．
- 経口製剤よりも注射製剤，低用量よりも高用量がリスクとなる．

表5-7　MRONJの診断基準

①BPやDmab製剤による治療歴がある．
②8週間以上持続して，口腔・顎・顔面領域に骨露出を認める．または口腔内，あるいは口腔外から骨を触知できる瘻孔を8週間以上認める．
③原則として，顎骨への放射線照射歴がない．また顎骨病変が原発性がんや顎骨へのがん転移でない．

（顎骨壊死検討委員会：薬剤関連顎骨壊死の病態と管理：顎骨壊死検討委員会ポジションペーパー2023. p.4 より転載）

表5−8　MRONJ の危険因子

薬剤関連因子	● ビスホスホネートおよびデノスマブ（投与量；高用量＞低用量，累積投与量） ● 抗スクレロスチン抗体製剤ロモゾズマブ ● 抗悪性腫瘍薬：殺細胞性抗悪性腫瘍薬，血管新生阻害薬，チロシンキナーゼ阻害薬，mTOR阻害薬 ● グルココルチコイド ● 免疫抑制薬：メトトレキサート，mTOR阻害薬
局所因子	● 歯周病，根尖病変，顎骨骨髄炎，インプラント周囲炎などの顎骨に発症する感染性疾患 ● 侵襲的歯科治療（抜歯など） ● 口腔衛生状態の不良 ● 不適合義歯，過大な咬合力 ● 好発部位：下顎（47 〜 73％），上顎（20 〜 22.5％），上下顎（4.5 〜 5.5％），その他下顎隆起，口蓋隆起，顎舌骨筋線の隆起の存在
全身因子	● 糖尿病 ● 自己免疫疾患（全身性エリテマトーデス，関節リウマチ，シェーグレン症候群） ● 人工透析中の患者 ● 骨系統疾患（骨軟化症，ビタミンD欠乏，骨パジェット病） ● 貧血（Hb＜10g／dL） ● 生活習慣：喫煙，飲酒，肥満
遺伝的要因	● *VEGF* 遺伝子，*RBMS3* 遺伝子，*SIRT 1* 遺伝子のSNPs

（顎骨壊死検討委員会：薬剤関連顎骨壊死の病態と管理：顎骨壊死検討委員会ポジションペーパー2023. p.11 より転載）

● 薬剤以外にも局所因子，全身因子，遺伝的要因と複数の因子が発症に関与している（**表5−8**）[2]．

❓ 感染症の臨床像

● 上顎より下顎に発生しやすい．その理由としては，下顎には圧負荷がかかりやすく，また，骨代謝回転がほかの骨より高く骨吸収抑制薬の取り込み量が多いためと考えられる．
● 顎骨に炎症または感染があると MRONJ が発症する．
● 疼痛，持続性の骨露出，顎の重い感じやしびれ，歯肉腫脹，排膿，歯の動揺性，X線で骨溶解像などを認めた場合には疑う．疼痛を伴わず無症状のこともある．
● 症状の中で，下口唇を含むオトガイ部の知覚異常（Vincent 症状）は，骨露出よりも前にみられる MRONJ の初期症状であるとされている．

第5章 ● 腫瘍のある臓器・部位別の感染症診療のポイント　169

表 5-9　MRONJ のステージ

病　期	病　態
0	臨床的な骨壊死の確証はないが非特異的な症状所見 （歯痛や放散痛，粘膜肥厚など）
1	無症候性の骨露出・骨壊死
2	症状を伴う骨露出・骨壊死
3	● 下顎では下顎下縁に及ぶ骨融解を伴う骨露出・骨壊死 ● 上顎では周辺（上顎洞や鼻腔）に至る骨露出・骨壊死 ● 病的骨折

（文献2）を参考に作成）

- 症状や所見からステージ 0 ～ 3 に分類される（表 5-9）[2]．
- 最終的な診断は経験のある歯科医に頼るところが多く，腐骨などの壊死骨への外科的対応についても連携が重要である．

原因となる微生物は？

- MRONJ の病理組織から放線菌が優位に認められ，病態に関与していると考えられている[4]．
- そのほか，口の中の嫌気性菌が複数検出される．培養を行う場合は表層ではなく，深部からの採取を行う．

どの抗菌薬を選択？

- 口腔内常在菌と放線菌をカバーする抗菌薬を選択する．
- 抗菌薬は長期間継続する必要があるため，できる限り副作用が少なく狭域の抗菌薬が望ましい．アモキシシリンで開始し，改善しなければ培養結果などを参考に de-escalation する．
- 培養結果がない場合は β-ラクタマーゼ産生菌を考え，アモキシシリン・クラブラン酸やクリンダマイシンに変更する．

処方例		
薬剤名	投与量（1回）	投与間隔
アモキシシリン	500 mg	1日3〜4回　経口
上記で効果が得られなければβ-ラクタマーゼ産生菌を想定し以下を投与		
クリンダマイシン または	300 mg	1日3〜4回　経口
アモキシシリン	250 mg	1日3〜4回　経口
＋アモキシシリン・クラブラン酸	250 mg	1日3〜4回　経口

🕐 適切な経過観察

- 治癒を目ざすことよりも疼痛，排膿，知覚異常など症状緩和を目標とする．がんの場合，骨吸収抑制薬の中止によりADLが損われる症例も多い．骨吸収抑制薬の中止・継続や外科的介入は主治医，歯科医，患者とで十分に話し合う．
- 抗菌薬でも改善しない場合は，分離腐骨除去といった可能な限り非侵襲的な処置から行う．
- 抗菌薬終了の判断には臨床症状（疼痛や腫脹），局所所見，X線やMRIによる画像評価，赤沈の正常化が指標となる．
- MRONJは一度起これば難治性であり，起こさないことが最も重要である．骨吸収抑制薬開始前に歯科にて感染源となりうる口腔疾患のスクリーニングを行い，侵襲的な歯科治療は終了させておく．
- 口腔衛生は，MRONJだけではなく多くの感染症の予防につながる．

文献

1) J Oral Maxillofac Surg, 2022.［PMID：35300956］
2) 顎骨壊死検討委員会：薬剤関連顎骨壊死の病態と管理：顎骨壊死検討委員会ポジションペーパー2023, 2023.
3) Support Care Cancer, 2016.［PMID：26335402］
4) Sci Rep, 2016.［PMID：27530150］

2 頭頸部

❹ 深頸部感染症

要点

- 歯性感染症，咽頭炎，唾液腺炎などの感染巣から波及し，急速に進行する．
- 頸部には多くの構造物（気道，頸動静脈，椎体など）が狭い区域に集中しており，生命を脅かす重篤な病態に進展することがある．
- 解剖の理解とともに気道閉塞やLemierre症候群，縦隔炎，髄膜炎といった緊急の病態を意識することが重要である．

👤 患者背景を理解する

- 基礎疾患を有する者が多く，糖尿病，腎不全，肝硬変，免疫不全，化学療法，口腔内不衛生，手術を含む外傷などは危険因子となる[1]．
- 頭頸部悪性腫瘍では，手術，口腔内不衛生，放射線治療，化学療法など複数のリスクが重なるため発症リスクが高い．深頸部感染症を契機に頭頸部悪性腫瘍が見つかる報告も多い[2]．
- 歯性感染症，咽頭炎，扁桃炎，唾液腺炎など原発の感染症から深頸部感染症に移行する．治療中に，疼痛範囲の広がりや嚥下・開口障害などが出現した場合は疑う．

❓ 感染症の臨床像

- 解剖の理解が重要である（図5−1）[3]．血管や気道など重要な臓器が狭い範囲に存在すること，筋膜と臓器との空間（間隙）があることが感染の広がりの要因となる．
- 唾液腺炎や歯性感染症が進展すると，間隙を通じてほかの部位へ急速に感染が広がる（図5−2）[3]．
- 顎下間隙は口腔底と舌骨の間のスペースであり，歯性感染症から感染が波及する．組織が疎であるため，腫脹が強くなると気道を圧迫するLudwig anginaと呼ばれる口底蜂窩織炎を起こす．
- 傍咽頭間隙を経由して頸動脈鞘へ炎症が波及すると，Lemierre症候

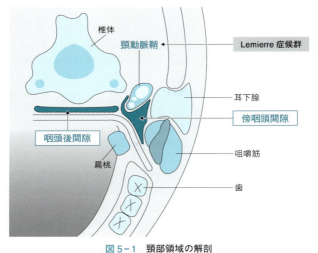

図 5-1　頸部領域の解剖

(文献 3) を参考に作成)

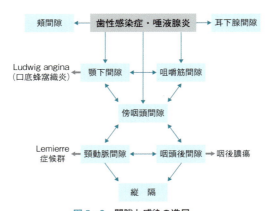

図 5-2　間隙と感染の進展

(文献 3) より改変)

群と呼ばれる血栓性静脈炎をきたす．

- 咽頭後間隙は咽頭の後方にあるスペースである．椎体との間には薄い筋膜しかなく，炎症が及ぶと縦隔まで膿瘍が拡大することがある．また頭頸部腫瘍術後や放射線治療後では頸椎の椎体炎や硬膜外膿瘍も起こしやすい．
- 頸部まで広がる痛み，顎下浮腫，嚥下障害，開口障害，呼吸困難，発声障害，頸部運動制限が特徴的な症状である．特に開口障害は咀嚼筋群への炎症が及んでいる所見となり，傍咽頭間隙の感染を疑う．首の痛みや胸部の痛みは，咽頭後間隙の感染を示す所見となる．

原因となる微生物は？

- 主に口腔内の常在菌が問題となる．レンサ球菌が最多であり，ペプトストレプトコッカス属，フソバクテリウム属などの嫌気性菌が続く[1,4]．黄色ブドウ球菌や肺炎桿菌の報告もあり，ドレナージの際には培養検体を採取する．
- *Fusobacterium* (*F.*) *necrophorum* は Lemierre 症候群と関連するとされる．血液培養も併せて行う．

どの抗菌薬を選択？

- 症状および聴診で気道閉塞の可能性があれば，まずは気道確保を行う．浮腫や膿瘍による閉塞により気道確保が困難な場合もあり，気道確保を得意とする医師に応援を要請する．
- その上で，感染部位の同定や感染拡大の範囲を評価するため造影 CT 検査を行う．撮像範囲は，縦隔炎や敗血症性肺塞栓の評価を行

| 処方例 |
薬剤名	投与量（1 回）	投与間隔
アンピシリン・スルバクタム または	3g	6 時間ごと　静注
クリンダマイシン	600mg	8 時間ごと　静注
バイタル不安定の場合		
タゾバクタム・ピペラシリン	4.5g	6 時間ごと　静注

うため胸部まで含める．頸部痛がある場合は椎体炎を疑い，MRIや時間を空けた評価を行う．

- 抗菌薬に加え，外科的ドレナージも行う．
- Empiric therapy は，*F. necrophorum* など β-ラクタマーゼを産生しうる微生物をターゲットに，アンピシリン・スルバクタムやタゾバクタム・ピペラシリンを選択することが多い．

⏱ 適切な経過観察

- 治療期間に定まったものはないが，2～3週以上が目安となる．ドレナージ不十分の場合や椎体炎がある場合は，4週間以上の治療が必要となる．
- 歯性感染症が契機になることが多く，口腔ケアとともに早期の歯科紹介も必要となる．

文 献

1) Head Neck, 2004.［PMID：15390207］
2) Eur Arch Otorhinolaryngol, 2012.［PMID：21547387］
3) Mandell, Douglas, and Bennett's Principles and Practice of Infectious Diseases（9th ed）, Infections of the Oral Cavity, Neck, and Head, Elsevier, 2019.
4) Oral Surg Oral Med Oral Pathol Oral Radiol, 2017.［PMID：28411005］

肺・食道・縦隔

3 ❶ 肺がん患者でよくみる感染症

> **要点**
>
> - がんで肺の既存構造が破壊されるため，アスペルギルスや抗酸菌が定着しやすい．
> - 免疫チェックポイント阻害薬が，さまざまなタイミングで使用されるため，免疫関連有害事象（irAE）への免疫抑制薬の投与による感染症が近年，増えつつある．
> - 慢性経過の感染症（抗酸菌，真菌など）は，肺がんや肺転移に画像が似ることもある．

1 肺がん患者と感染症リスク

- 治療経過中，50〜70％の症例が感染症を起こす[1]．肺炎，菌血症，発熱性好中球減少症が多い．

- 下気道感染のリスクは，宿主の免疫状態（化学療法やステロイド，栄養状態，全身状態）と気道のバリア障害，侵入する微生物の曝露量で変わる．肺がん患者は，原病および治療過程でバリア破綻が存在する．嚥下機能低下や口腔内不衛生があれば，下気道内に入る微生物の量は増える．

- がんによる気道の閉塞や狭窄があると，細菌の排出ができず治療困難な閉塞性肺炎を形成する．特に，気道閉塞をきたしやすい中枢側の扁平上皮がんや小細胞がんで合併しやすい[1]．

- 気管支鏡後には肺炎，肺膿瘍を起こしやすい．腫瘍が大きい，内部に壊死がある，既存の感染病巣がある，全身状態が不良である症例では手技後の感染症リスクが高い[2]．

- 肺がん術後では，肺炎，膿胸，気管支断端瘻，創部感染を起こしうる[3]．

- 肺がん領域では，手術，化学療法，放射線治療，免疫チェックポイント阻害薬治療が行われる．特に，免疫チェックポイント阻害薬の使用頻度は増えており，近年，2剤以上の併用療法も多く，免疫関連有害事象（immune-related adverse events：irAE）と感染症の鑑

別や，irAEに対するステロイドや免疫抑制薬使用中の感染症の診断の相談が多い．

2 感染症の特徴（臓器，微生物）

- 既存の肺構造が破壊されれば，より病原性が低く増殖が遅い微生物が原因菌となりやすい．アスペルギルスなどの真菌，結核菌，非結核性抗酸菌は常に念頭に置く．

- 閉塞性肺炎や肺膿瘍では，口腔内の嫌気性菌や，バクテロイデス属，緑膿菌や黄色ブドウ球菌が原因となる．

- 慢性経過の感染症は症状が乏しく緩徐に進行するため，肺がんと画像や経過が似る．肺がんと紹介された症例の中に，一部，感染症が混ざることがあることを忘れてはならない[4]．米国のがんセンターの報告では，初診時の診断が肺がんだった症例のうち，精査後，1.3%は感染症に診断が変わっている[5]．米国の報告では真菌が多いが，日本では結核菌を含む抗酸菌が最多である．悪性腫瘍の肺転移でも同様なことがいえ，結核菌や真菌が混ざりうることを忘れてはならない．

- がんを模倣する症状を呈する感染症の微生物としては，結核，非結核性抗酸菌，ノカルジア，放線菌，真菌（アスペルギルス，クリプトコックスなど），肺膿瘍が多い．臨床経過や既往（結核曝露歴）から少しでも疑う場合は，感染症検査とともに結核としての感染対策を考慮する．

- 免疫チェックポイント阻害薬を投与されている患者の54.4%が，感染症を合併したとする報告がある[6]．多くは細菌性肺炎であるが，真菌感染症が続く．irAEに対しステロイドを使用した場合は，感染症のリスクは3〜5倍とさらに増加する[6]．irAEに対してインフリキシマブを使用した場合には，結核にも注意する．

┃ 文献

1) Eur Rev Med Pharmacol Sci, 2013.［PMID：23329518］
2) J Infect Chemother, 2021.［PMID：33060045］
3) Am J Respir Crit Care Med, 2006.［PMID：16474029］
4) Chest, 2018.［PMID：29518379］
5) Support Care Cancer, 1997.［PMID：9069606］
6) Clin Lung Cancer, 2023.［PMID：37419702］

3 肺・食道・縦隔

❷食道がん患者で よくみる感染症

> **要点**
>
> ● リスクが上昇する感染症は，食道がんの進行による解剖学的異常に伴うものとがん治療に伴うものがそれぞれ存在する．
> ● 呼吸器感染症の頻度が比較的高いが，解剖学的破綻が存在する場合は縦隔炎も注意が必要である．

1 食道がん患者と感染症リスク

● がん自体の進行に伴う感染症としては，食道狭窄や反回神経麻痺による誤嚥性肺炎，食道穿孔や気管・気管支との瘻孔形成による縦隔炎，難治性の呼吸器感染症が代表的である．

● 食道がんに対する治療は病期と個々の病態により，内視鏡治療，外科治療，化学放射線治療（chemoradiotherapy：CRT），化学療法が単独もしくは組み合わさって選択される[1]．それぞれの治療に伴う感染症リスクを**表5−10**に示す．

● 食道がんの進行や化学放射線治療に伴う食道炎などにより経口摂取困難となり，中心静脈カテーテル留置がされている患者では，カテーテル関連血流感染症（catheter-related blood stream infection：CRBSI）も注意すべきである．

2 感染症の特徴（臓器，微生物）

● 呼吸器感染症では患者背景，セッティング（外来，入院），喀痰グラム染色所見などを参考にして原因菌の想定を行う．慢性的に誤嚥を繰り返す患者も多いが，特に亜急性経過〜慢性経過をたどる場合や急性経過でも治療経過がよくない場合には，抗酸菌感染症（結核，非結核性抗酸菌）も鑑別にあげて精査することを忘れてはならない[5]．

● 食道が侵入門戸となる感染症では口腔内や食道の常在菌が関与することが多いため，緑色レンサ球菌や口腔内嫌気性菌を主に考える[6]．

表5-10　食道がんの治療と感染症リスク

がん治療	注意すべき感染症
内視鏡治療	●菌血症：ESDに伴う菌血症の頻度は非常に低い一方で，食道がんの根治的治療後に生じる難治性食道狭窄に対して行う内視鏡的バルーン拡張術では比較的菌血症が生じやすいとされる[2,3] ●食道穿孔，縦隔炎 ●誤嚥性肺炎
外科治療	●SSI：頸部の縫合不全により縦隔炎や膿胸に進展する可能性もあるため注意が必要 ●細菌性肺炎
化学放射線治療	●粘膜炎，食道炎に伴う誤嚥性肺炎や菌血症 ●食道穿孔，縦隔炎
化学療法	●発熱性好中球減少症：術前DCF（ドセタキセル＋シスプラチン＋フルオロウラシル）療法では特に重篤な好中球減少の頻度が高いとされる[4] ●免疫チェックポイント阻害薬による免疫関連有害事象（irAE）を起こした場合にはステロイドや免疫抑制薬の使用により感染症のリスクが上昇する（ニューモシスチス肺炎，結核など）

ESD：endoscopic submucosal dissection（内視鏡的粘膜下層剥離術），SSI：surgical site infection（手術部位感染症）.

文献

1) 食道癌診療ガイドライン2022年版（第5版），金原出版，2022.
2) Gastrointest Endosc, 2015.［PMID：25442089］
3) Surg Endosc, 2016.［PMID：26983438］
4) Lancet, 2024.［PMID：38876133］
5) Int J Infect Dis, 2021.［PMID：34022337］
6) Dis Esophagus, 2013.［PMID：22394217］

第5章 ◆ 腫瘍のある臓器・部位別の感染症診療のポイント　179

3 肺・食道・縦隔

❸ 院内肺炎・医療介護関連肺炎

要点

- 可能な限り良質な下気道検体を採取し，グラム染色を活用して原因菌の推定と抗菌薬選択を行う．
- 背景の免疫不全の有無を把握し，一般細菌以外に想定すべき特殊な原因菌がないか考慮する．
- 治療効果判定を行う際には「臓器特異的」と「全身性」パラメーターを意識して評価を行う．

患者背景を理解する

- 院内肺炎（hospital-acquired pneumonia：HAP）は「入院後 48 時間以降に新規発症した肺炎」と定義づけられている[1]．
- 市中肺炎（community-acquired pneumonia：CAP）と比較するとグラム陰性桿菌（腸内細菌目細菌，ブドウ糖非発酵菌）や黄色ブドウ球菌などが原因となる頻度が多く，死亡率も高い．
- 日本では，さらに医療介護関連肺炎（nursing and healthcare-associated pneumonia：NHCAP）という概念を設けており，多くは高齢者の誤嚥性肺炎が占めている[2]．
- がん患者では悪性腫瘍そのもの（多くは血液悪性腫瘍）やがん治療によって生じた免疫不全の影響で，一般細菌以外の原因菌の感染リスクが高まることも注意すべきである．
- COVID-19 のような呼吸器ウイルス感染症では，下気道感染へ進展し重症化するリスクが高いことが報告されている．

感染症の臨床像

- 発熱，悪寒，頻呼吸，咳嗽，喀痰，呼吸困難，胸痛などの症状がみられる．
- 高齢者では典型的な呼吸器症状を示しにくく，食欲不振や活動性低

下など非特異的な症状が前面に出てくる場合もある.

- 発熱性好中球減少症(febrile neutropenia：FN)や高度の脱水などの場合は初期に肺炎像がはっきりしないことがある.発熱＋呼吸器症状がある患者ではほかの原因も検索しつつ,鑑別に残しておく.
- 症状経過やリスクにより肺血栓塞栓症,うっ血性心不全,薬剤性肺炎,免疫関連有害事象(immune-related adverse events：irAE),放射線肺臓炎,急性呼吸促迫症候群(acute respiratory distress syndrome：ARDS)などの鑑別診断も忘れないようにする.

🔖 原因となる微生物は？

- 臨床経過や患者背景,重症度をもとに原因菌の想定を行う.
- 誤嚥性肺炎が疑われる状況では肺炎球菌,口腔内レンサ球菌の関与を考慮する.
- 院内肺炎では市中肺炎と比較すると大腸菌,クレブシエラ,エンテロバクターなどの腸内細菌目細菌,緑膿菌やアシネトバクターなどのブドウ糖非発酵菌,黄色ブドウ球菌が占める割合が多い[1, 2].
- 原因菌の絞り込みを行うために,グラム染色を活用する.迅速性の観点から重症肺炎や人工呼吸器関連肺炎(ventilator associated pneumonia：VAP)でも適切な抗菌薬選択を行うために非常に有用な検査である.
- 可能な限り良質な下気道検体を培養に採取する.肺炎は「下気道」の感染であり,唾液成分しかない検体はコンタミネーションにより正確な情報が得られないことが多い.喀痰検体の質は肉眼所見および顕微鏡所見で評価を行う(Miller & Jones分類[3]やGeckler分類[4]).
- インフルエンザやCOVID-19罹患後には,黄色ブドウ球菌など細菌性肺炎合併のほか,糸状菌による肺炎の合併にも注意する.
- 高齢者の肺炎では結核に足元をすくわれないように注意が必要である.
- 患者背景や臨床経過に応じて抗酸菌染色・培養,核酸増幅検査,細胞診検査(グロコット染色)などを追加する.ノカルジアやアスペルギルスなど特殊な微生物を想定する場合には培養提出時に微生物検査室に情報提供を行う.
- 化学療法などに伴うステロイド積算量が多い症例,そのほかの要因で細胞性免疫不全が背景にある症例ではニューモシスチス肺炎は重

第5章・腫瘍のある臓器・部位別の感染症診療のポイント　181

表5-11 背景の免疫不全と注意すべき呼吸器感染症の原因菌

好中球減少	細 菌	● 緑膿菌
	真 菌	● アスペルギルス (長期間の好中球減少の場合)
細胞性免疫不全	細 菌	● 黄色ブドウ球菌 ● レジオネラ ● 結核, 非結核性抗酸菌症 ● ノカルジア
	ウイルス	● HSV (単純ヘルペスウイルス) ● VZV (水痘・帯状疱疹ウイルス) ● CMV (サイトメガロウイルス) ● 呼吸器ウイルス (RSV, インフルエンザ, 　COVID-19)
	真 菌	● ニューモシスチス ● アスペルギルス ● クリプトコックス ● ムーコル ● ヒストプラズマ
	寄生虫	● 糞線虫 ● トキソプラズマ
液性免疫不全・脾摘後	細 菌	● 肺炎球菌 ● インフルエンザ菌

要な鑑別診断となる (表5-11).

● 呼吸器ウイルス感染症による下気道感染症が鑑別にあがる場合には, FilmArray® 検査も考慮する.

どの抗菌薬を選択?

● 良質な下気道検体が採取できた場合には, グラム染色所見をもとに抗菌薬選択をすることが可能である.

● 誤嚥性肺炎が疑われる状況で, グラム染色像が poly-microbial pattern の場合, アンピシリン・スルバクタムやセフトリアキソンが選択肢となる.

処方例

薬剤名	投与量 (1回)	投与間隔
アンピシリン・スルバクタム	3g	6時間ごと　静注
セフトリアキソン	2g	24時間ごと　静注

- グラム陰性桿菌（腸内細菌目細菌，ブドウ糖非発酵菌）が主な原因菌と想定される場合は患者の重症度，施設のアンチバイオグラムを参考に抗菌薬選択を行う．

| 処方例 | | |

薬剤名	投与量（1回）	投与間隔
セフェピム	1〜2g	8時間ごと　静注
タゾバクタム・ピペラシリン	4.5g	6時間ごと　静注

- 黄色ブドウ球菌が喀痰から検出された場合は原因菌ではないことも多いが，インフルエンザ感染後の細菌性肺炎や急激に進行するHAPなどにおいて，グラム染色像で多数のグラム陽性ブドウ球菌を認めた場合はバンコマイシンの追加を考慮する．
- 高齢者や細胞性免疫不全者の肺炎では，フルオロキノロン系抗菌薬の安易な使用を避ける．抗酸菌感染症が隠れていることがあり，診断の遅れにつながりうる．

⏱ 適切な経過観察

- 「臓器特異的」と「全身性」パラメーター（表5-12）を意識して，自然経過と一致する経過かどうかをみながら治療効果判定を行う．
- 治療開始から2，3日程度で発熱，血圧，脈拍数，呼吸数が改善に転じることが多い．SpO_2はほかのバイタルサインよりも正常化まで時間を要し，重症肺炎ではさらに改善のスピードが遅れる[5]．
- 喀痰グラム染色も治療効果判定として有用である．肺炎球菌性肺炎では抗菌薬開始後数時間で菌体が消失してくる．一方で緑膿菌や黄色ブドウ球菌などの重症肺炎では数日間かけて緩徐に減少してくる傾向にある．
- 胸部X線所見や炎症反応上昇は改善に時間がかかるため，早期の段階ではほかのパラメーターを参考にしたほうがよい．
- 臓器特異的パラメーターの改善が乏しい，もしくは悪化傾向の場合は以下のことを考える．
  ①診断が合っているか，ほかの病態の併存があるかどうか．
  ②肺炎随伴性胸水・胸膜炎，肺化膿症，膿胸合併など，改善が緩徐

第5章●腫瘍のある臓器・部位別の感染症診療のポイント　183

表 5-12　肺炎の治療効果判定のパラメーター

	臓器特異的	全身性
自覚的	● 咳嗽 ● 喀痰 ● 呼吸困難	● 倦怠感 ● 食欲不振
他覚的	● 呼吸数 ● SpO$_2$（酸素飽和度） ● 呼吸音 ● 喀痰グラム染色所見 ● 胸部X線所見	● general appearance ● ADL（日常生活動作） ● 体温 ● 血圧 ● 脈拍数 ● 意識状態 ● 炎症反応 ● 臓器障害

な病態もしくはドレナージが必要な病態の合併がないか．
③抗菌薬スペクトラムの問題．
④抗菌薬の投与量，投与回数，投与経路が適切かどうか．
● 一方で臓器特異的パラメーターが改善傾向にあるものの，炎症反応など非特異的なパラメーターのみが再度悪化した場合は，新たな病態〔カテーテル関連血流感染症，*Clostridioides difficile* 感染症（CDI），偽痛風，薬剤熱，深部静脈血栓症（DVT）など〕が加わった可能性を考慮する．

治療期間

● 院内肺炎（HAP）に関する研究の多くは，ICU患者の重症肺炎や人工呼吸器関連肺炎（VAP）のデータに基づいている．そのような患者群においても治療期間はおおむね7日間程度で終了可能と考えられている[6,7]．
● グラム陽性菌による菌血症，胸膜炎，肺化膿症，膿胸を合併した場合には，それに合わせて治療期間を延長する．

文献

1) Clin Infect Dis, 2016.［PMID：27418577］
2) 成人肺炎診療ガイドライン2024. メディカルレビュー社, 2024.
3) Am Rev Respir Dis, 1963.［PMID：14068432］
4) J Clin Microbiol, 1977.［PMID：334796］
5) JAMA, 1998.［PMID：9600479］
6) Cochrane Database Syst Rev, 2015.［PMID：26301604］
7) EClinicalMedicine, 2023.［PMID：36911269］

3 肺・食道・縦隔

❹ 閉塞性肺炎

| 要 点 |

- 閉塞性肺炎は，気管支の閉塞に起因する肺実質の感染と定義されているが，この疾患概念に関して取り上げている文献は意外と少ない.
- 進行した肺がんなどが原因になることが多い.
- 閉塞が関与しているため，病態の改善には長期間を要することが多い.

👤 患者背景を理解する

- 閉塞性肺炎（postobstructive pneumonia）は，気管支内での腫瘍増大もしくは気管／気管支外の占拠性病変による圧排で，気道の閉塞が起こり生じる.
- 原発性肺がん（小細胞がん，扁平上皮がん，カルチノイド），転移性肺腫瘍，悪性リンパ腫，縦隔腫瘍などが原因となる[1, 2].
- 市中肺炎の入院症例の2%程度を占め，閉塞性肺炎がきっかけで悪性腫瘍が発見されることもある[1, 2].

❓ 感染症の臨床像

- 感染以外に分泌物自体による化学性肺臓炎などの病態の関与もいわれており，初期は必ずしも細菌感染を伴うわけではない．しかし，肺炎と同様に発熱，咳嗽，呼吸困難などの症状を呈した場合には感染症として対応する.
- 一般的な市中肺炎と比較すると症状出現から受診までの期間が長い．喀痰の頻度は少なく，体重減少や悪液質がみられやすい[1, 3].

🦠 原因となる微生物は？

- 過去の少ない報告例では肺炎球菌，レンサ球菌，嫌気性菌（バクテ

第5章 ◆ 腫瘍のある臓器・部位別の感染症診療のポイント　185

ロイデス属を含む）が主体であり，黄色ブドウ球菌，腸内細菌目細菌，緑膿菌などのブドウ糖非発酵菌も報告されている．複数菌による混合感染が多い[1~5].

- 治療開始前に，可能な限り良質な下気道検体を得る努力をする．
- 閉塞があると喀痰培養は必ずしも閉塞部位の末梢の細菌叢を反映しないが[3]，良質な喀痰や気管支鏡検体が得られた場合にはグラム染色所見を参考にして原因菌の推定を行う．

🖊️ どの抗菌薬を選択？

- 治療期間は定まったものがない．閉塞が解除されない場合には治療期間は長期間（6~8週間以上）必要とすることが多い．一方で閉塞が速やかに解除され，経過が良好な場合にはより短期間の治療を考慮してもよい．
- 全身状態が落ち着いているようであれば，まずは口腔内細菌叢をターゲットとしてアンピシリン・スルバクタムで治療を開始する．

| 処方例 |

薬剤名	投与量（1回）	投与間隔
アンピシリン・スルバクタム	3g	6時間ごと　静注

- 良質な下気道検体のグラム染色でグラム陰性桿菌（腸内細菌目細菌，ブドウ糖非発酵菌）が主体の場合は，患者の重症度と施設のアンチバイオグラムを参考に抗菌薬を選択する．

| 処方例 |

薬剤名	投与量（1回）	投与間隔
タゾバクタム・ピペラシリン	4.5g	6時間ごと　静注

⏱️ 適切な経過観察

- いわゆる"non-resolving pneumonia"の鑑別疾患に含まれる．一般的な細菌性肺炎と違い，閉塞性肺炎では原因菌に効果のある抗菌薬を使用したとしても症状の改善までに時間がかかる．解熱傾向とな

るのに1週間以上を要する例も少なくないため，特に状態の悪化がなければすぐに抗菌薬の変更をする必要はない[1]．

- 10〜15％程度の症例で肺化膿症，膿胸，気管支胸膜瘻などの合併症がみられる[3]．

- Empiric therapyに反応しない場合には抗菌薬スペクトラムを広げる前に，上記の合併症検索を行うとともに閉塞の原因に対する介入を考慮する．

文献

1) Clin Infect Dis, 2016. [PMID：26908806]
2) Ann Transl Med, 2019. [PMID：31516903]
3) Infect Dis Ther, 2018. [PMID：29392577]
4) J Bronchology Interv Pulmonol, 2013.
   [PMID：23857204]
5) Am J Respir Crit Care Med, 1994. [PMID：8004324]

肺・食道・縦隔

3

⑤ 膿 胸

要点

● 膿胸は胸腔内に膿性滲出液が貯留した状態をいう．片側性の胸水貯留がみられる患者では鑑別診断に入れ，胸水穿刺での評価を考慮する．

● 迅速な診断，適切な抗菌薬投与，ドレナージの判断が重要となる．

👤 患者背景を理解する

● 一般的には，①肺炎 → ②肺炎随伴性胸水 → ③膿胸という経過をたどり，膿胸進展までには数週間かかると考えられている[1]．不良な口腔内衛生環境，糖尿病，アルコール多飲，反復する誤嚥などが危険因子となる．

● 胸部手術，外傷，食道破裂・穿孔，深頸部感染症の波及，横隔膜下膿瘍の波及なども原因となりうる[2]．

❓ 感染症の臨床像

● 咳嗽，喀痰，胸痛などの症状を呈するが，全身倦怠感，食欲不振，体重減少など非特異的な症状のみのことがある．

● 細菌性肺炎の治療中に改善が乏しい場合，原因不明の発熱や炎症反応高値で片側性の胸水貯留を認める場合には膿胸の可能性を考える．

● 可能な限り，抗菌薬開始前に胸水穿刺での評価を考慮する（**表5-13**）[3]．

● 明らかに膿性の胸水もしくはグラム染色で菌体を認める場合には膿胸と診断してよい．

● そうでない場合には，まずLightの基準に沿って，胸水が「滲出性」かをみる（**表5-14**）[3～5]．

● 利尿薬が事前に使用されている場合には，漏出性胸水を誤って滲出性胸水と判定することがある．その場合はほかの基準も参考にする．

● 片側の滲出性胸水の原因としては多いのは肺炎随伴性胸水，膿胸，

表 5-13　胸水の評価

- 肉眼的性状
- におい（嫌気性菌が関与している場合は臭いことが多い）
- 白血球数（分画）
- pH
- 糖
- 蛋白，アルブミン
- LDH
- グラム染色，抗酸菌染色，培養（一般細菌，抗酸菌）

必要に応じて ADA，細胞診などを追加する。
LDH：lactate dehydrogenase（乳酸脱水素酵素），ADA：adenosine deaminase（アデノシンデアミナーゼ）。

（文献 3）より作成）

表 5-14　「滲出性」と「漏出性」胸水の鑑別

Light の基準：以下の 3 つのうち 1 つ以上を満たせば「滲出性」
① 胸水 LDH ＞血清 LDH の正常上限の 2/3
② 胸水／血清総蛋白比 ＞0.5
③ 胸水／血清 LDH 比 ＞0.6
利尿薬内服中で上記基準の結果，「滲出性胸水」と分類された場合，以下も参照する
● 「血清総蛋白」－「胸水総蛋白」≧3.1 g/dL なら漏出性
● 「血清アルブミン」－「胸水アルブミン」≧1.2 g/dL なら漏出性

（文献 3～5）より作成）

結核性胸膜炎，悪性腫瘍である。

- さらに白血球分画で，好中球優位であれば肺炎随伴性胸水もしくは膿胸であることが多く，リンパ球優位の場合は結核や悪性腫瘍などの可能性を考慮する必要がある[3]。
- 胸水の結核菌検査は感度が低く，陰性でも否定は困難である。検査陰性でも結核が疑われる場合は胸膜生検も検討する[6]。
- 胸水性状によりドレナージの必要性を判断する。肺炎随伴性胸水は単純性（uncomplicated）と複雑性（complicated）に分類され，前者は抗菌薬治療のみで軽快することが多いが，後者や膿胸の場合はドレナージを要する（表 5-15）[1]。

表5-15　肺炎随伴性胸水・膿胸のマネジメント

胸水所見	肺炎随伴性胸水		膿胸
	単純性	複雑性	
外　観	わずかに混濁	混濁	膿性
多核白血球数	<15,000/μL	>25,000/μL	
pH	>7.3	<7.2	
糖	>60mg/dL	<40mg/dL	N/A
胸水糖/血糖	>0.5	<0.5	
LDH	<700U/L	>1,000U/L	
グラム染色もしくは培養	陰性	陽性となりうる	陽性となりうる
ドレナージの必要性	不要のことが多い	必要	必要

（文献1）より作成）

原因となる微生物は？

- 口腔内レンサ球菌，肺炎球菌，クレブシエラ，黄色ブドウ球菌，口腔内嫌気性菌などが原因となり，混合感染が多い[7]．
- 誤嚥性肺炎や横隔膜下の感染に伴う膿胸の場合は，嫌気性菌が関与している可能性が高い．
- 術後膿胸の場合は，黄色ブドウ球菌，好気性グラム陰性桿菌（緑膿菌など）の頻度が高まる[8]．
- 慢性経過や背景に細胞性免疫不全がある場合は，ノカルジア，結核の可能性も考える．

どの抗菌薬を選択？

- 喀痰や胸水のグラム染色結果をもとにempiric therapyの治療薬を選択し，培養結果に応じて調整を行う．

処方例

薬剤名	投与量（1回）	投与間隔
口腔内レンサ球菌や嫌気性菌を想定する場合		
アンピシリン・スルバクタム	3g	6時間ごと　静注
セフトリアキソン ＋メトロニダゾール	2g 500mg	24時間ごと　静注 8時間ごと　静注
緑膿菌を含むグラム陰性桿菌を想定する場合		
タゾバクタム・ピペラシリン	4.5g	6時間ごと　静注
セフェピム ＋メトロニダゾール	1〜2g 500mg	8時間ごと　静注 8時間ごと　静注
黄色ブドウ球菌（MRSA含む）を想定する場合*		
バンコマイシン	15mg/kg	12時間ごと　静注

* ：投与量は参考程度であり，可能であれば薬物血中濃度モニタリング（TDM）ソフトウェアなどを活用して投与量設計を行うことが望ましい．

* ：抗菌薬適正使用支援チーム（AST）薬剤師がいる場合は，投与量や血中濃度測定のタイミングに関して相談する．

🕐 適切な経過観察

- 適切にドレナージされた膿胸の場合は，3〜4週間程度で治療終了できることが多い[9, 10]．
- ドレナージができていない，もしくはドレナージ不良の場合は，再度ドレナージの適応を検討するとともに臨床経過に応じて治療期間延長を考慮する（4〜6週間以上）．
- 有瘻性膿胸では外科的治療に関してコンサルトを行う．

文献

1) Clin Infect Dis, 2007.［PMID：17990232］
2) Clin Infect Dis, 1996.［PMID：8722927］
3) Am J Crit Care, 2011.［PMID：21362716］
4) N Engl J Med, 2002.［PMID：12075059］
5) JAMA, 2014.［PMID：24938565］
6) Ann Thorac Med, 2020.［PMID：32489442］
7) Eur Respir J, 2019.［PMID：31248959］
8) Oncotarget, 2018.［PMID：30038722］
9) J Infect, 2016.［PMID：26987740］
10) ERJ Open Res, 2023.［PMID：37057085］

肺・食道・縦隔

3

❻ 縦隔炎，食道瘻

要点

- 縦隔炎がどのような機序で生じているかを把握することで，原因菌の想定と適切な抗菌薬選択が可能となる.
- 食道がんの瘻孔形成などの解剖学的破綻が原因となると難治性の感染症を併発しやすく，予後不良である.

👤 患者背景を理解する

- 縦隔は前方は胸骨・肋軟骨，後方は胸椎前面，側方は左右の壁側胸膜，上方は胸郭入口部，下方は横隔膜を境界として構成される空間である. 心臓，大血管，気管，食道などの重要な臓器が位置する. この領域に感染（縦隔炎）を起こすと，疎な組織間隙であるために炎症が上下方向に波及しやすく重篤な状態となりうる.
- 縦隔炎は主に表5-16の3つの機序で生じる.
- 食道がんでは局所進行や腫瘍壊死，放射線治療などに伴い食道穿孔・縦隔炎だけでなく，周囲の近接する臓器と瘻孔形成をきたして

表5-16 縦隔炎発生の機序

機 序	主な原因菌
①食道穿孔 ● 医原性（内視鏡処置後など） ● 特発性食道破裂 ● 食道異物 ● 外傷 ● 食道がん	混合感染が多い ● 緑色レンサ球菌 ● *Moraxella catarrhalis*，ヘモフィルス属 ● *Peptostreptococcus*，フソバクテリウム属，プレボテラ属などの嫌気性菌
②深頸部や肺・胸腔からの感染波及 （「深頸部感染症」，p.172を参照）	
③胸骨正中切開（心臓血管手術など）後のSSI	単一菌が多い ● 黄色ブドウ球菌 ● コアグラーゼ陰性ブドウ球菌（CNS） ● 腸内細菌目細菌 ● 緑膿菌

SSI：surgical site infection（手術部位感染症）.

（文献1〜4）より作成）

重篤な感染症や出血など致死的な病態につながることがある（食道気管瘻，食道気管支瘻，食道大動脈瘻など）．

❓ 感染症の臨床像[1, 3, 5]

- 縦隔炎の症状としては発熱，胸痛，嚥下時痛，呼吸困難などがみられる．発生機序により発症形式や臨床経過は異なる．
- 特に深頸部感染症が原因の場合は，気道のトラブルを合併していることがある．まず気道の評価を優先的に行い，必要であれば気道確保を行ってから追加の評価に進む．
- 食道がんの局所進行・穿孔が原因の場合は，発症が比較的緩徐となることがあり，初期は症状が乏しく早期診断が難しい場合がある．
- 後縦隔に炎症が存在する場合は，胸痛ではなく心窩部痛が生じたり，肩甲骨間への放散痛がみられたりする．
- 食道気管瘻や食道気管支瘻では，経口摂取時に咳嗽や消化液の喀出が生じる．誤嚥を繰り返し，難治性の細菌性肺炎や肺化膿症を併発しやすい．
- 画像評価としては，胸部X線で縦隔陰影の拡大や縦隔気腫がみられた場合は疑わしいが，感染源の特定や炎症の範囲を把握するためにはCT検査が必要となる．

🦠 原因となる微生物は？

- 血液培養に加えて，ドレナージが可能な症例では感染部位の膿もしくは組織の培養検査を提出する．
- 原因菌は発生機序により大きく異なるため，原因を正確に把握しておくことが重要である（表5-16）．

💊 どの抗菌薬を選択？

- 抗菌薬投与に加えて，外科的ドレナージやデブリードマンが重要である．ただし個々の患者の背景疾患，全身状態や病態に応じて治療法が選択されることが多い．
- がんの進行に関連した病態の場合は外科的ドレナージの適応となり

第5章 ● 腫瘍のある臓器・部位別の感染症診療のポイント　193

処方例		
薬剤名	投与量（1回）	投与間隔
バイタル安定の場合		
アンピシリン・スルバクタム	3g	6時間ごと　静注
バイタル不安定，またはドレナージ検体のグラム染色像でグラム陰性桿菌の関与を疑う場合		
タゾバクタム・ピペラシリン	4.5g	6時間ごと　静注
胸骨正中切開後やドレナージ検体のグラム染色像で黄色ブドウ球菌の関与を疑う場合		
バンコマイシン	15mg/kg	12時間ごと　静注

にくく，十分なドレナージが実施できないケースも少なくない．
- 縦隔炎の機序に合わせて原因菌を想定し（表5-16），ドレナージ検体が得られている場合にはグラム染色像も参考にして抗菌薬選択を行う．

🕐 適切な経過観察

- 治療期間については定まったものはないが，最低4〜6週間の治療期間を要する．ドレナージ状況や治療経過，瘻孔の残存などによりさらに長期間の治療を検討する必要がある．
- 悪性腫瘍に伴った食道気管瘻・食道気管支瘻は非常に予後不良であり，症状緩和目的の食道ステント挿入などが検討される．感染症治療だけでなく，集学的なアプローチが必要となる病態である[5,6]．

文献

1) Mandell, Douglas, and Bennett's Principles and Practice of Infectious Diseases (9th ed), Elsevier, 2019.
2) Ann Thorac Surg, 2004.［PMID：15063302］
3) Clin Microbiol Infect, 2020.［PMID：31306791］
4) Dis Esophagus, 2013.［PMID：22394217］
5) Eur Respir Rev, 2020.［PMID：33153989］
6) 食道癌診療ガイドライン2022年版（第5版），金原出版，2022.

4 乳房

① 乳がん患者でよくみる感染症

要点

- 手術，薬物（ホルモン療法，分子標的薬，細胞傷害性抗がん薬，免疫チェックポイント阻害薬），放射線療法が治療選択となる．
- 尿路感染症，術後創部感染症，自壊部の感染，発熱性好中球減少症を合併することが多い．
- 化学療法も長期にわたるため，ステロイド積算量が多いがん種である．ニューモシスチス肺炎の報告も，ほかのがん種より多い．
- 再建時のインプラント関連感染症，リンパ浮腫関連蜂窩織炎は乳がんに特徴的な感染症である．

1 乳がん患者と感染症リスク

- 腋窩リンパ節郭清術後や放射線治療例では，リンパ浮腫に伴う蜂窩織炎を起こす（「第5章-8. 婦人科系」の項を参照）[1]．
- 再建例は，ティッシュ・エキスパンダー（tissue expander：TE）やシリコンを挿入することがあり，人工物感染を起こす．
- 進行期では腫瘍部位が自壊し，同部位から皮膚軟部組織感染症を起こす．
- 発熱性好中球減少症とともに，細胞傷害性抗がん薬が長期に続く例，免疫チェックポイント阻害薬による免疫関連有害事象（immune-related adverse events：irAE）では，ステロイド投与に伴う細胞性免疫不全を意識する．

2 感染症の特徴（臓器，微生物）

- 腫瘍部と患側上肢の観察は必ず行う．
- ほかのがん種に比べ，ニューモシスチス肺炎（*Pneumocystis jirovecii* pneumonia：PCP）が多いとの報告がある[2]．胸部X線は過去と比較し注意深く観察する．インプラント挿入例では単純X線の評価が難しいため，必要例ではCTも考慮する．

第5章 ◆ 腫瘍のある臓器・部位別の感染症診療のポイント　　195

● 乳腺炎では，脂質好性のコリネバクテリウム属や抗酸菌が問題となることがある．*Corynebacterium kroppenstedtii* のように発育が遅い菌もあり，検査室に情報共有が必要である[3]．

文献

1) Am J Med, 1992. [PMID：1364813]
2) BMC Cancer, 2021. [PMID：34479519]
3) Clin Infect Dis, 2002. [PMID：12439810]

Column

　ニューモシスチス肺炎（PCP）は，乳がん，肺がん，腎臓がん，泌尿器・生殖器がん，大腸がん，中枢神経系腫瘍など数多くの固形腫瘍で発生します[1]．化学療法に併用されるステロイドの投与量と投与期間がリスクとなります．

　最近，乳がんで，ネオアジュバント化学療法でのPCP発生報告が増えています．化学療法4〜6サイクル目と比較的早期に発症しています．米国からは，アドリアマイシン/シクロホスファミド（AC）を含むレジメンを受けた患者の0.6％に発生したと報告があります[2]．今まで3週間ごとであったレジメンが2週間ごとになりました．これにより，レジメンによる嘔気予防のために使用するステロイドの投与間隔が短くなり，日数あたりの平均投与量が増加することがPCP発症リスクの増加原因と考えられています．薬剤だけではなく，投与間隔の変更の情報も追尾していく必要があるのだなあと感じた出来事でした．

文献

1) Intern Med J, 2014. [PMID：25482745]
2) Breast Cancer Res Treat, 2015. [PMID：26420402]

4 乳房
❷ 乳房再建後の感染症

要点

- 乳房再建時には，皮膚や皮下組織を引き伸ばすために用いられるティッシュ・エキスパンダー（TE）を用いることがあり，感染率は10％程度とされる[1]．
- 表皮ブドウ球菌や黄色ブドウ球菌などのグラム陽性菌が多いが，抗酸菌などまれな菌種もあるため，微生物同定の努力を怠らない．
- 抗菌薬開始後も速やかに改善が得られない場合や，バイタルサインが不良な場合はTE抜去が望ましい．

👤 患者背景を理解する

- 乳房切除単独の術後感染症発生率は5％であるのに比べ，インプラント挿入後は10％と上昇する．特に切除と再建を同時に行う一期的手術では感染率が上がる．
- ほかの手術関連感染症と同様に喫煙，高齢，肥満，手術時間は感染リスクとなる．過去の手術歴や放射線治療など，皮膚の瘢痕や萎縮は感染リスクにつながる[2]．

❓ 感染症の臨床像

- 感染は早期（挿入から6週間以内）と遅発性に分かれ，多くは4〜5週で発症する．
- 術後早期にバイタルサインの変動や消化器症状，広範な発赤がある場合にはtoxic shock syndromeを考える．
- 挿入から1年以上（時には数十年）たってから発症する例も多い．こうした例では遅発性の微生物が原因となるか，何らかの全身感染症に付随して発生する．

第5章・腫瘍のある臓器・部位別の感染症診療のポイント　197

原因となる微生物は？

- インプラント挿入時のコンタミネーション，患者が皮膚や乳腺に保菌している微生物が由来となる[3]．一部の菌はインプラント部位にバイオフィルムを形成し，抗菌薬の移行性が落ちる．
- コアグラーゼ陰性ブドウ球菌，黄色ブドウ球菌，グラム陰性桿菌（緑膿菌やクレブシエラ属）の報告が多い（**表5-17**）．抗酸菌や放線菌の報告もあり，培養延長や抗酸菌培養も考慮する．

どの抗菌薬を選択？

- 蜂窩織炎，手術部表層感染，深部（インプラント）感染と深さで治療

表5-17　乳房再建後に問題となる微生物

原因菌	頻度
グラム陽性菌	
コアグラーゼ陰性ブドウ球菌	24%
メチシリン感受性黄色ブドウ球菌（MSSA）	15%
メチシリン耐性黄色ブドウ球菌（MRSA）	12%
腸球菌	3%
コリネバクテリウム属	2%
グラム陰性菌	
緑膿菌	14%
クレブシエラ属	4%
その他の腸内細菌	5%
嫌気性菌	
プロピオニバクテリウム属	4%
アクチノマイセス属	1%
抗酸菌	
Mycobacterium (M.) abscessus	3%
M. fortuitum	1%
真菌	
カンジダ属	2%

（文献3）より改変）

法が異なる．治療のフローチャートを図5-3にまとめる[4]．

- 原因菌の同定が最も重要である．表層のぬぐい液は皮膚の常在菌を拾う可能性があり，できる限り深部から検体を採取する．血液培養も併せて行う．
- Empiric therapyはグラム陽性菌が多いため，バンコマイシンが推奨される．
- ティッシュ・エキスパンダー(TE)感染症で，抜去群と留置したままのサルベージ群とを比較した研究はない．99症例のまとめでは，抗菌薬のみの成功率が25.3%とする文献もあり，原則的には抜去が望ましい[5]．
- システマティックレビューでは29%が軽症例であり，軽症例では

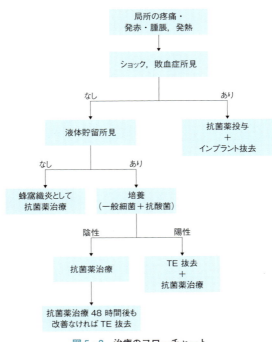

図5-3 治療のフローチャート

(文献4)より改変)

82%が外科的介入なく治療に成功していた[6]．軽症例においては抗菌薬投与を開始し，反応をみてから抜去する選択もある（図5-3）．

- 抗菌薬開始後も速やかに改善が得られない場合や全身状態が不良な症例，メチシリン耐性黄色ブドウ球菌（MRSA）検出例では抜去が必要となる[4]．
- 抜去した後の治療期間は，一般細菌では10〜14日間であるが，サルベージ群での治療期間は定まったものがない．

⏱ 適切な経過観察

- 感染によるTE抜去後の再挿入のタイミングは，抜去から3〜6か月が目安である[4]．
- TE温存後の再燃や抜去後の再感染もあるため，月単位での経過観察が必要となる．

文献

1) Infect Control Hosp Epidemiol, 2015. ［PMID：26036877］
2) Lancet Infect Dis, 2005.［PMID：15680779］
3) Plast Reconstr Surg Glob Open, 2016. ［PMID：27579229］
4) Infect Dis Clin North Am, 2012.［PMID：22284379］
5) Plast Reconstr Surg, 2013.［PMID：23714788］
6) J Plast Reconstr Aesthet Surg, 2021. ［PMID：34257035］

5 消化管系

❶消化管系悪性腫瘍患者でよくみる感染症

要点

- 処置や治療が多岐にわたるため，感染症リスクも多岐にわたる．治療歴，留置デバイスはすべて把握する．
- がんの転移や浸潤に伴う感染症も多く，解剖学的背景を常に念頭に置きながら熱源検索を行う．
- 腸内細菌叢は消化管の部位で変化するため，重症度の評価とともに穿孔部位に合わせて抗菌薬を選択する．

1 消化管系悪性腫瘍患者と感染症リスク

- 胃がんと大腸がんは，国内で最も罹患者数が多い悪性腫瘍である．
- 消化器がんに固有の感染症はないが，処置や治療が多岐にわたることから鑑別の幅は広い（表5-18）．
- がんの転移や浸潤に伴い閉塞や，多臓器との交通により感染症が発生する（肝転移に伴う胆道系感染症，膀胱浸潤に伴う尿路感染症など）．解剖学的背景を理解することが熱源検索のポイントとなる．すべての腫瘍部位とデバイスは，感染リスクになることを肝に銘ずる．

2 感染症の特徴（臓器，微生物）

- 腸内細菌叢は消化管の部位によって異なる．胃や十二指腸は菌量が少なく，検出されるのは主に口腔内の常在菌（レンサ球菌や嫌気性菌）が多い．盲腸から大腸になると偏性嫌気性菌が増える一方，大腸菌や腸球菌が検出されることも多い．
- バイタルが不安定な症例や好中球減少時の消化管穿孔は除き，穿孔部位から微生物を予想し抗菌薬を選択することが適正使用につながる．

第5章・腫瘍のある臓器・部位別の感染症診療のポイント　201

表 5-18 消化器がん治療に関連した感染症

処置／治療	感染症や発熱の鑑別
内視鏡	肺炎，穿孔
手　術	手術部位関連感染症
・胃全摘後	・誤嚥性肺炎，胆嚢炎
放射線	粘膜炎，放射線性臓器障害（肺臓炎，腸炎など）
化学療法	
・殺細胞性	・発熱性好中球減少症，粘膜炎
・ステロイド	・ニューモシスチス肺炎，B型肝炎，ステロイド離脱症候群など
・免疫チェックポイント阻害薬	・免疫関連有害事象，免疫抑制薬使用に伴う感染症
・抗VEGF抗体（ベバシズマブ）	・消化管穿孔，腹膜炎
消化管通過障害	閉塞性腸炎
デバイス留置	デバイス関連感染症（中心静脈カテーテル関連血流感染症，副鼻腔炎など）
抗菌薬投与	薬剤熱，*Clostridioides difficile*感染症
肝転移	胆管炎，肝膿瘍

5 消化管系
❷ 腹膜炎

要点

- 細菌性腹膜炎は，病態により一次性腹膜炎〔特発性細菌性腹膜炎（SBP）〕，二次性腹膜炎，三次性腹膜炎に分類される．病態ごとに想定される原因菌や治療介入も大きく異なるため，病歴や所見からいずれに該当するかを速やかに判断することが重要である．
- 血液培養2セットに加えて，腹水培養（外科的治療の場合は術中腹水）を提出する．
- 一次性腹膜炎は通常，単一菌が原因であることが多く，二次性腹膜炎では複数菌による混合感染が多い．
- 二次性腹膜炎では，外科的治療やドレナージが重要な治療となる．

👤 患者背景を理解する

一次性腹膜炎〔特発性細菌性腹膜炎（SBP）〕

- 腹腔内臓器の解剖学的破綻を伴わない腹膜炎であり，ほとんどが腹水貯留のある肝硬変患者でみられる．危険因子としてはChild-Pugh分類Cの肝硬変，腹水中総蛋白＜1g/dL，消化管出血，特発性細菌性腹膜炎（spontaneous bacterial peritonitis：SBP）の既往などがある[1]．
- うっ血性心不全，ネフローゼ症候群，がん性腹水の患者でもまれに発症しうる．

二次性腹膜炎

- 腹腔内／骨盤内臓器の解剖学的破綻によって生じる．消化管穿孔，虫垂炎，憩室炎，胆嚢炎，膵炎，骨盤内炎症性疾患，術後縫合不全や膵液漏など，原因は多岐にわたる．
- がん患者では消化管原発の悪性腫瘍，消化管への直接浸潤，腹膜播種病変，腹部の外科手術が原因となり，また，ベバシズマブなどの血管内皮増殖因子受容体（VEGF）阻害薬の使用も消化管穿孔のリスクとなる．

三次性腹膜炎

- 二次性腹膜炎に対して適切なソースコントロールを行ったにもかか

わらず，48 時間以降も腹膜炎所見が持続または再燃した場合の病態をさす．ドレナージ不良や，治療介入できていない解剖学的異常による腹膜炎の遷延とは区別される．二次性腹膜炎と三次性腹膜炎は連続的な病態であり，早期の段階で明確に区別できない場合もある[2,3]．

- 主に重症患者や免疫不全者に起こりうる．宿主の防御機構が乏しいために，病原性が低い微生物が原因となりやすい．

❓ 感染症の臨床像

一次性腹膜炎（SBP）

- 腹水貯留を伴う肝硬変患者で発熱，腹部症状，意識変容を認めた場合には必ず疑う．しかし，発熱（約 30 %）や激しい腹痛（約 40 %），意識変容（約 10 %）の頻度はそれほど高くなく，症状や所見が軽微な症例もある[4]．

- 新規の腹水貯留，肝性脳症の増悪，全身状態悪化などがみられた場合も鑑別にあげて腹水穿刺を考慮する（**表 5-19，20**）．

表 5-19　腹水の評価項目

肉眼的性状
細胞数，白血球分画
生化学検査
● アルブミン，蛋白 ● SAAG[*1] ≧ 1.1 であれば門脈圧亢進による腹水を示唆 ● 糖 ● LDH ＜以下の項目は，疑う病態により追加＞ ・アミラーゼ：膵液漏，消化管穿孔を疑う場合 ・ビリルビン：胆汁漏，消化管穿孔を疑う場合 ・中性脂肪：乳び腹水を疑う場合 ・クレアチニン：尿管損傷，膀胱破裂を疑う場合 ・ADA（アデノシンデアミナーゼ）：結核性腹膜炎を疑う場合
微生物検査
● グラム染色，細菌培養 ＜結核性腹膜炎が鑑別にあがる場合（ただしいずれも感度は高くない）＞ ・抗酸菌染色，抗酸菌培養，結核菌 PCR

がん性腹膜炎を疑う場合には，細胞診も追加するが感度は高くない．
＊1：SAAG：血清腹水アルブミン勾配（血清アルブミン値－腹水アルブミン値）．

（文献 5, 6）より作成）

表 5-20 腹水所見による分類（SBP とその亜型，二次性腹膜炎）

分類	多核白血球 (/mm³)	腹水グラム染色 または培養	対応
特発性細菌性腹膜炎 （SBP）	≧250	陽性（単一菌）	SBP として治療
culture-negative neutrocytic ascites （CNNA）	≧250	陰性	淋菌/クラミジア，結核 性腹膜炎と鑑別を要する. 経過が矛盾しなければ SBP として治療
monomicrobial non-neutrocytic bacterascites（MNB）	<250	陽性（単一菌）	経過が矛盾しなければ SBP として治療
polymicrobial bacterascites	<250	陽性（複数菌）	腸管誤穿刺の可能性を疑う
二次性腹膜炎	≧250	陽性（複数菌）	総蛋白＞1.0 g/dL 糖＜50 mg/dL LDH＞基準値上限 を満たせばより確からしい

(文献 1, 7, 8) より改変)

- 腹水中の菌量は少ないため，グラム染色の感度は低い.
- 腹水を滅菌スピッツだけでなく血液培養ボトルにも入れて提出すると，培養の感度が上昇する（ボトルのみで提出してしまうとグラム染色などができないため滅菌スピッツと併せて提出する）[9].
- 約半数で菌血症を伴うため，血液培養も忘れずに採取しておく.

二次性腹膜炎

- 腹膜刺激徴候が典型的だが，高齢者や免疫不全者では腹部所見が乏しいことがある. もともとのがん性疼痛，麻薬やステロイドの使用により症状と腹部所見が修飾される場合があるため注意が必要である.
- 疑う場合は積極的に CT 検査などの画像検査を行い，外科的介入が必要な病態がないかを評価する. 診断がはっきりせず，新規の腹水貯留や増加を認める場合には，鑑別のために腹水穿刺を考慮する.
- 腹水のグラム染色・培養で，複数菌や嫌気性菌が検出されれば本症を強く疑う.
- 下部消化管由来の場合は，敗血症や敗血症性ショックに進展しやすい.

第 5 章 • 腫瘍のある臓器・部位別の感染症診療のポイント　205

三次性腹膜炎

- 二次性腹膜炎に対して適切なソースコントロールを行ったのにもかかわらず，腹膜炎が持続または再燃した場合に鑑別にあげる．
- 穿刺可能な腹水があれば穿刺を行う．留置中のドレーンからの培養採取は一般的に定着菌との区別が難しくなるため推奨されない．交換直後のドレーンから採取した培養検体であれば参考となりうる．

🔍 原因となる微生物は？

一次性腹膜炎（SBP）

- 原則は単一菌種による[7, 9]．主に大腸菌，クレブシエラ，レンサ球菌（肺炎球菌，緑色レンサ球菌）が原因となりやすい．医療関連の場合は，耐性傾向の腸内細菌目細菌や緑膿菌も原因となりうる．

二次性腹膜炎

- 二次性腹膜炎の原因菌を**表5−21**に示す[8, 10, 11]．
- 婦人科臓器由来の腹膜炎で，病歴上リスクがある場合には淋菌／クラミジアの可能性，β-ラクタム系抗菌薬での治療効果が乏しい場合には*Mycoplasma hominis*などの病原体が関与している可能性も検討する．

表5−21　二次性腹膜炎の治療対象となる主な原因菌

上部消化管由来 （トライツ靭帯より口側）	● 緑色レンサ球菌，口腔内嫌気性菌 ● 時に大腸菌，クレブシエラ
	院内発症例では上記に加えて ● エンテロバクター，シトロバクター，セラチア ● 緑膿菌
下部消化管由来 （トライツ靭帯より肛門側）	● 大腸菌，クレブシエラ ● 嫌気性菌（バクテロイデス） ● 緑色レンサ球菌 ● 腸球菌
	院内発症例では上記に加えて ● エンテロバクター，シトロバクター，セラチア ● 緑膿菌

（文献 8, 10, 11）より作成）

三次性腹膜炎

- 通常はカバーしないような病原性の低い微生物が原因となりやすい[2, 3, 12].
- 全身状態が許せば，安易に抗菌薬のカバーを広げずに，採取可能な検体のグラム染色や培養結果を確認して原因菌の推定に努める.
  - → グラム陽性球菌：腸球菌，CNS（コアグラーゼ陰性ブドウ球菌），MRSA（メチシリン耐性黄色ブドウ球菌）.
  - → グラム陰性桿菌：エンテロバクター，緑膿菌.
  - → 酵母様真菌：カンジダ.

💊 どの抗菌薬を選択？

一次性腹膜炎（SBP）

| 処方例 |

薬剤名	投与量（1 回）	投与間隔	
セフトリアキソン	2g	24 時間ごと	静注
セフォタキシム	2g	8 時間ごと	静注
「院内発症」かつ「バイタルが不安定」な場合			
セフェピム	1〜2g	8 時間ごと	静注
タゾバクタム・ピペラシリン	4.5g	6 時間ごと	静注

二次性腹膜炎

- 早期の外科的治療（解剖学的破綻の修復＋腹腔内汚染物質の除去）やドレナージが重要となる．特に下部消化管穿孔を伴う場合は，外科的治療や十分なドレナージなしでは改善が得られない可能性が高い.
- 抗菌薬選択は病原性の観点から，グラム陰性桿菌（特に腸内細菌目細菌）＞嫌気性菌＞腸球菌の順で意識する.
- 手術やドレナージの際に得られた検体の培養結果に合わせて抗菌薬を適正化する．十分なソースコントロールが行われた症例で，カバーされていない病原体（特に腸球菌やカンジダ）が後に報告されたとしても，治療経過がよければ必ずしもカバーの追加は必要ない[2, 13].

第 5 章・腫瘍のある臓器・部位別の感染症診療のポイント　207

【上部消化管や婦人科臓器由来】

処方例

薬剤名	投与量 (1回)	投与間隔
アンピシリン・スルバクタム	3g	6時間ごと　静注
セフメタゾール	1g	6～8時間ごと　静注
「院内発症」かつ「バイタルが不安定」の場合		
タゾバクタム・ピペラシリン	4.5g	6時間ごと　静注

【下部消化管由来】

処方例

薬剤名	投与量 (1回)	投与間隔
「バイタルが安定」している場合		
セフメタゾール	1g	6～8時間ごと　静注
「バイタルが不安定」な場合		
タゾバクタム・ピペラシリン	4.5g	6時間ごと　静注
セフェピム 　＋メトロニダゾール	1～2g 500mg	8時間ごと　静注 8時間ごと　静注
ESBL産生菌が関与する場合		
メロペネム	1g	8時間ごと　静注

三次性腹膜炎

● 当初より二次性腹膜炎に対して使用していた抗菌薬は，少なくとも二次性腹膜炎としての治療期間を完遂するまでは継続する．それに加えて原因菌により下記の抗菌薬を追加する．

処方例

薬剤名	投与量 (1回)	投与間隔
腸球菌 (Enterococcus faecium)，CNS，MRSAが原因菌の場合		
バンコマイシン	15mg/kg	12時間ごと　静注
カンジダが原因菌の場合		
ミカファンギン 　または	100mg	24時間ごと　静注
フルコナゾール	200mg	24時間ごと　静注

🕐 適切な経過観察

一次性腹膜炎（SBP）

- 治療期間は 5 ～ 7 日間である[9]．
- 腹水検査の再検は治療反応性の 1 つの指標となるが，発熱や腹部所見が改善している場合にはルーチンで行う必要はない．治療開始48 時間時点で，多核白血球数が治療開始時の値と比較して上昇もしくは減少幅が 25％以下の場合には，治療反応性が不十分と判断する[9]．
- 治療経過が不良の場合は抗菌薬スペクトラムの問題とともに，二次性腹膜炎，三次性腹膜炎の可能性を想起する．

二次性腹膜炎

- 十分なソースコントロールを行った症例で，下記を満たす場合に最短で 4 ～ 7 日間の抗菌薬治療期間を検討する[14, 15]．
  ① 解熱している．
  ② 白血球数が正常化している．
  ③ 消化管機能が回復している（経口摂取可能）．
- グラム陰性桿菌の菌血症を伴う場合でも，7 日間で終了可能である．
- ソースコントロールが行われた場合でも，治療開始から 5 ～ 7 日間経過して臨床所見の改善が乏しい場合には，抗菌薬治療の延長を考慮するとともに膿瘍形成がないか画像評価で確認する．膿瘍などのドレナージ不良がない場合には，三次性腹膜炎も鑑別にあげる．
- 腹腔内膿瘍や術後膵液漏感染に対してドレナージを行った場合には，臨床経過により 2 ～ 4 週間程度の抗菌薬治療を行う．
- ドレナージが難しい腹腔内・骨盤内膿瘍など，ソースコントロールが不十分で抗菌薬のみで治療した場合には，4 ～ 6 週間程度の治療期間（途中で内服切り替え可能）が必要となることが多い．
- 外科アプローチが困難で腸管の穿孔部位が残存している場合，ほかの管腔臓器との瘻孔形成を伴う場合などでは，ドレナージ状況や臨床経過を踏まえた上で個々の症例に応じた治療期間を設定する．

三次性腹膜炎

- 定まった治療期間はないが，2 週間程度の治療期間を要することが多い．臨床経過や病原体により，さらに延長を考慮する場合もある．

第 5 章 ● 腫瘍のある臓器・部位別の感染症診療のポイント　209

文献

1) Clin Infect Dis, 1998. [PMID：9798013]
2) Clin Infect Dis, 2010. [PMID：20034345]
3) World J Clin Cases, 2021. [PMID：33869592]
4) Ann Emerg Med, 2008. [PMID：18433932]
5) JAMA, 2008. [PMID：18334692]
6) Ann Clin Biochem, 2010. [PMID：20595402]
7) Aliment Pharmacol Ther, 2015. [PMID：25819304]
8) がん患者の感染症診療マニュアル 改訂2版, 南山堂, 2012.
9) Hepatology, 2021. [PMID：33942342]
10) Infection, 2009. [PMID：19669089]
11) Surg Infect(Larchmt), 2015. [PMID：26061903]
12) Eur J Med Res, 2011. [PMID：21486724]
13) Clin Infect Dis, 2024. [PMID：38963819]
14) N Engl J Med, 2015. [PMID：25992746]
15) Surg Infect(Larchmt), 2024. [PMID：38990709]

5 消化管系

❸ *Clostridioides difficile* 感染症（CDI）

要点

- *Clostridioides difficile* 感染症（CDI）は，主に *Clostridioides difficile* による腸管感染症であり，抗菌薬使用以外もリスクとなる．
- 診断には，便の迅速検査と核酸増幅法（NAAT）を活用する．
- 重症度の定義は各種ガイドラインで統一された見解はなく，患者の全身状態や合併症に応じて総合的に判断する必要がある．
- 非重症のCDIは，基本的にメトロニダゾールで治療可能である．

患者背景を理解する

- *Clostridioides difficile*（*C. difficile*）は偏性嫌気性の芽胞形成性グラム陽性桿菌であり，医療関連の感染性下痢症を起こす代表的な微生物である．近年は市中発症例も報告されている．
- *C. difficile* の中でCDI発症の原因となるのはトキシン産生株である．トキシンAとBがあり，トキシンBを産生する場合に臨床上問題となる．第三のトキシン（バイナリー）を産生する株もあり，重症化と関連する．
- CDIの危険因子としては，抗菌薬使用（特に3か月以内）が有名であるが，それ以外にも下記のような環境要因と患者要因が存在する[1,2,3]．
  → 環境要因：長期入院や最近の入院歴，介護施設入所．
  → 患者要因：3か月以内の抗菌薬使用（特に1か月以内）[4]，高齢，消化管手術，経管栄養，炎症性腸疾患，慢性肝疾患や慢性腎臓病などの基礎疾患，悪性腫瘍（特に血液悪性腫瘍），化学療法／好中球減少，免疫抑制薬使用．
- つまり，*C. difficile* 自体の病原性に加えて，*C. difficile* への曝露を受けやすくなる環境要因と，腸内細菌叢が変化して発症しやすくなる患者要因が存在し，これらが組み合わさってCDI発症につながる．
- 2歳未満はトキシン非産生株の保菌率自体が高く，CDIの頻度も低い．ほかの下痢症の原因が除外されない限り，CDIの検査は推奨されていない[2]．

第5章・腫瘍のある臓器・部位別の感染症診療のポイント

❓ 感染症の臨床像

- CDIは，ガイドライン[2]で次のように定義づけられている．
  「2歳以上でBristol Stool Scale 5以上の下痢*を認め，CDI検査にて便中のトキシンが陽性もしくはトキシン産生性の*C. difficile*を分離する，もしくは下部消化管内視鏡や大腸病理組織にて偽膜性腸炎を呈するもの（*下痢：24時間以内に3回以上，もしくは平常時よりも多い便回数で泥状もしくは水様便）」[3, 5]．
- 下痢を主症状とし，時に発熱や腹痛を伴う．肉眼的血便はまれである．
- 入院後72時間以降に発症した急性下痢症では必ず鑑別に入れる．また，外来患者の急性下痢症でも，前述の危険因子がある場合は考慮する必要がある．
- 類白血病反応がみられることがあり，疑うきっかけの1つとなる．
- 発熱性好中球減少症の患者で下痢を伴う場合は必ずCDIの可能性を疑う．診断が遅れると重症化しやすい．
- 最重症の場合はショック，麻痺性イレウスや中毒性巨大結腸症，消化管穿孔をきたす．
- ごくまれに腸管外感染症を起こすことがある（CDI全体の1%未満）．菌血症，腹腔内膿瘍，肛門周囲膿瘍，創部感染症などで多くは混合感染である．

🦠 原因となる微生物は？

- トキシン産生性の*C. difficile*を検出することで診断する．
- *C. difficile*が特異的に産生するグルタミン酸脱水素酵素（glutamate dehydrogenase：GDH）抗原とトキシンを同時検出する迅速検査が一般的に使われている．GDH抗原の感度は高い（90%以上）がトキシン産生の有無にかかわらず陽性となるため，特異度は低い．一方でトキシンも検出されればCDIと診断可能だが，感度は低い（約70%前後）[6, 7]．
- CDIを疑った場合には，まず便の「迅速検査」を提出する．外来セッティングで，曝露歴や背景疾患からほかの細菌性腸炎と鑑別を要する場合は，「便培養」の提出も考慮する．
- 「便培養」は，一般的に細菌性腸炎の病原体を検出するための検査で

表5−22　迅速検査結果に応じたフロー

迅速検査結果		対　応
GDH抗原	トキシン	
＋	＋	CDIと診断可能
＋	−	**NAAT検査が使用可能な場合**
		NAAT（＋）：臨床的に矛盾しなければCDIと診断
		NAAT（−）：CDIの可能性は低い
		NAAT検査が使用できない場合
		トキシン非産生株の検出の可能性があり，CDIかどうか臨床判断が必要[*1,2]
−	−	CDIの可能性は低い[*1,2]

[*1]：便培養検査で *C. difficile* を検出し，それに対してトキシン検査を行うという
　　方法があるが，判定に数日間かかる．また通常の便培養と使用する培地や培
　　養方法が異なり，すべての施設で行えるわけではない．CDIを疑って便培養
　　の提出を考慮する場合は，その旨を検査室に情報提供したほうがよい．
[*2]：初回検査でCDI陰性で2回目に行ったとしても陽性になるのは1〜
　　2％[8]程度であり，迅速検査を繰り返す意義は少ないとされる．臨床的に
　　CDIの可能性が残る場合は，ほかの鑑別診断も精査しつつ，患者の状態に
　　応じて治療を考慮する場合もある（特に重症例）．

(文献2,3,7)より作成)

あるため，入院後72時間以上経過してから出現した急性下痢症に
対してルーチンで提出するべきでない（3日間ルール）．

● 各種ガイドライン[2,3,7]では，迅速検査の欠点を補うフローとして感
度の高い核酸増幅法（nucleic acid amplification test：NAAT）によ
るトキシン遺伝子の検出の併用，もしくは単独の使用が提案されて
いる（表5−22）．

● NAAT検査単独での運用の問題点としては，検査コストや偽陽性な
どがある．

🔖 どの抗菌薬を選択？

● 使用中の抗菌薬の終了を検討する．

● CDI治療については，海外のガイドライン[3,5,9]ではバンコマイシン
散やフィダキソマイシンが第一選択薬として推奨されている．しか
し，わが国では海外でアウトブレイクしている強毒株の分離頻度が
低く，再発率や死亡率も海外と比較すると低い傾向にあるため，わ

が国の現状に即していない可能性がある.

- また重症度に応じて薬剤選択がされるが,「重症」の定義自体は各種ガイドラインで統一されたものはない.白血球上昇のみで重症に該当してしまうなど,過大評価されている可能性があり,重症度判定には患者の全身状態も考慮した総合的な判断が必要である.
- 高度の急性腎不全,ショック,麻痺性イレウス,中毒性巨大結腸症をきたしている症例については,明らかに「重症」に該当すると判断してよい.
- メトロニダゾールは,バンコマイシン散やフィダキソマイシンと比較して,コスト面で非常に優れる.
- 少なくとも「非重症」とされる症例では,メトロニダゾールとバンコマイシンで治療成績に差はなく,可能な限りメトロニダゾールを使用してよい[2, 10, 11].

【非重症例(初発)】

処方例

薬剤名	投与量(1回)	投与間隔	投与期間
メトロニダゾール	500mg	1日3回　経口	10日間
内服できない場合			
メトロニダゾール	500mg	8時間ごと　静注	10日間

外来治療でメトロニダゾールを使用する場合には,治療期間中は飲酒を避けるように指導する(アルコールの代謝を阻害するため).

【重症例(初発)】

処方例

薬剤名	投与量(1回)	投与間隔	投与期間
バンコマイシン散	125mg	1日4回　経口*	10日間
ショック,麻痺性イレウス,中毒性巨大結腸症の場合			
バンコマイシン散	500mg	1日4回(経口もしくは経鼻胃管もしくは経腸投与)*	10日間
＋メトロニダゾール	500mg	8時間ごと　静注	10日間

＊:バンコマイシンの「静注(点滴)」は,腸管内に薬剤が到達しないためCDIに対して無効である.

【再発例】

処方例

薬剤名	投与量 (1回)	投与間隔	投与期間
バンコマイシン散	125mg	1日4回　経口	10〜14日間
フィダキソマイシン	200mg	1日2回　経口	10日間

再発が何度も続く場合は，バンコマイシンパルス・漸減療法も考慮する．

🕐 適切な経過観察

- 迅速検査の陽性反応は軽快した後もしばらく残るため，再検査での陰性確認は不要である．治療効果判定は臨床症状で判断する．
- 確定診断もしくは臨床診断したCDI患者に対しては，標準予防策に加えて個室管理と接触予防策を追加する．この対応は，下痢が改善して少なくとも48時間経過するまで継続する[2,3]．

文献

1) N Engl J Med, 2015. [PMID：25875259]
2) 日本化学療法学会，ほか編：Clostridioides difficile感染症診療ガイドライン 2022.
3) Clin Infect Dis, 2018. [PMID：29462280]
4) J Antimicrob Chemother, 2012. [PMID：22146873]
5) Clin Microbiol Infect, 2021. [PMID：34678515]
6) JAMA, 2015. [PMID：25626036]
7) Clin Microbiol Infect, 2016. [PMID：27460910]
8) J Clin Microbiol, 2008. [PMID：18784320]
9) Clin Infect Dis, 2021. [PMID：34492699]
10) J Infect Chemother, 2018. [PMID：30170735]
11) Eur J Clin Microbiol Infect Dis, 2017. [PMID：28577158]

6 肝・胆道，膵臓系

❶肝・胆・膵がん患者でよくみる感染症

要点

- 肝・胆・膵領域は，腫瘍自体だけでなく，ステントや手術による解剖学的変化など構造異常が発生しやすい．
- 「目の前の患者に，どのような構造異常があるのか」をきちんと把握することが最大のポイントである．
- 脾臓摘出後の患者では，致死率の高い脾摘後重症感染症（OPSI）が起こりやすい．患者教育，ワクチンによる予防が重要である．

1 肝・胆・膵がん患者と感染症リスク

- 腫瘍により胆道系うっ滞を起こし，急性胆嚢炎／胆管炎に至ることが多い．急性胆管炎の原因の 10 〜 57％を腫瘍が占め，胆石につぐ[1]．
- 胆道ステントの留置は，十二指腸乳頭部のバルブ機能が破綻し十二指腸と胆管が交通するため，胆汁に菌が流入する．
- 肝膿瘍の原因は胆道由来が最も多く，背景に腫瘍など胆道疾患があることが多い[2,3]．胆管炎治療中に，発熱や右腹痛などの症状が持続する場合は，画像検査で肝膿瘍を検索する．
- 肝・胆・膵領域の外科手術は，手術侵襲の大きさ，ドレーンなどの医療デバイスの複雑さから術後感染症の合併症が多い．さらに，術後は解剖学的に複雑になることや，胆汁・膵液による汚染もあり，治療に難渋することも少なくない．
- 特に，膵頭十二指腸切除術（pancreaticoduodenectomy：PD）は侵襲性が高く，手術部位感染症（surgical site infection：SSI）の発生率が26％と，すべての手術の中でSSIの頻度が一番高い[4]．
- 膵臓を切除する手術では，膵液瘻が高率に発生する．膵液瘻があると，膵液瘻感染によるSSIのリスクが高くなる[5]．
- 膵体尾部切除術（distal pancreatectomy：DP）は，通常，脾臓を同時に摘出する．脾臓は，体内における最大のリンパ器官で液性免疫の主役である．免疫グロブリンを産生するB細胞の半数が脾臓に存

在するため，脾臓摘出＝液性免疫不全と考える.

❷ 脾臓摘出術

- 脾臓は，IgM メモリー B 細胞から自然抗体を産生し，莢膜を有する微生物を除去する液性免疫を担う臓器である.
- 脾臓摘出術（脾摘）後は，肺炎球菌，インフルエンザ菌，髄膜炎菌，肺炎桿菌など莢膜を有する微生物による重症感染症リスクが高くなる. また犬や猫の口腔内に常在する *Capnocytophaga canimorsus* も莢膜を有するため，脾摘後の発熱時にはペット/動物接触の問診が大切である.
- 脾摘後重症感染症（overwhelming postsplenectomy infection：OPSI）は肺炎球菌によるものが圧倒的に多く，2021 年のわが国の報告では，侵襲性肺炎球菌感染症が 1,405 例，侵襲性インフルエンザ菌感染症が 194 例，侵襲性髄膜炎菌感染症が 1 例である[6].
- OPSI の初期症状は，非典型的な症状であることが多く，軽度の上気道症状であっても時間単位で急速に敗血症に至る. 致死率は 50～80％と高い[7,8].
- OPSI を予防するためには，ワクチン接種や患者教育が大事である. 患者に重症感染症のリスクがあることや発熱時の対応などを事前に教育をしておくことを忘れてはならない.
- 現在，日本では肺炎球菌ワクチン接種は必須だが，インフルエンザ菌や髄膜炎菌は成人における罹患率の低さからルーチンでは必要ない.
- 肺炎球菌ワクチンは，PCV 15-PPSV 23 の連続接種，または PCV 20 の接種が推奨されている[9,10]（「第 2 章 – 6. 予防接種」の項を参照）.
- インフルエンザウイルスワクチンも，感染後の二次性肺炎球菌感染予防で毎年接種が推奨されている.

▍文 献

1) J Hepatobiliary Pancreat Sci, 2018.［PMID：29334699］
2) Gastrointest Endosc, 1999.［PMID：10462653］
3) Clin Infect Dis, 2004.［PMID：15578367］
4) 環境感染誌, 37（6）：265-278, 2022.
5) World J Surg, 2012.［PMID：22907393］
6) 国立感染症研究所：五類感染症（全数）.
7) Clin Infect Dis, 2016.［PMID：26354970］
8) Pediatr Dev Pathol, 2001.［PMID：11178626］
9) 日本呼吸器学会感染症・結核学術部会ワクチン WG，ほか：6 歳から 64 歳までのハイリスク者に対する肺炎球菌ワクチン接種の考え方（第 2 版）.
10) 65 歳以上の成人に対する肺炎球菌ワクチン接種に関する考え方（第 6 版. 2024 年 9 月 6 日）.

第 5 章・腫瘍のある臓器・部位別の感染症診療のポイント　217

6 肝・胆道，膵臓系

❷ 胆嚢炎，胆管炎

要点

- 胆道疾患の既往（胆嚢結石，胆道の手術歴，胆道ステント留置など）があれば常に疑う．
- 可能な限りの感染巣のコントロールが治療成功のカギである．

👤 患者背景を理解する

胆嚢炎

- 原因の85〜95％は，胆嚢結石の嵌頓であり，胆嚢管の閉塞と胆汁うっ滞で発生する．
- 無石性胆嚢炎は全体の2〜15％を占める[1]．これは，重症外傷や手術などのストレスによる胆嚢壁の虚血と胆汁うっ滞が原因となる．
- 無石性胆嚢炎はがん患者に多く，「最近の手術」「経静脈栄養」「長期の入院」「免疫不全」「慢性疾患」「急性骨髄性白血病」「骨髄移植」「肝門部への腫瘍の転移」などが発症の危険因子である[2, 3]．
- 無石性は，壊疽や穿孔を起こしやすく，死亡率も平均30％と比較的高い[3]．治療が遅れると，死亡率が75％に達する[4]．
- 内視鏡的逆行性膵胆管造影（endoscopic retrograde cholangiopancreatography：ERCP）後は，0.2〜1.0％の頻度で胆嚢炎が発生する[2]．
- がん治療目的のERCPは，胆嚢炎の合併症リスクが高くなる．術前減黄目的のERCPでは発生率が2.0％[5]，切除不能胆道系腫瘍に対してカバーステントを留置するERCPでは10％と報告されている[6]．

胆管炎

- 急性胆管炎の要因は，胆道閉塞と胆汁感染の2つである．まず，解剖学的異常があるかを確認する．
  - ①胆管閉塞の有無（結石，腫瘍など）．
  - ②消化管からの逆流が起こる病態（ステント留置，胆道系の手術など）．
- 胆道処置〔膵頭十二指腸切除術（PD）やステント留置〕は，Oddi括約筋の機能不全に陥り，容易に細菌が胆道へ侵入するようになる．

- ERCP後の胆管炎の頻度は，0.5〜2.4％である[2]．胆嚢炎と同様に，がん治療目的のERCPでは発症率が高くなり，がんの術前減黄目的のERCPを検討したランダム化比較試験（RCT）では，16.2〜26％であった[5]．膵頭部がんと胆管がんの患者は，ERCP後に胆管炎になりやすい．
- PD後の胆管炎発生率は6〜21％で[7]，多くの症例が術後2年以内に起こるが，術後1,000日以上を超えて胆管炎を発症する場合もある[8]．

❓ 感染症の臨床像

胆嚢炎

- ①局所の臨床徴候，②炎症所見，③画像所見の3点で診断する．
- 「TG18/TG13急性胆嚢炎の診断基準」を**表5−23**[2]に示す．これは臨床徴候と血液検査から急性胆嚢炎を疑い，画像検査で確定診断をするというもので，感度91.2％，特異度96.8％と良好な診断能をもつ[2]．
- 肝胆道系酵素の上昇や高Bil血症は基本的に認めない．肝胆道系酵素の上昇では，Mirizzi症候群や総胆管結石合併，穿孔を考える．

表5−23　TG18/TG13 急性胆嚢炎の診断基準

TG18/TG13 急性胆嚢炎診断基準
A　局所の臨床徴候 　　(1) Murphy's sign[*1]，(2) 右上腹部の腫瘤触知・自発痛・圧痛 B　全身の炎症所見 　　(1) 発熱，(2) CRP値の上昇，(3) 白血球数の上昇 C　急性胆嚢炎の特徴的画像検査所見[*2]
疑診：Aのいずれか＋Bのいずれかを認めるもの 確診：Aのいずれか＋Bのいずれか＋Cのいずれかを認めるもの
注）ただし，急性肝炎や他の急性腹症，慢性胆嚢炎が除外できるものとする．
[*1]Murphy's sign：炎症のある胆嚢を検者の手で触知すると，痛みを訴えて呼吸を完全に行えない状態． [*2]急性胆嚢炎の画像所見： 　・超音波検査 (US)：胆嚢腫大（長軸径>8cm, 短軸径>4cm），胆嚢壁肥厚（>4mm），嵌頓胆嚢結石，デブリエコー，sonographic Murphy's sign（超音波プローブによる胆嚢圧迫による疼痛），胆嚢周囲浸出液貯留，胆嚢壁 sonolucent layer (hypoechoic layer)，不整な多層構造を呈する低エコー帯，ドプラシグナル． 　・CT：胆嚢壁肥厚，胆嚢周囲浸出液貯留，胆嚢腫大，胆嚢周囲脂肪織内の線状高吸収域． 　・MRI：胆嚢結石，pericholecystic high signal，胆嚢腫大，胆嚢壁肥厚．

（文献1より和訳引用）

（高田忠敬 編：急性胆管炎・胆嚢炎診療ガイドライン2018. p.86, 医学図書出版, 2018 より転載）

- CTよりも腹部エコーのほうが感度・特異度ともに高く，診断能がよい[2]．sonographic Murphy's signの検査は感度63.0%，特異度93.6%と診断的価値が高い[9]．CTはルーチンの検査としては不要であるが，穿孔や膿瘍などの合併症の評価に有用である．
- 重症度を表5-24に示す．
- 血液培養陽性率は7.7〜15.8%と胆管炎よりも低い[2]．

表5-24　TG18/TG13急性胆嚢炎の重症度判定基準

TG18/TG13 急性胆嚢炎重症度判定基準
重症急性胆嚢炎（Grade Ⅲ）
急性胆嚢炎のうち，以下のいずれかを伴う場合は「重症」である． ・循環障害（ドーパミン≧5μg/kg/min，もしくはノルアドレナリンの使用） ・中枢神経障害（意識障害） ・呼吸機能障害（PaO_2/FiO_2比＜300） ・腎機能障害（乏尿，もしくはCr＞2.0mg/dL）＊ ・肝機能障害（PT-INR＞1.5）＊ ・血液凝固異常（血小板＜10万/mm³）＊
中等症急性胆嚢炎（Grade Ⅱ）
急性胆嚢炎のうち，以下のいずれかを伴う場合は「中等症」である． ・白血球数＞18,000/mm³ ・右季肋部の有痛性腫瘤触知 ・症状出現後72時間以上の症状の持続[a] ・顕著な局所炎症所見（壊疽性胆嚢炎，胆嚢周囲膿瘍，肝膿瘍，胆汁性腹膜炎，気腫性胆嚢炎などを示唆する所見）
軽症急性胆嚢炎（Grade Ⅰ）
急性胆嚢炎のうち，「中等症」，「重症」の基準を満たさないものを「軽症」とする．
＊肝硬変，慢性腎不全，抗凝固療法中の患者については注1参照． 急性胆嚢炎と診断後，ただちに重症度判定基準を用いて重症度判定を行う． 非手術的治療を選択した場合，重症度判定基準を用いて24時間以内に2回目の重症度を判定し，以後は適宜，判定を繰り返す．

（文献1より和訳引用）

[a]：腹腔鏡下手術は，急性胆嚢炎の発症から96時間以内に行うべきである．

注1：血清クレアチニン（＞2.0mg/dL），PT-INR（＞1.5），血小板数（＜10万/mm³）などの血液・生化学検査値は，慢性腎不全，肝硬変，抗凝固療法中などの状況により，胆道感染症と無関係に異常値を示す場合がある．これまで，既往歴・併存疾患に伴う検査値異常を考慮し検討したエビデンスはなく，他のガイドラインにおける言及もない．本ガイドライン改訂出版委員会における十分な検討の結果，急性胆管炎・胆嚢炎の重症度判定基準にあたっては，疾患そのものによる異常値を，判定項目の陽性として取り扱うこととなった．

ただし，慢性腎不全患者，肝硬変患者に急性胆管炎や胆嚢炎を合併した場合には，併存疾患のない場合に比べて治療に難渋するおそれがあることから，慎重な対応が望ましい．

（高田忠敬 編：急性胆管炎・胆嚢炎診療ガイドライン2018．p.112，医学図書出版，2018より転載）

胆管炎

- ①発熱・炎症反応，②黄疸や肝胆道系酵素上昇などの胆汁うっ滞所見，③画像検査の3点で総合的に診断する．
- 「TG18／TG13急性胆管炎の診断基準」を**表5-25**に示す．**表5-25**の診断基準は，感度91.8％，特異度77.7％である[2]．

表5-25　TG18／TG13 急性胆管炎の診断基準

急性胆管炎診断基準
A. 全身の炎症所見
A-1. 発熱（悪寒戦慄を伴うこともある） A-2. 血液検査：炎症反応所見
B. 胆汁うっ滞所見
B-1. 黄疸 B-2. 血液検査：肝機能検査異常
C. 胆管病変の画像所見
C-1. 胆管拡張 C-2. 胆管炎の成因：胆管狭窄，胆管結石，ステント，など
疑　診：Aのいずれか，ならびにBもしくはCのいずれか 確　診：Aのいずれか＋Bのいずれか＋Cのいずれか
注：A-2：白血球数の異常，血清CRP値の上昇，他の炎症を示唆する所見 　　B-2：血清ALP，γ-GTP（GGT），AST，and ALT値の上昇 　　　　ALP：Alkaline Phosphatase，γ-GTP（GGT）：γ-glutamyltransferase， 　　　　AST：Aspartate aminotransferase，ALT：Alanine aminotransferase 他に，急性胆管炎の診断に有用となる所見として，腹痛（右上腹部（RUQ）痛もしくは上腹部痛）と胆道疾患の既往（胆嚢結石の保有，胆道の手術歴，胆道ステント留置など）が，あげられる． 一般的に急性肝炎では，高度の全身炎症所見がみられることはまれである．急性肝炎との鑑別が困難な場合にはウイルス学的，血清学的検査が必要である．

閾値：	A-1	発熱		BT＞38°C
	A-2	炎症反応所見	WBC（×1,000／μL）	＜4，or＞10
			CRP（mg/dL）	≧1
	B-1	黄疸		T-Bil≧2（mg/dL）
	B-2	肝機能検査異常	ALP（IU）	＞1.5×STD*
			γ-GTP（IU）	＞1.5×STD*
			AST（IU）	＞1.5×STD*
			ALT（IU）	＞1.5×STD*

*STD：各施設での正常上限値

（文献1より和訳引用）

（高田忠敬 編：急性胆管炎・胆嚢炎診療ガイドライン2018．p.58，医学図書出版，2018より転載）

- 長らく慣用的に診断に用いられてきたCharcot 3徴（発熱，右季肋部痛，黄疸）は，特異度は高いが，感度が非常に低い[2]．そのため，Charcot 3徴を診断除外に用いない．
- 診断後，24時間以内，24〜48時間後，重症度（**表5−26**）を繰り返し評価する．中等症以上ではドレナージが原則必須である[2]．
- 菌血症の割合は21〜71％である[2]．
- PD術後の胆管炎は，ほとんどが胆管空腸吻合部狭窄と関連する．ただし，吻合部狭窄がない場合もあり，胆管内圧が上昇せず，肝胆道系酵素の異常を認めないことがある[10]．
- PD術後の胆管炎の診断は難しく，診断基準を満たさない場合もある．"手術歴など胆道疾患の既往"を「診断に有用となる所見」として頭に入れておく[2]．

表5−26　TG18/TG13 急性胆管炎の重症度判定基準

急性胆管炎の重症度判定基準
重症急性胆管炎（Grade Ⅲ）
急性胆管炎のうち，以下のいずれかを伴う場合は「重症」である． ・循環障害（ドーパミン≧5μg/kg/min，もしくはノルアドレナリンの使用） ・中枢神経障害（意識障害） ・呼吸機能障害（PaO_2/FiO_2 比＜300） ・腎機能障害（乏尿，もしくはCr＞2.0mg/dL） ・肝機能障害（PT-INR＞1.5） ・血液凝固異常（血小板＜10万/mm³）
中等症急性胆管炎（Grade Ⅱ）
初診時に，以下の5項目のうち2つ該当するものがある場合には「中等症」とする． ・WBC＞12,000，or＜4,000/mm³ ・発熱（体温≧39℃） ・年齢（75歳以上） ・黄疸（総ビリルビン≧5mg/dL） ・アルブミン（＜標準値×0.73g/dL） 上記の項目に該当しないが，初期治療に反応しなかった急性胆管炎も「中等症」とする．
軽症急性胆管炎（Grade Ⅰ）
急性胆管炎のうち，「中等症」，「重症」の基準を満たさないものを「軽症」とする．
注1）肝硬変，慢性腎不全，抗凝固療法中の患者については別途参照． 注2）急性胆管炎と診断後，診断から24時間以内，および24〜48時間のそれぞれの時間帯で，重症度判定基準を用いて重症度を繰り返し評価する． 　　　　　　（*Cholangitis Bundle* #3）

（文献1より和訳引用）

（高田忠敬 編：急性胆管炎・胆嚢炎診療ガイドライン2018. p.74, 医学図書出版, 2018より転載）

- PD術後の胆管炎は適切に治療されても，約半分の患者が胆管炎を繰り返し発症する[8]．再発胆管炎患者の45％で3回以上/年の胆管炎を経験し，再発頻度は中央値3回/年と報告されている[11]．PD術後の胆管炎は再発しやすいことを患者にも説明しておくとよい．

🦠 原因となる微生物は？

- 原因菌は，腸内細菌目細菌がメインで，大腸菌，クレブシエラ属，エンテロバクター属，エンテロコッカス属の頻度が高い．
- 嫌気性菌は分離される頻度はかなり少ない．*Bacteroides fragilis* group が分離されるのは，急性胆管炎の血液培養では1.1％，胆汁培養では1.6％である[12]．胆管空腸吻合の患者では *Bacteroides fragilis* group も原因菌として考える[13]．
- 胆道ドレナージ後（胆道ステント留置など）の胆汁では，エンテロバクター属やシトロバクター属の分離頻度が高いため，empiric therapy は上記の菌種を念頭に置いて選択する[14]．

💊 どの抗菌薬を選択？

- Empiric therapy 開始時には，「過去の培養の検出微生物の確認」「血液培養2セット採取」「胆汁培養の採取（ドレナージの際に）」を行う．
- エンテロコッカス属は病原性が低く，empiric therapy においてルーチンのカバーは必須ではない．重症例では，アンピシリン耐性の *Enterococcus faecium* などを念頭にバンコマイシンの併用が推奨される[2]．
- 胆汁移行性は多くの抗菌薬で良好であるため，胆汁移行性のよい抗菌薬が臨床アウトカムをよくするというエビデンスは乏しい[2]．一方で，胆道閉塞があると抗菌薬の胆汁移行が不良となる．
- 培養結果判明後は，可能な限り de-escalation を行うこと．
- ドレナージは重症度で判断し，タイミングが非常に大事である．

胆嚢炎のドレナージ

- ソースコントロールが治療のメインである．基本は，早期（72時間以内）の腹腔鏡下胆嚢摘出術（laparoscopic cholecystectomy：LC），重症例や手術のリスクが高い場合は胆嚢ドレナージ術を施行する．

- 軽症（Grade Ⅰ）：発症から72時間以内にLC. 1～3日間の保存的加療で軽快しない場合は，LCや胆嚢ドレナージを検討[15].
- 中等症（Grade Ⅱ）：全身状態が安定していれば，緊急／早期LC. LCが難しければ，胆嚢ドレナージ.
- 重症（Grade Ⅲ）：緊急／早期の胆嚢ドレナージ. 全身状態が安定していれば，早期LC.
- 胆汁性腹膜炎，穿孔，壊疽性胆嚢炎では緊急に開腹胆嚢摘出術を行う必要がある.

処方例

薬剤名	投与量（1回）	投与間隔
A：軽症～中等症例		
セフメタゾール	1g	6時間ごと　静注
セフトリアキソン	2g	24時間ごと　静注
B：重症例，胆道ステント留置症例		
タゾバクタム・ピペラシリン	4.5g	6時間ごと　静注
セフェピム ＋メトロニダゾール	1g 500mg	8時間ごと　静注 8時間ごと　静注

過去に血液培養でアンピシリン耐性のエンテロコッカス属の検出歴，重症例の場合は，AまたはBにバンコマイシンを併用してもよい.

胆管炎のドレナージ

- 閉塞病態（結石，腫瘍，狭窄による胆道通過障害）を解除し，感染した胆汁を除去することが基本である.
  - 軽症（Grade Ⅰ）：抗菌薬のみで経過をみて，効果が乏しければドレナージ.
  - 中等症（Grade Ⅱ）：早期ドレナージ.
  - 重症（Grade Ⅲ）：緊急ドレナージ.

🕐 適切な経過観察

胆嚢炎

- 抗菌薬治療期間は，軽症・中等症（Grade Ⅰ／Ⅱ）では，胆嚢摘出術前・術中のみの投与でよい[2]. 術中に壊死や気腫性変化など合併症を認めた場合は，4～7日間が推奨される. 重症（Grade Ⅲ）では，

感染巣コントロール後，4〜7日間が推奨される[2].

- 保存的加療後や手術待機中の再燃率は19〜36％と高率である[2]．保存的加療で軽快した場合も，再燃予防のために待機的LCを検討する.
- 胆管内に遺残胆石や腫瘍による閉塞が残存する場合は，解剖学的問題が改善されるまで治療を継続することもある.
- 合併症は肝膿瘍，腹腔内膿瘍，胆囊の壊死，穿孔，胆囊周囲膿瘍などがある.

胆管炎

- 抗菌薬治療期間は，感染巣のコントロールができていれば，4〜7日間でよい[2].
- 感染性心内膜炎を起こしやすいレンサ球菌属やエンテロコッカス属の菌血症を伴う場合は，治療期間は14日間の担保が賢明である[2].
- 肝・胆・膵腫瘍患者では，完全にドレナージができない閉塞性胆管炎をしばしば経験する．ドレナージ不良域の残る閉塞性胆管炎に関して，ガイドラインで推奨されている治療期間はないが，腹腔内膿瘍の治療期間を参考にして，最低4週間を目安にすることもある[16]．筆者らの施設では，可能な限りのドレナージを実施し，経過が良好であれば14日間で治療を終了している.
- 抗菌薬投与で効果が乏しい場合は，常にドレナージが必要な病態が残存していないかを考える.
- 腫瘍などで閉塞解除が難しい病態であると，肝膿瘍を合併しやすい.

▌文献

1) Ann Med Surg (Lond), 2022.［PMID：35734727］
2) 急性胆管炎・胆囊炎診療ガイドライン2018. 医学図書出版, 2018.
3) Gastroenterol Clin North Am, 2010. ［PMID：20478490］
4) Ann Surg, 1979.［PMID：758868］
5) N Engl J Med, 2010.［PMID：20071702］
6) Endoscopy, 2006.［PMID：17001568］
7) Dig Dis Sci, 2023.［PMID：37024745］
8) World J Surg Oncol, 2018.［PMID：29386043］
9) J Clin Ultrasound, 1982.［PMID：6804512］
10) Surg Case Rep, 2023.［PMID：37280481］
11) World J Surg, 2023.［PMID：37442827］
12) J Hepatobiliary Pancreat Sci, 2017.［PMID：28371094］
13) Clin Infect Dis, 2010.［PMID：20034345］
14) World J Surg, 2023.［PMID：37743380］
15) Eur Radiol, 2002.［PMID：12111069］
16) Clin Infect Dis, 1996.［PMID：8879785］

6 肝・胆道，膵臓系

❸ 肝膿瘍

| 要 点 |

- 細菌性肝膿瘍は，成因を考える．
- "がんによる肝膿瘍"が増加傾向である．
- ドレナージが大事であり，画像でサイズを確認すること．

患者背景を理解する

細菌性肝膿瘍

- 原因は，「胆道由来」「肝動脈からの血行性（菌血症など）」「門脈由来」が主な３つである．一番頻度が高い「胆道由来」で半分以上を占める[1]．
- 「胆道由来」は，胆石や腫瘍による胆道閉塞を背景にもつ[1, 2]．
- 胆管炎を起こす患者は，同様に肝膿瘍のリスクをもつ．がんの種類は肝胆道系腫瘍が７割を占め，ついで消化管腫瘍が多い[3]．
- がん患者では「肝胆膵領域の術後，塞栓術の治療後」も原因となる．
- 肝動脈損傷の主要な合併症に肝膿瘍がある[4, 5]．肝動脈損傷後に約６割で肝壊死／肝膿瘍を合併したとの報告がある[4]．また，肝動脈損傷後の肝膿瘍は再発することもある[5]．
- 肝・胆・膵領域の主要な手術である膵頭十二指腸切除術（PD）は，肝動脈損傷の合併を秘めるため，術中損傷の場合は肝膿瘍に注意する．
- 肝細胞がん治療の肝動脈化学塞栓療法（transcatheter arterial chemo-embolization：TACE）や，ラジオ波焼灼療法（radiofrequency ablation：RFA）も肝膿瘍を合併しうる．
- 近年，肝細胞がんの治療の発達により，TACE/RFAが増加し，悪性腫瘍関連の肝膿瘍の割合が9.9％と増加している[3, 6]．

アメーバ性肝膿瘍

- 栄養体が門脈を介して肝臓に至り，肝膿瘍を形成する．
- 赤痢アメーバ（*Entamoeba histolytica*）による寄生虫症である．
- 東南アジア，アフリカ，南米などへ渡航，未加熱・未滅菌の水や食

物の摂取，川での遊泳などがリスクとなる．
- 糞口感染のため同性／異性を含め性交渉歴を聴取する．

❓ 感染症の臨床像

細菌性肝膿瘍

- 発熱や右季肋部痛が出現する．発熱は最も一般的な症状で（90％の頻度）[2]，発熱のみで亜急性の経過をたどることもある．肺炎や胸膜炎も同じような症状を示すため，症状のみに基づく診断は困難である．
- 肝胆道系の悪性腫瘍，特に肝細胞がんの患者では重症化しやすく[3]，病変は多発しやすい[7]．
- 多発膿瘍の場合はアルカリホスファターゼ（ALP）が上昇しやすい[7]．ただ，正常値のこともあり，注意が必要である．
- 診断は通常はCTで十分であるが，転移と膿瘍の判断が難しい場合はMRIも検討する．膿瘍のほうがDWIで著明に高信号パターンを示すことが鑑別に有用である．
- 腹部エコーは，肝膿瘍が早期であると診断が難しい場合がある．
- 肝膿瘍のサイズは非常に重要であり，治療方針（ドレナージ適応など）決定のために，CTでサイズを確認することが大事である．
- サイズは予後因子としても重要であり，最大直径が5cmを超え，大きければ大きいほど入院期間の延長と死亡率が増加し，膿瘍破裂などの合併症や胸水，腹水の肝外症状の発生率が増加する[8]．
- 約50％が血液培養陽性となるため，膿瘍穿刺液に加え血液培養も行う[9]．

アメーバ性肝膿瘍

- 渡航例では8〜12週間以内に発熱・右上腹部痛が出る．
- 下痢は，約1/3の症例でしかみられない．便中にアメーバを認めることも少ない．
- 最多の合併症は，肺・胸腔アメーバ症で，咳嗽・胸痛症状が出る[10]．
- 腹腔内で破裂する可能性もあり，死亡率が高い．
- 0.7〜4.7％で脳アメーバ症を合併する[11]．
- 「右葉の単一膿瘍」が典型例であるが，多発性病変も報告されている[12]．
- 保険適応外となるが，血清抗体検査（2024年12月時点で承認なし）と膿のPCR検査（国立感染症研究所や地方衛生研究等の行政機関，

一部の外注検査機関に依頼）が有用な検査である．

- アメーバは，膿瘍壁に存在するので吸引検体から発見することは難しい．また，吸引の際に腹腔内に漏れた場合，腹膜炎のリスクが高くなり，それによって死亡率が上昇する可能性がある．
- 細菌性肝膿瘍を除外する場合は膿瘍穿刺を検討すべきだが，アメーバ性の膿瘍穿刺の診断的価値は高くない．
- 診断後は，HIV や性感染症の検査も追加しておく．また，5 類感染症なので 7 日以内に保健所に届出が必要である．

原因となる微生物は？

- 大腸菌，クレブシエラ属などの腸内細菌目細菌，レンサ球菌や嫌気性菌など複数菌種が原因になる[2]．
- 菌血症と膿瘍の微生物の一致率が 58.6％であり，血液培養だけでなく膿瘍の穿刺培養も行うことが大事である[2]．
- 肺炎桿菌が原因の場合，播種性病変や眼内炎を合併しやすい[13]．

どの抗菌薬を選択？

細菌性肝膿瘍

処方例

薬剤名	投与量（1 回）	投与間隔
empiric therapy		
セフメタゾール	1g	6 時間ごと　静注
セフトリアキソン ＋メトロニダゾール	2g 500mg	24 時間ごと　静注 8 時間ごと　静注
重症例，胆道ステント留置症例		
タゾバクタム・ピペラシリン	4.5g	6 時間ごと　静注
セフェピム ＋メトロニダゾール	1g 500mg	8 時間ごと　静注 8 時間ごと　静注

- アンピシリン・スルバクタムは，自施設のアンチバイオグラムで大腸菌の感受性率が 80％以下だと使用しづらい．
- 膿瘍のグラム染色で黄色ブドウ球菌を疑うグラム陽性球菌を認めれ

ば，バンコマイシンを前出の処方例に追加する．その場合，感染性
心内膜炎など血流感染を鑑別にあげること．
- 原因菌が同定されたら積極的に de-escalation を行うこと．
- 多くの場合，複数菌種が原因であり，また嫌気性菌の培養は難しく，
培養で嫌気性菌が検出されなくても，嫌気性菌のカバーを継続する
ほうがよい[14]．

アメーバ性肝膿瘍

処方例		
薬剤名	投与量（1回）	投与間隔
メトロニダゾール	500mg	1日3回を10日間　経口 または 静注
その後，シスト根絶のため以下を10日間内服		
パロモマイシン	500mg	1日3回　経口

🕐 適切な経過観察

- 細菌性肝膿瘍は，最低2週間程度は点滴抗菌薬を使用し，その後，
経口抗菌薬へ変更し，点滴・経口で合計4〜6週間の投与を行う[15]．
- 治療効果は臨床症状・検査・画像から総合的に判断する．改善しな
ければ，ドレナージ不良や新規肝膿瘍の出現を考え，画像評価を行う．
- 適切な治療期間後も，臨床経過はよいが完全に膿瘍が残存する場合
がある．定期的に画像評価を行い，「画像増悪がないか」「臨床症状
が出現していないか」など，再発していないかを慎重に観察する．

文献

1) Int J Clin Pract, 2022.［PMID：36567774］
2) Clin Infect Dis, 2004.［PMID：15578367］
3) Medicine（Baltimore）, 2020.［PMID：32118740］
4) J Visc Surg, 2017.［PMID：28668523］
5) Ulus Travma Acil Cerrahi Derg, 2022.
［PMID：36282163］
6) Hepatol Res, 2024.［PMID：37924506］
7) Dig Surg, 2001.［PMID：11528137］
8) BMC Infect Dis, 2021.［PMID：33573593］
9) Medicine（Baltimore）, 2018.［PMID：29742700］
10) Clin Chest Med, 2002.［PMID：12092041］
11) Trans R Soc Trop Med Hyg, 2007.［PMID：16930651］
12) Pathog Glob Health, 2014.［PMID：24548161］
13) Int J Infect Dis, 2020.［PMID：33035676］
14) J Infect Public Health, 2022.［PMID：35344769］
15) Aliment Pharmacol Ther, 2002.［PMID：12030949］

肝・胆道，膵臓系

6 ❹ 膵液瘻感染

要点

- 膵液瘻は，膵切除後において最も注意が必要な合併症の1つである．
- 膵液瘻感染により膵液瘻が遷延すると，仮性動脈瘤を形成し腹腔内出血を引き起こす．
- 毎日，ドレーンの色を必ず観察する．
- ドレナージに優る治療はない．

👤 患者背景を理解する

- 膵頭十二指腸切除術（PD），膵体尾部切除術（DP）などの膵臓の手術や膵臓周囲のリンパ節郭清を伴う胃がんの手術では，術後に膵液瘻が発生する．
- PDは，手術部位感染症（SSI）の発生率が26％とすべての手術の中で一番頻度が高い[1]．膵液瘻は，SSIのリスクを増加させる[2]．

膵液瘻とは

- 膵液瘻とは，膵臓／膵臓周囲の手術後に膵損傷部位から膵液が周囲に漏れることである．
- 膵液瘻の問題点は，腹腔内膿瘍や腹腔内出血などの深刻な合併症への進展と，それに伴う予後の悪化である．
- 膵液は強力な消化酵素であり，腹腔に漏れると周囲の臓器を溶かす．
- 吻合部を溶かすと縫合不全となり，腸内細菌が腹腔に漏れて感染を引き起こす．また，露出された血管が溶けると大出血が起こる．
- 膵液瘻の定義は，「術後3日目のドレーン排液アミラーゼ（AMY）＞血清AMY正常値上限の3倍」である[3]．
- 膵液瘻のドレーンは，ワインレッドで光沢があるのが特徴である．
- 2016年に，International Study Group on Pancreatic Surgery（ISGPS）によりGradeが改訂され，現在は3分類となる（表5-27）[3]．
- この改訂された定義に基づくと，PD術後の臨床的に重要な膵液瘻（Grade B／C）の発生率は，約1〜36％である[4]．

表 5 - 27　ISGPF 分類（2016）

biochemical leak (BL)	術後 3 日目のドレーン排液 AMY ＞血清 AMY 正常値上限の 3 倍
Grade B （BL かつ右のいずれか）	・3 週間を超える膵液瘻ドレナージ ・膵液瘻に関連した術後管理の変更の必要性（抗菌薬，ソマトスタチンアナログ投与，絶食，中心静脈栄養や経腸栄養，輸血，血液製剤投与） ・膵液瘻に対する経皮・内視鏡ドレナージ ・膵液瘻関連の出血に対する血管塞栓術 ・膵液瘻関連の臓器不全を伴わない感染
Grade C （Grade B かつ右のいずれか）	・膵液瘻に関する再手術 ・膵液瘻関連の臓器不全（再挿管，透析，昇圧薬の使用が必要な心・肺・腎不全）を伴う感染 ・膵液瘻関連の死亡

＊Grade A は定義なし（2016 年で改変）.　　　　　　　　　（文献 3）より作成）

- Grade C の膵液瘻の発生率は 0 〜 13.8 ％と幅広く，術後死亡率が 25.7 ％と非常に予後が悪い[4].
- DP 後の膵液瘻は，16 〜 44 ％[5]，腹腔鏡下胃切除術後は 1.7 〜 7.2 ％で発生する[6]．開腹胃切除術は腹腔鏡よりも発生率は低い[6].
- 横行結腸（特に左）の手術においても，膵尾部を損傷することがあり，膵液瘻の原因となりうる.
- 感染がなくても膵液瘻は発熱や白血球増多をきたすことがある[7]．特に，ドレーン閉塞時には発熱，腹痛，嘔気，腹部膨満，食欲不振などの症状が現れる.

膵液瘻と感染症

- 膵液瘻の感染が成立するためには，腹腔内に微生物が侵入することが必須である．腹腔内に微生物が侵入する経路は，術中の胆汁汚染，縫合不全による腸内細菌の侵入，バクテリアルトランスロケーション（腸内細菌が腸管壁を通過して血流やリンパ系に入り込む現象），ドレーン／創部など体表面からの侵入が考えられる[8].
- いくつかの研究では，ドレーン培養陽性が Grade B/C の膵液瘻の独立した危険因子であったことから，感染によって膵液瘻が引き起こされる可能性があると考察している[9, 10]．ただし，ドレーン培養で微生物が検出されるすべての患者が膵液瘻を発症するわけではない.
- 最近，特定の微生物が腹腔内にいると（ドレーン培養陽性），Grade

第 5 章・腫瘍のある臓器・部位別の感染症診療のポイント　　231

B/Cの膵液瘻の原因になりやすいのではないかという研究が行われているが，そのメカニズムはまだ明らかになっていない[8, 11]．

❓ 感染症の臨床像

- 発熱，白血球増多，腹痛，嘔気・嘔吐が起こり，膿瘍形成をきたす．
- 感染を起こした膵液瘻では，ドレーンの色が混濁してくる．
- 膵液瘻感染の発生率はPDで21.4％，DPで24.6％と報告されている[12]．
- 発症時期は原因により異なるが，膵液瘻のドレナージ不良域があるといつでも起こりうる．縫合不全を起こしやすい術後4〜7日目[2]から術後1か月までは発生しうる．
- ドレーンからの逆行性感染も原因になりうるため，術後早期のドレーン抜去が推奨されている[13]．

🦠 原因となる微生物は？

- 侵入経路により微生物は異なるため，ドレーン培養の塗抹結果を参考にする．ドレーン培養の採取は必須である．
- 術前の胆管炎治療歴や胆道デバイスなどの医療曝露が多いため，耐性傾向が強い菌が検出される．
- 主な原因菌[14〜16]を以下に示す．複数菌種が原因になることが多い[14]．
  ① 縫合不全：大腸菌，クレブシエラ属，エンテロコッカス属，*Bacteroides fragilis* group など回腸内の細菌．
  ② 術中胆汁汚染：エンテロバクター属，大腸菌，エンテロコッカス属，クレブシエラ属，レンサ球菌，ブドウ球菌．
  ③ ドレーン刺入部などの外因性：ブドウ球菌．
- 肝・胆・膵領域の臓器や体腔のSSIは，ほかのSSIに比べて，エンテロバクター属，シトロバクター属，セラチア属などの耐性傾向が強い菌が原因となることが多い．
- さらに，エンテロコッカス属が培養で陽性になることも多い．

💊 どの抗菌薬を選択？

- Empiric therapyは，病原性の強い腸内細菌目細菌（大腸菌，クレブ

シエラ属，エンテロバクター属，シトロバクター属）を外さない治療をする．

処方例		
薬剤名	投与量（1回）	投与間隔
セフェピム ±メトロニダゾール	1g 500mg	8時間ごと　静注 8時間ごと　静注
タゾバクタム・ピペラシリン	4.5g	6時間ごと　静注

- エンテロコッカス属は，膵液瘻の培養で陽性になることが多いが，病原性が低く，初期からのカバーは必要ない．
- 培養結果が判明次第，de-escalationを行う．
- エンテロコッカス属，カンジダや緑膿菌は膵液瘻培養が陽性でも，必ずしも治療を必要としない[17]．ドレナージを行っても，「腹膜炎が改善しない」かつ「繰り返し検出される」場合は治療開始を検討する．

🕐 適切な経過観察

- ドレナージが基本であり，ドレナージに優る治療はない．
- 感染巣が十分にコントロールできていれば，抗菌薬治療期間は4～7日間でよい[17]．ドレナージ困難の腹腔内膿瘍や膿瘍が残存する症例は，最低4週間の治療期間を担保する[18]．
- 膵液瘻感染は，動脈瘤を形成し腹腔内出血を引き起こす．
- ドレーン排液の色，量を毎日観察し，ドレナージ不良となっていないか，感染を起こしていないかを確認する．また，逆行性感染のリスクがないか，ドレーン刺入部も同時に確認する．

文献

1) 環境感染誌, 37 (6)：265-278, 2022.
2) World J Surg, 2012.［PMID：22907393］
3) Surgery, 2017.［PMID：28040257］
4) Medicine (Baltimore), 2017.［PMID：28489778］
5) Asian J Surg, 2020.［PMID：30982560］
6) Surg Endosc, 2023.［PMID：36997651］
7) Surg Clin North Am, 2001.［PMID：11459278］
8) J Clin Med, 2022.［PMID：36556131］
9) Surg Today, 2020.［PMID：31583471］
10) Int J Surg, 2018.［PMID：29530827］
11) Int J Surg, 2020.［PMID：32861892］
12) Br J Surg, 2015.［PMID：26387569］
13) Ann Surg, 2010.［PMID：20622661］
14) Ann Surg, 2023.［PMID：37314221］
15) Br J Surg, 2015.［PMID：26206386］
16) World J Surg, 2023.［PMID：37743380］
17) Clin Infect Dis, 2010.［PMID：20034345］
18) Clin Infect Dis, 1996.［PMID：8879785］

7 泌尿器系

❶ 泌尿器系悪性腫瘍患者でよくみる感染症

要 点

- 手術，薬物（ホルモン療法，分子標的薬，細胞傷害性抗がん薬，免疫チェックポイント阻害薬），放射線療法，BCG注入療法などが治療選択となる．
- 尿路感染症（UTI）や手術部位感染症（SSI），デバイス感染症（カテーテル関連血流感染症や尿路感染症），発熱性好中球減少症を合併することが多く，リンパ嚢胞感染やリンパ浮腫関連蜂窩織炎を起こすこともある（「第5章-8．婦人科系」を参照）．
- 尿路変更術後や膀胱留置カテーテルなどのデバイスがある患者の尿検査では，定着菌や膿尿が検出されうるため，しばしば尿路感染症以外の熱源除外が重要になる．

1 泌尿器系悪性腫瘍患者と感染症リスク

- 去勢抵抗性前立腺がんでは，化学療法期間が長期にわたるためにステロイド積算量が多くなり，ニューモシスチス肺炎を発症した報告がある．腎細胞がんで免疫チェックポイント阻害薬が投与されている場合は，免疫関連有害事象（immune-related adverse events：irAE）に注意する必要がある．
- 膀胱がんに対して，BCG（Bacille Calmette-Guérin）注入療法を実施した場合は，BCGに伴う炎症反応やBCG感染症を起こすことがある．
- 泌尿器系腫瘍で膀胱や骨盤内臓全摘術を行う場合は，尿路変更術が行われる．最も行われている尿路変更術には回腸導管造設術があるが，その他に新膀胱造設術や尿管皮膚瘻などもある（図5-4）．消化管利用手術後の感染症では，手術部位感染症（surgical site infection：SSI）と尿路感染症（urinary tract infection：UTI）の頻度が高い[1,2]．
- 泌尿器系組織への浸潤や，尿路を圧迫することで尿路閉塞をきたす腫瘍に対して，腎瘻や膀胱瘻造設術，DJステント留置などが行われるが，人工物には菌が定着しやすいため，感染症を起こしていない場合でも細菌尿を伴うことがある[3]．また，デバイスなどに対する

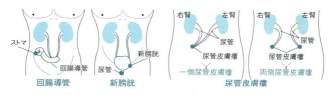

図 5-4 代表的な尿路変更術

異物反応により,感染症を起こしていない場合でも膿尿を認めることがある[4].ほかの感染臓器の除外が重要であり,丁寧な診察と血液培養の提出を行うことが必要である(次項目の「②腎盂腎炎」と「④尿路変更術後の感染症」を参照).
- 無症候性細菌尿は一般的に治療対象とはならないが,妊婦や粘膜の破綻を伴う経尿道的泌尿器科手術前は治療対象となりうる[5].
- 尿道カテーテル留置は,尿路感染症の危険因子であるため,不要なカテーテルは速やかに抜去すべきである[6].

2 感染症の特徴(臓器,微生物)

- 術後患者では,術式や手術記録,デバイスの使用歴を確認する.術式から,感染症や原因菌のリスクを推定し[1,2],手術記録(解剖学的異常や,損傷した可能性のある臓器・摘出した臓器を把握する)やデバイスの使用歴(泌尿器関連は尿道カテーテルや腎瘻チューブ,尿管ステントなど)から感染リスクのある部位を把握することができる.
- 感染を伴う尿路閉塞に対しては,速やかに閉塞の解除を検討する.
- 繰り返すUTIでは,耐性菌が増加することが指摘されている.原因菌を確定させるために,抗菌薬投与前に培養検査を提出し,培養結果が判明後は適切な抗菌薬を再選択することが望ましい.
- 泌尿器系悪性腫瘍が関連する腫瘍熱のうち,頻度が高い疾患には,腎細胞がんやリンパ腫,肝転移などが考えられる[7].

文献

1) J Infect Chemother, 2013. [PMID: 23818257]
2) Urol Oncol, 2016. [PMID: 27503783]
3) Drugs Aging, 2005. [PMID: 16060714]
4) N Engl J Med, 2015. [PMID: 25760357]
5) European Association of Urology (EAU): Guidelines on urological infections, update (2022).
6) Clin Infect Dis, 2010. [PMID: 20175247]
7) Support Care Cancer, 2006. [PMID: 16528534]

7 泌尿器系

❷ 腎盂腎炎

要点

- 腎盂腎炎を発症した患者背景を考え，抗菌薬以外に合併症に対する侵襲的介入と早期のカテーテル抜去などの予防が重要である．
- Empiric therapyでは尿グラム染色や，過去の抗菌薬投与歴や尿培養などの微生物検出歴を参考に治療薬を選択する．
- 治療薬に対する治療の反応性が悪い場合は，尿路閉塞や膿瘍形成などのドレナージを要する病変がないか画像検索をするとともに，腎盂腎炎以外の熱源がないか再検討する．

患者背景を理解する

- 尿路感染症（urinary tract infection：UTI）は，単純性と複雑性に分類される．単純性UTIは，閉経前の非妊娠女性で，尿路に解剖学的な異常がない場合をさす．単純性以外は複雑性である．泌尿器系悪性腫瘍のある患者の腎盂腎炎は，複雑性の要素を有することが多い．
- 複雑性の危険因子としては，尿路系の異常（前立腺肥大，尿路結石，神経因性膀胱）や妊娠，膀胱留置カテーテルなどがある．がん患者では解剖学的異常（腫瘍による尿路閉塞，腫瘍と尿路の瘻孔形成，尿路変更術）やデバイスの存在（膀胱カテーテル，尿管ステント，腎瘻）が問題になることがある．
- 尿路閉塞がある場合は解除することが重要である．また，不要な膀胱留置カテーテルは除去するなど，腎盂腎炎の危険因子を減らす努力が望ましい．
- 膀胱留置カテーテルが長期留置された患者の尿培養検体は，定着菌の影響を減らすためにも新たに入れ替えたカテーテルから採取する．

感染症の臨床像

- 全身症状（発熱や悪寒戦慄，倦怠感）に加えて，下部尿路症状（頻尿，排尿時痛，残尿感），上部尿路症状（背部痛，側腹部痛）を認め，時に

は悪心や嘔吐などの消化器症状を認めることもある．高齢者やカテーテル関連尿路感染症（catheter-associated urinary tract infection：CAUTI）などでは尿路症状が目立たないこともある．

- 肋骨脊柱角叩打痛の確認に加えて，腎双手診などのように腎臓を意識した身体所見を確認することが望ましいが，これらの所見を伴わない腎盂腎炎もあるため身体所見だけで診断の除外はできない．
- 男性でUTIを疑う場合には，前立腺の診察目的に直腸診を行う．
- 高齢者や尿路にデバイスのある患者では，無症候性細菌尿や膿尿を認めることがある．安易に腎盂腎炎の診断を行わず，適切な問診・身体診察を行い，ほかの疾患を除外することも必要である．
- 抗菌薬開始前に尿沈渣（尿グラム染色）と尿培養，血液培養2セットの提出を行う．
- 尿検査（定性，沈渣，グラム染色）で，典型的な腎盂腎炎の結果と異なる場合は，以下の可能性がある．
  ① 亜硝酸が陰性の場合：膀胱に貯留していた時間が短い尿検体の採取や，腸内細菌目細菌など以外が原因菌．
  ② 膿尿が認められない場合：尿管の完全閉塞や好中球減少時，腎盂腎炎を発症直後．
  ③ グラム染色で菌が認められない場合：尿管の完全閉塞．

原因となる微生物は？

- 単純性でも複雑性の場合でも大腸菌などの腸内細菌目細菌が原因菌となることが最多である（表5-28）[1]．
- 繰り返す尿路感染や，複雑性UTIの場合は，緑膿菌を含めたグラム陰性桿菌や腸球菌，黄色ブドウ球菌などが原因菌となることもある．
- 膀胱留置カテーテルが挿入されている患者や，尿路変更術後の患者のUTIでは複数菌が感染症の原因菌となることもありうる．

表 5-28　UTIにおける原因菌の頻度

	急性膀胱炎	急性腎盂腎炎	複雑性UTI	CAUTI
大腸菌	68%	89%	32%	24%
腐性ブドウ球菌	8%	0%	1%	0%
プロテウス	6%	4%	4%	6%
クレブシエラ	4%	4%	5%	8%
腸球菌	3%	0%	22%	7%
緑膿菌	0%	0%	20%	9%
混合感染	3%	5%	10%	11%
真　菌	0%	0%	15%	8%

(文献1)

📖 どの抗菌薬を選択？

- 尿のグラム染色を行い，適切な抗菌薬のスペクトラムを決める．
- 抗菌薬のスペクトラムを決めるにあたって，過去の培養検査結果や，グラム陰性桿菌の感受性予測のために，各施設のアンチバイオグラムを参考にすることが望ましい．
- 単純性腎盂腎炎では，5〜14日間の治療期間が目安である[2〜4]．近年の抗菌薬投与期間短縮に関するエビデンスを参考にすると，菌血症の有無にかかわらず，5〜7日間の治療でよいとする論文[5]もある．ただし，腎盂腎炎の治療で頻用されるβ-ラクタム系抗菌薬のみで示された十分量のエビデンスとは言えないと考え，筆者はβ-ラクタム系抗菌薬による治療では7〜10日間の治療を行っている．

▌処方例

グラム染色	薬剤名	投与量(1回)	投与間隔
単純性			
グラム陰性桿菌	セフトリアキソン	1〜2g	24時間ごと　静注
	セフメタゾール	1g	6〜8時間ごと　静注
複雑性			
グラム陰性桿菌	セフェピム	1g	6〜8時間ごと　静注
グラム陽性レンサ球菌	アンピシリン	2g	6時間ごと　静注
グラム陽性レンサ球菌とグラム陰性桿菌	タゾバクタム・ピペラシリン	4.5g	6〜8時間ごと　静注

- 複雑性腎盂腎炎では，閉塞や膿瘍形成などのドレナージを要する合併症や解剖学的な異常を伴わない場合は，7〜10日間の治療期間が目安である[6]．
- CAUTIでは，治療開始後，速やかに反応した場合は7日間，治療への反応が遅い場合には10〜14日間の治療が推奨されている[7]．

🕐 適切な経過観察

- 治療効果判定は，①臓器特異的なパラメータ（背部痛や側腹部痛，腎双手診時の疼痛，排尿時痛など）や，②尿のグラム染色が有用である．診断が腎盂腎炎と確定的な場合は，食事摂取量や活動の程度といった全身状態も参考になる．
- 腎盂腎炎では解熱までに2〜3日期間を要することもある．バイタルサインが安定しており，自覚症状が改善傾向で，尿のグラム染色で菌が消失しているときには，選択した抗菌薬が有効である可能性が高く，微生物検査の結果が判明する前に抗菌薬を変更する必要性は乏しい[8]．
- 治療開始時に，腹部エコー検査などで水腎などのように尿路閉塞を疑う所見がないか確認をしておくことが望ましい．治療開始後3〜4日を超えて発熱が持続する場合も，尿路閉塞や膿瘍性病変の合併がないか腹部エコー検査や腹部CT検査を用いた検索を考慮する[4, 9, 10]．尿路の解剖学的異常がある患者では，尿管ステントや腎瘻チューブの閉塞，腫瘤による尿路閉塞の可能性を検討する．
- 尿路カテーテルは，1日あたり3〜8%で細菌尿が増加し，30日ではほとんどの患者が細菌尿となる．UTIのリスクを軽減するためにも，不要になったカテーテルは速やかに抜去することが望ましい[7]．

文献

1) Am Fam Physician, 2005.［PMID：15768623］
2) Lancet, 2012.［PMID：22726802］
3) Curr Med Res Opin, 2007.［PMID：17880755］
4) European Association of Urology (EAU)：Guidelines on urological infections, update, 2022.
5) Intern Emerg Med, 2021.［PMID：32566969］
6) Clin Infect Dis, 2023.［PMID：36633559］
7) Clin Infect Dis, 2010.［PMID：20175247］
8) Medicine（Baltimore），2019.［PMID：31651906］
9) Am J Med, 1996.［PMID：8873489］
10) Clin Infect Dis, 2010.［PMID：21034195］

7 泌尿器系

❸ 前立腺炎・膿瘍

要点

- 前立腺炎・膿瘍は，男性の不明熱における重要な鑑別疾患の１つであり，男性の不明熱や尿路感染症では直腸診を行う．
- 細菌性前立腺炎や前立腺膿瘍では，抗菌薬選択時に移行性のよい抗菌薬を選択し，十分な期間治療する．

前立腺炎

- 前立腺炎は，米国国立衛生研究所（National Institutes of Health：NIH）により４つのカテゴリーに分類（表５−29）[1]されており，細菌性前立腺炎は急性（Ⅰ型）と慢性（Ⅱ型）にあたる．前者は急性で全身性の症状を伴い，後者は同一菌による再発が特徴的である．

👤 患者背景を理解する

急性細菌性前立腺炎（ABP）・前立腺膿瘍

- 前立腺炎の危険因子には，膀胱カテーテルなどの尿路デバイスや，尿道狭窄，尿道炎，肛門性交などが知られている[2]．がん患者の場合は，骨盤内手術後の合併症としての排尿障害や前立腺腫瘍に伴う尿道狭窄もリスクとなる．
- 経直腸的前立腺生検術後は，約２％が急性細菌性前立腺炎（acute bacterial prostatitis：ABP）を発症し，発症までの期間は生検後平

表５−29　NIHによる前立腺炎の分類

Ⅰ	急性細菌性前立腺炎（ABP）
Ⅱ	慢性細菌性前立腺炎（CBP）
Ⅲ	慢性非細菌性前立腺炎／慢性骨盤痛症候群（CPPS）
ⅢA	炎症性
ⅢB	非炎症性
Ⅳ	無症候性炎症性前立腺炎

（文献１）より一部抜粋）

均 3 日以内だった[3].

- 前立腺膿瘍の危険因子には，糖尿病や化学療法中の悪性腫瘍，HIV/AIDS などの免疫能低下がある．高齢者では，前立腺肥大や留置尿道カテーテル，前立腺生検の合併症として前立腺膿瘍を起こしうる[4].

慢性細菌性前立腺炎（CBP）

- 慢性細菌性前立腺炎（chronic bacterial prostatitis：CBP）の病因として，急性前立腺炎に対する不適切な抗菌薬投与や治療期間が不十分な場合がある．
- ABP 罹患後，CBP を発症するのは 5％程度で，前立腺膿瘍を発症するのは 2％程度である[2, 5].

❓ 感染症の臨床像

ABP・前立腺膿瘍

- 下部尿路症状（頻尿，排尿時痛，排尿困難）や会陰部周囲の疼痛，全身症状（発熱や倦怠感）を伴うことが多い．問診では，泌尿器疾患の既往歴や，泌尿器系に尿道バルーンカテーテル留置などのデバイス使用歴，新規の性的接触を確認する．身体診察では，直腸診で前立腺の圧痛を伴う腫大の有無を確認する．
- 尿検査（定性，沈渣，培養）と血液培養 2 セットを提出する．
- 血清 PSA（前立腺特異抗原）は，前立腺がんや前立腺肥大症以外に，前立腺炎でも上昇する．フランスの研究で，前立腺炎で入院中の患者（平均 4 日目）に測定した PSA 値は 60％で異常値（＞4 ng/mL）を認め，中央値は 17 ng/mL（範囲：0～415）であった[6].また，PSA 値は尿道カテーテル留置のみではほとんど上昇しないため[7], 尿道カテーテル留置中に感染症を疑う患者が PSA 高値の場合は，前立腺炎を考える根拠となる．
- 前立腺マッサージは，菌血症を惹起するリスクとなるため禁忌である．

CBP

- 局所症状は ABP と類似するが，緩徐な経過（数か月）で症状も軽微なことがある．男性の同一微生物による再発性尿路感染症の際には，鑑別疾患として想起すべきである．身体診察では，直腸診で前

第 5 章 • 腫瘍のある臓器・部位別の感染症診療のポイント　　241

立腺の圧痛を確認するが，ABP と比較すると圧痛は軽度のため判断が悩ましいことがある.

- CBP の標準的な診断基準は 4 杯分尿法とされるが，煩雑なため，実臨床では 2 杯分尿法（前立腺マッサージ前後で尿中の白血球と細菌の所見を調べる方法）が実施され，鑑別に有用である．また，性的活動性のある患者では，尿または尿道ぬぐい液での *Chlamydia*（*C.*）*trachomatis* の核酸増幅検査など，性行為関連感染症の検査を検討する[2].

原因となる微生物は？

ABP・前立腺膿瘍

- ABP では，大腸菌（50〜80%）が最も多く，その次にクレブシエラ属，プロテウス属などの腸内細菌目細菌（10〜30%）が多く，緑膿菌（5% 未満）や腸球菌も原因菌となる．また，まれではあるが，ブドウ球菌やレンサ球菌も原因菌となると考えられている[2, 8].
- 黄色ブドウ球菌が原因の前立腺膿瘍では，遠隔部位での黄色ブドウ球菌感染症に伴う菌血症により合併した可能性を考える必要がある.
- 経直腸的前立腺生検時に予防的抗菌薬を投与されている患者では，原因菌が耐性菌の割合が高くなり，キノロン系抗菌薬が予防投与された患者では，キノロン耐性大腸菌や緑膿菌に注意をする必要がある[9, 10].

CBP

- CBP では，大腸菌などの腸内細菌目細菌や腸球菌，緑膿菌が原因となる．レンサ球菌や *C. trachomatis*，ウレアプラズマ属なども原因となる可能性が指摘されており，免疫不全者では，結核やカンジダなども原因となりうる[2, 11, 12, 13].

どの抗菌薬を選択？

ABP・前立腺膿瘍

- 急性期は，β-ラクタム系抗菌薬の経静脈的抗菌薬投与を行う．炎症が治まってからは，移行性がよいキノロン系抗菌薬や ST 合剤（スルファメトキサゾール・トリメトプリム）の投与が行われる.
- ABP では薬剤の移行性の悪さなどから 2 週間以上の治療が推奨さ

れ，重篤な場合などでは4週間まで延長する[2, 11]．

- 前立腺膿瘍では，外科的ドレナージを検討し，ドレナージの程度や治療経過を勘案して治療期間を設定する．

CBP

- ABPに比較して症状が安定していることが多く，抗菌薬の投与期間も長いため，各種培養検査やクラミジアなど性行為関連感染症の結果を確認してから治療を開始する．ST合剤や，シプロフロキサシンやレボフロキサシンなどのキノロン系抗菌薬のうち感受性が期待される薬剤を選択し，治療期間は4〜6週間以上である[2, 11]．
- *C. trachomatis* や性器マイコプラズマ感染症が原因の場合は，マクロライド系抗菌薬やテトラサイクリン系抗菌薬の投与を検討する．

🕑 適切な経過観察

ABP・前立腺膿瘍

- ABPでは，ほとんどの場合は治療開始後2〜5日程度で解熱し，排尿時の症状が改善する．治療反応性が悪い場合は，経直腸エコーやCTなどで前立腺膿瘍の有無を確認する．
- 前立腺炎では血清PSA値が上昇するので，前立腺がんの評価目的で血清PSAを測定する場合は，治癒後1か月程度は前立腺炎の影響があることを考える必要がある[14]．

CBP

- CBPを繰り返す場合は前立腺結石の有無を確認し，外科的に除去することで改善することがある[2]．また，抗菌薬治療にもかかわらず症状が持続する場合は，ほかの泌尿器・生殖器疾患を考えるとともに，前立腺結核も除外する[11]．
- 治療後の無症候性患者に対する定期的な尿検査は必須ではない．症状が持続し，性行為関連感染症の微生物学的検査が繰り返し陽性となる患者の場合は，患者パートナーのスクリーニング検査や，結果に応じた治療が推奨される[11]．

第5章•腫瘍のある臓器・部位別の感染症診療のポイント 243

文 献

1) JAMA, 1999. [PMID：10422990]
2) Clin Infect Dis, 2010. [PMID：20459324]
3) Urology, 2009. [PMID：19464043]
4) Int J Urol, 2018. [PMID：28944509]
5) Prostate Int, 2013. [PMID：24223408]
6) BMC Infect Dis, 2008. [PMID：18234108]
7) J Res Med Sci, 2017. [PMID：28465697]
8) World J Urol, 2006. [PMID：16437219]
9) Eur Urol, 2012. [PMID：22575912]
10) Urology, 2011. [PMID：21782225]
11) European Association of Urology：Urological Infections. 3. The Guideline.
12) Int J Antimicrob Agents, 2002. [PMID：12135835]
13) BJU Int, 2015. [PMID：25711488]
14) Eur Urol, 2003. [PMID：12767374]

7 泌尿器系
❹ 尿路変更術後の感染症

| 要 点 |

- 尿路変更術には，回腸導管造設術，尿管皮膚瘻造設術などの失禁型尿路変更術や自然排尿型尿路変更術，自己導尿型尿路変更術などがある．尿路変更術の中で最も行われている回腸導管造設術および，腎瘻造設術を取り上げる．
- 尿路変更術後の尿路感染症は，単純性腎盂腎炎などに特有の泌尿器症状や身体所見がはっきりしないため，尿路感染症の確証を得られないことも多く，丁寧な診察と検査所見の解釈を行い，ほかの感染巣を除外する必要がある．

患者背景を理解する

- 回腸導管造設術は，膀胱がんに対する膀胱全摘除術後以外に，直腸がんや子宮がんなどで骨盤内臓全摘除術が施行された場合や，神経因性膀胱などで尿路変更術が必要になった患者を対象に実施される．
- 腎瘻造設術は，悪性腫瘍の尿管圧迫による腎後性腎不全，尿管結石などによる閉塞性腎盂腎炎に対して，腎盂・腎杯に貯留した尿を体外に排出するために実施される．

感染症の臨床像

- 全身症状（発熱，悪寒戦慄），上部尿路症状（側腹部痛），時に食欲不振や嘔吐などの消化器症状を認める．全身症状以外の明確な局所症状が現れにくい場合がある．
- 回腸導管造設術などの尿路変更術後では，術後90日以内に尿路感染症を発症することが多い（11％）[1]．
- 腎瘻造設術後の腎盂腎炎では，腎瘻造設術後40日以内に腎盂腎炎を発症することが多い[2]．
- 抗菌薬開始前に尿検査（定性，沈渣，培養）と血液培養2セットを提出する．腎瘻造設術後の腎盂腎炎では，チューブを交換後の尿検体を採取して提出することが好ましい．

第5章 ● 腫瘍のある臓器・部位別の感染症診療のポイント

原因となる微生物は？

- 表 5-30 に，尿路変更後や腎瘻造設術後の腎盂腎炎で検出された微生物を示す．
- 回腸導管造設術後や腎瘻造設術後に採取された尿は，複数菌が検出されることも多く，定着菌と原因菌とが混在する．
- 尿路変更術後の腎盂腎炎では，複数菌感染が起こりうる．

回腸導管造設術後の尿路感染症の原因菌 [1, 3]

- 回腸導管造設術後の尿路感染症では，大腸菌やクレブシエラ属などの腸内細菌目細菌の検出が最も多く，その次に腸球菌，シュードモナス属，そのほかにブドウ球菌，カンジダ属が検出されている．

腎瘻造設術後の尿路感染症の原因菌 [2, 4, 5]

- 腎瘻造設術後の尿路感染症では，大腸菌やクレブシエラ属などの腸内細菌目細菌とともに緑膿菌を含めたシュードモナス属の検出が多く，そのほかに腸球菌やブドウ球菌，カンジダ属が検出されている．

表 5-30　尿路変更術後や腎瘻造設術後の
腎盂腎炎で検出された微生物の頻度

	尿路変更[1]	尿路変更[3]	腎瘻[2]	腎瘻[4]	腎瘻[5]
大腸菌	22%	58%	21%	13%	26%
クレブシエラ属	15〜20%	21%	8%	18%	14%
プロテウス属	<5%	2%	0%	18%	5%
シュードモナス属	15%	15%	13%	25%	23%
アシネトバクター属	—	0%	5%	4%	3%
腸球菌	25〜30%	10%	21%	4%	5%
ブドウ球菌属	10%	—	29%	8%	4%
黄色ブドウ球菌	—	0%	11%	4%	2%
CNS	—	—	18%	4%	2%
カンジダ属	20〜25%	—	16%	4%	9%

CNS：coagulase negative *Staphylococcus*（コアグラーゼ陰性ブドウ球菌）．

（文献 1〜5）より作成）

| 処方例 |

グラム染色	薬剤名	投与量 （1回）	投与間隔
グラム陰性桿菌	セフトリアキソン	1～2g	24時間ごと　静注
	セフタジジム	1g	6～8時間ごと　静注
	セフェピム	1g	6～8時間ごと　静注
グラム陽性レンサ球菌	アンピシリン	2g	6時間ごと　静注
グラム陽性レンサ球菌 とグラム陰性桿菌	タゾバクタム・ピペラシリン	4.5g	6～8時間ごと　静注

💊 どの抗菌薬を選択？

- 尿のグラム染色を行い，適切な抗菌薬のスペクトラムを決める．
- グラム染色でグラム陰性桿菌を認める場合，グラム陰性桿菌を治療対象のメインとする．グラム陽性球菌やカンジダは定着菌のことが多く，血液培養で陽性となる場合や，そのほかの感染症が否定できた際に治療を行う．
- 抗菌薬のスペクトラムを決めるにあたって，グラム陰性桿菌の感受性予測のために，各施設のアンチバイオグラムを参考にすることができる．また，尿路変更術後や腎瘻造設術後の尿路感染症は，過去に検出された微生物が再度，原因菌になることがあるため，過去の微生物検出歴は確認すべきである[4,5]．

🕐 適切な経過観察

- 原因菌の特定は，血液培養と尿培養を参考に判断する．血液培養と尿培養が一致した微生物は，少なくとも原因菌と考えられるので治療対象とする必要がある．血液培養から検出された微生物が尿培養から検出されない場合は，感染臓器の判断が正しかったのか再度検討する必要がある．
- 治療開始3～4日を超えても解熱しない場合や重症の場合は，膿瘍形成や尿路閉塞が解除されていないなど泌尿器科的ドレナージを必要とする病態の可能性があり，腹部エコーや腹部CT検査の検索を検討する．腎瘻造設後の腎盂腎炎では，チューブ周囲に発赤を伴う

第5章●腫瘍のある臓器・部位別の感染症診療のポイント　247

場合は，腹部以外に，皮下膿瘍の合併を除外するために体表エコーの実施を検討する．

● 広域抗菌薬の使用は，薬剤耐性菌の定着を促すおそれがあるため，原因菌が判明後は，適切な抗菌薬の再選択を行う．

● 抗菌薬の投与期間の明確な基準はない．筆者は欧州のガイドラインなども参考に[6]，尿路の閉塞や膿瘍形成がない場合は，7〜14日間程度の治療を行っている．

文 献

1) World J Urol, 2018.［PMID：29372354］
2) J Urol, 2013.［PMID：23164390］
3) Urology, 2018.［PMID：29626568］
4) Urol Int, 2017.［PMID：28355599］
5) J Glob Infect Dis, 2022.［PMID：35910826］
6) European Association of Urology：EAU Guidelines on Urological Infections. 2022.

泌尿器系

7 **❺BCG関連合併症**

要点

● 膀胱内BCG注入療法の忍容性は高いが，合併症として投与後の過敏性反応やぶどう膜炎，反応性関節炎，BCG感染症がある．

● 過去にBCG注入療法を受けたことがある患者で，原因がはっきりしない泌尿器症状や発熱などの全身症状を呈した場合，BCG感染症を疑う．症状と抗酸菌検査結果のみでは診断が確定できないこともあり，組織学的検査も含めた検査や他疾患の除外を要する．

● BCG感染症の場合は抗結核薬による治療を要するが，感染症以外の合併症に対する治療は対症療法やステロイド投与であり，適切な診断を行う必要がある．

患者背景を理解する

● BCG（Bacille Calmette-Guérin）は，牛に感染するウシ型結核菌の毒性を弱めた生ワクチンである．結核菌の核酸増幅検査も陽性となるため，通常の核酸増幅検査では結核菌と区別できない．BCGは，抗結核薬の中でピラジナミドに対して自然耐性である[1]．

● 膀胱内BCG注入後，ほとんどの患者で数時間以内に排尿障害や頻尿などの膀胱刺激症状が出現する．微熱や倦怠感を伴うこともあるが，通常は48時間以内に消失する[2]．

● 膀胱内BCG注入療法に関連した全身感染症の危険因子には，膀胱粘膜損傷，免疫抑制，高齢（70歳以上）などがある．

● 膀胱内BCG注入療法に関連した感染症は1〜5％程度[1, 3, 4]，またBCG感染症の死亡率は5.4％，長期障害は7.4％との報告がある[1]．

感染症の臨床像

● BCG投与後感染症は，早期発症型（BCG注入後3か月以内）と晩期発症型（膀胱内注入後3か月以降）に分けられ，早期発症型は全身性，晩期発症型は局所性が多いとされる．

● 症状は軽症から重症までさまざまで，局所合併症は泌尿生殖器で，

第5章 ● 腫瘍のある臓器・部位別の感染症診療のポイント 249

表5-31　膀胱内BCG注入後の感染性合併症

	感染臓器	感染症
局所性	膀胱	膀胱炎（化学性／細菌性），萎縮膀胱
	前立腺	肉芽腫性前立腺炎，前立腺膿瘍
	陰嚢（精巣）	肉芽腫性精巣上体炎，精巣膿瘍
	腎臓	腎盂腎炎／腎膿瘍，腎BCG肉芽腫，尿管狭窄
	陰茎	亀頭炎
全身性	皮膚・筋骨格系	脊椎椎間板炎，筋肉内膿瘍，デバイス感染症
	血管系	感染性動脈瘤
	眼	ぶどう膜炎，眼内炎，自己免疫性網膜症
	肝臓	肉芽腫性肝炎
	肺	肺臓炎
	リンパ系	肉芽腫性リンパ節炎
	腹膜	腹膜炎
	唾液腺	唾液腺炎
	多臓器	敗血症

（文献1, 3）より作成）

- 全身性合併症はBCGが血行性に播種することで起こる（表5-31）[1, 3].
- 臨床症状や検査所見に応じて適切な部位の検体（尿，血液，そのほか病変部位）を採取し，抗酸菌（染色，培養，核酸増幅法）検査を行う．抗酸菌検査の感度は限られており，組織検体を得られる場合は，肉芽腫性病変の有無を確認するために組織学的検査を追加する．
- 全身症状がある場合は，表5-31[1, 3]を参考に身体所見を確認し，躯幹CT（頸部～骨盤など）を撮影し，播種性病変（肺，肝臓，筋骨格系，血管，リンパ節など）の有無を確認する．

💊 どの抗菌薬を選択？

- BCG関連合併症が疑われる患者に対する診断・治療のフローチャートを図5-5[1]に示した．局所性または全身性のBCG感染症に対しては，抗結核薬による多剤併用療法を行う．
- 治療期間は明確には定まっていないが，初期2か月間はイソニアジド，リファンピシン，エタンブトールの3剤を併用し，その後，イソニアジドとリファンピシンによる2剤併用療法を4～7か月行い，

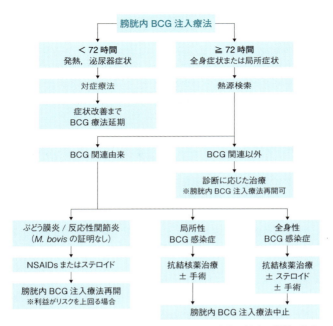

図 5-5 BCG注入療法に伴う合併症が疑われる患者に対する診断・治療
(文献1) より一部改変)

合計6〜9か月治療することが考慮される[1, 5, 6].
- 膿瘍や人工物感染, 血管内感染, 泌尿器系の閉塞がある場合は外科的治療を検討する.
- 72時間未満の発熱やインフルエンザ様症状, 膀胱刺激症状は対症療法, BCGの反応性症状(尿道炎, 関節炎, ぶどう膜炎)に対しては, NSAIDsやステロイドの投与を行う.

| 処方例 |

薬剤名	投与量(1回)	投与間隔
イソニアジド(INH)	5 mg/kg (最大 300 mg/日)	1日1回 経口
リファンピシン(RFP)	10 mg/kg (最大 600 mg/日)	1日1回 経口
エタンブトール(EB)	15 mg/kg (最大 750 mg/日)	1日1回 経口

適切な経過観察

- 治療開始後，定期的に副作用のモニタリングを行う．血算・肝機能・腎機能などの血液検査データや，各薬剤の副作用を疑う問診・身体所見がないかチェックする．エタンブトール内服中は，視神経炎の出現がないか，定期的な眼科受診や，患者自身で視力低下を起こしていないか自己評価するように促す[7]．

主な副作用[8]

■ イソニアジド

- 肝障害は最も頻度が高く重要である．末梢神経障害はイソニアジドの投与量と相関し，症状が出た場合にはビタミンB_6を投与することで改善する．発疹や発熱などのアレルギー症状が出ることがあり，必要時は減感作を試みる．まれに精神症状や間質性肺炎を起こすことがあり，この場合は再投与を試みてはならない．

■ リファンピシン

- 発疹，発熱，悪心・嘔吐などの胃腸症状，肝障害，時に高熱を伴うインフルエンザ様症状などがみられる．皮疹や発熱などのアレルギー症状に対して，必要時は減感作を試みる．まれに血小板減少，急性腎不全を起こすことがあり，これらの場合には再投与を試みてはならない．内服後，尿や涙，汗などが橙赤色に着色することを服用前に説明しておく必要がある．

■ エタンブトール

- 最も重要なのは球後視神経炎である．視力低下，中心暗点，赤緑色弱，視野狭窄，周辺暗点として出現する．まれに不可逆性の障害を起こすので注意が必要である．

文献

1) Medicine（Baltimore），2014.［PMID：25398060］
2) N Engl J Med, 1998.［PMID：9750077］
3) Radiographics, 2019.［PMID：30526332］
4) BJU Int, 2019.［PMID：31054198］
5) Int J Tuberc Lung Dis, 2005.［PMID：15786900］
6) Eur Respir J, 2016.［PMID：27540021］
7) 結核，97（1）：31-32，2022.
8) 結核診療ガイドライン2024，南江堂，2024.

8 婦人科系

❶ 婦人科系悪性腫瘍患者でよくみる感染症

要点

- 手術，薬物（ホルモン療法，分子標的薬，細胞障害性抗がん薬，免疫チェックポイント阻害薬），放射線療法が治療選択肢となる．
- 腫瘍や手術による骨盤内臓器の閉塞や構造異常が婦人科悪性腫瘍患者特有の感染リスクになる．
- 子宮摘出後の腟断端を菌のエントリーとした骨盤内感染症や，リンパ節郭清後のリンパ還流障害をリスクとした感染症（リンパ嚢胞感染，リンパ浮腫に合併する蜂窩織炎），子宮出口の狭窄・閉塞による子宮留膿腫が特徴的である．
- 手術部位の皮膚軟部組織感染症，化学療法に関連した発熱性好中球減少症，血管内デバイスに関連したカテーテル関連血流感染症，尿道カテーテルに関連した尿路感染症などは，ほかの悪性腫瘍と同様に起こりうる．

1 婦人科系悪性腫瘍患者と感染症リスク

- 腟断端縫合を行った場合，縫合不全による術後骨盤内感染症を起こしうる[1]．
- 腫瘍が増大し，腟や子宮出口が閉塞・狭窄することにより子宮留膿腫を起こしうる[2]．
- 骨盤内リンパ節郭清後は，骨盤内のリンパ嚢胞を形成することがあり，リンパ嚢胞感染を起こしうる[3]．
- 骨盤内リンパ節郭清後は，下肢のリンパ浮腫を合併することがあり，リンパ浮腫による蜂窩織炎を起こしうる[4]．

2 感染症の特徴（臓器，微生物）

- 婦人科系悪性腫瘍患者は，骨盤内や下肢の感染に留意する．
- 骨盤内感染症は腹部診察で異常を示さないことが多いため，感染に気づきにくい．
- 縫合不全による骨盤内感染症やリンパ嚢胞感染では，CTやエコー

などの画像検査で骨盤内の液体貯留に感染を伴っているかどうかの判断が難しいことがある．診断のためには骨盤内の検索のみならず，ほかの感染源の除外も重要である．

- 婦人科系悪性腫瘍に関連した骨盤内感染症では，腟の常在菌を含む好気性菌・嫌気性菌による混合菌感染が多い[5]．
- リンパ浮腫に合併する蜂窩織炎の原因菌は，一般的な蜂窩織炎と同様に考える．
- *Mycoplasma hominis*，ウレアプラズマ属，*Chlamydia trachomatis*，放線菌（*Actinomyces turicensis*）など，特有の微生物が原因菌となることもある．
- 子宮頸がんやB型肝炎ウイルス感染症を合併した例では，HIVなどの性感染症が併存している可能性にも留意する．

文献

1) Clin Obstet Gynecol, 2012.[PMID：23090459]
2) J Investig Med High Impact Case Rep, 2021.[PMID：34105423]
3) Arch Gynecol Obstet, 2018.[PMID：30269216]
4) J Vasc Surg Venous Lymphat Disord, 2022. [PMID：33957278]
5) J Infect Chemother, 2016.[PMID：26620376]

婦人科系

8 ❷術後骨盤内感染症

| 要 点 |

- 手術操作や腟断端の縫合不全により腟の常在菌が骨盤内に侵入することにより発生する.
- 抗菌薬による治療のみでなく,経腟的もしくは経皮的ドレナージも重要である.
- 好気性菌,嫌気性菌の双方をカバーする抗菌薬を選択する.

👤 患者背景を理解する

- 婦人科系手術後患者の約3%に手術部位感染症が,1%未満に骨盤内感染症が起こる[1].
- 手術時間が3時間を超える場合や,術中に輸血を行った症例は骨盤内膿瘍のリスクが上がる[1].
- 術式により,合併しうる感染症のリスクが異なる.
- たとえば,消化管操作を行った場合は,消化管損傷による腹膜炎を起こしうる.
- 尿路操作を行った場合は,尿管損傷による後腹膜膿瘍を起こすことがあり,尿管腟瘻が生じた場合は,腟常在菌による尿路感染症を起こしやすくなる.
- 骨盤内リンパ節郭清を行った場合,リンパ管損傷によるリンパ囊胞を生じることがある.リンパ囊胞は感染を合併しやすい(p.261).

❓ 感染症の臨床像

- 術後1週間程度で発症することが多い.
- 腟断端部の縫合不全では,断端部を中心とした骨盤内の膿瘍を形成する.骨盤内は腹部診察で炎症部位に手が届きづらいため,感染に気づきにくい.
- 骨盤内に液体貯留を認めても,必ずしも感染を起こしているとは限らない.術後の発熱で,ほかに感染源がなく,エコーやCTで骨盤

第5章・腫瘍のある臓器・部位別の感染症診療のポイント　255

内に液体貯留を認める場合には骨盤内膿瘍を疑い，経腟的ないし経皮的ドレナージを検討する．

- 骨盤内に膿瘍を伴わずに，腟の蜂窩織炎を起こすことがある．術後に下腹部痛や腟分泌物の増加を認め，骨盤内に液体貯留がない場合は，内診で腟断端部の圧痛や発赤・硬結などの炎症所見を評価する．
- まれではあるが，術後に腟の壊死性軟部組織感染症を呈することもある．

原因となる微生物は？

- 腟の常在菌による混合感染が一般的である（表 5−32）．
- レンサ球菌（溶血性レンサ球菌，腸球菌など），黄色ブドウ球菌，腸内細菌目細菌（大腸菌，クレブシエラ属，プロテウス属など），嫌気性菌（ペプトストレプトコッカス属，バクテロイデス属，プレボテラ属など）など，腟の常在菌が原因菌になる[2,3]．
- 排出した検体のグラム染色所見で菌体を認めない場合は，*Mycoplasma hominis* が原因菌である可能性がある（細胞壁をもたず，グラム染色で染まらないため）．*Mycoplasma hominis* は β-ラクタム系の抗菌薬が無効であり，フルオロキノロン系に感受性があることが多いが，耐性を示すこともある[4]．
- 医療曝露の程度により，緑膿菌をはじめとした耐性傾向の強いグラム陰性桿菌の頻度が増える．
- 血液培養を 2 セット提出し，膿瘍のドレナージを行う場合は穿刺液のグラム染色・培養を行う．

表 5−32　原因菌

グラム陽性菌	好気性菌	緑色レンサ球菌，B群溶血性レンサ球菌，腸球菌，黄色ブドウ球菌
	嫌気性菌	ペプトストレプトコッカス属，ペプトコッカス属，クロストリジウム属
グラム陰性菌	好気性菌	腸内細菌目細菌（大腸菌，クレブシエラ属，プロテウス属，エンテロバクター属，シトロバクター属），緑膿菌
	嫌気性菌	バクテロイデス属，プレボテラ属，フソバクテリウム属

（文献 2, 3）より作成）

| 処方例 |

濃厚な 医療曝露	薬剤名	投与量 (1回)	投与間隔
なし	アンピシリン・スルバクタム	1.5〜3g	6時間ごと 静注
	セフメタゾール	1g	6〜8時間ごと 静注
あり	セフェピム ＋クリンダマイシン または メトロニダゾール	1g 600mg 500mg	8時間ごと 静注 8時間ごと 静注 6〜8時間ごと 静注
	タゾバクタム・ピペラシリン	4.5g	6時間ごと 静注

どの抗菌薬を選択？

- 治療の原則は，「ドレナージ」＋「抗菌薬治療」である．
- 抗菌薬のみで治療を行った場合の奏効率は約60％で，初期からドレナージを行った症例は全例奏効したという報告がある[5]．
- 腟断端からの経腟的なドレナージが困難な症例は，経皮的なドレナージを検討する．
- 好気性菌と嫌気性菌の混合感染が一般的であり，好気性菌に加えて嫌気性菌のカバーも含めた抗菌薬を選択する[2]．

適切な経過観察

- 初期治療から48〜72時間以内に反応しない難治性の症例では，十分なドレナージを行うことができているかどうかの評価を行う[2]．
- ドレナージが十分でない症例では追加でドレナージを行い，穿刺液のグラム染色・培養を行う．
- 48時間以上解熱が続いた場合，経口抗菌薬への切り替えを検討する[2]．
- 治療期間は定まったものがないが，経過やドレナージ状況に応じて2週間〜1か月程度を目安とする．

文献

1) J Minim Invasive Gynecol, 2014.［PMID: 24768957］
2) Clin Obstet Gynecol, 2012.［PMID:23090459］
3) J Infect Chemother, 2016.［PMID:26620376］
4) J Antimicrob Chemother, 2018.［PMID: 29986031］
5) Ultrasound Obstet Gynecol, 2007.［PMID: 17171628］

第5章●腫瘍のある臓器・部位別の感染症診療のポイント　257

8 婦人科系

❸ 子宮留膿腫

要 点

- 子宮出口に狭窄・閉塞が起こると子宮内容物が停滞し，子宮留膿腫が起こる．
- 無症状のことも多いが，子宮破裂を起こすと致死的になりうる．
- 腟の常在菌による混合菌感染が一般的である．
- 好気性菌，嫌気性菌の双方をカバーする抗菌薬を選択する．
- 抗菌薬の治療だけでなく，ドレナージも重要である．

👤 患者背景を理解する

- 子宮留膿腫は，子宮頸部の狭窄・閉塞により子宮内容物が滞留することで生じる．
- 高齢女性に多いが，がん患者では腫瘍による子宮出口狭窄や放射線性子宮頸管炎，術後の子宮頸管狭窄などが発症要因になる．
- 子宮もしくは頸部悪性腫瘍の1.5〜4%に子宮留膿腫を合併する[1]．
- 腎不全や糖尿病，ステロイド使用などの免疫抑制状態は，子宮留膿腫の発症リスクとなる[2]．

❓ 感染症の臨床像

- 半数以上が無症状[1, 2]であり，また子宮は腹部診察で炎症部位に手が届きづらいため，感染に気づきにくい．
- 子宮頸部付近の腫瘍がある患者が発熱した際は，骨盤内のCT検査を行う．
- 症状は，腟分泌物の増加もしくは不正出血が80%以上と多く，腹痛や発熱を呈する症例は10%程度と頻度が低い[1]．
- 約10%の症例が子宮破裂に至る．子宮破裂を起こした場合の死亡率は約30%と高く，症状が乏しいからといって油断してはいけない[1]．
- 症状の乏しい子宮留膿腫患者が，急な腹痛や発熱を認めた場合は子宮破裂を疑う[3]．

原因となる微生物は？

- 発熱や悪寒戦慄などを認める症例では，血液培養を2セット提出する．
- 可能な限りネラトンカテーテルなどによる経腟的ドレナージを行い，得られた子宮内容物の培養検査を行う．
- 腟の常在菌による混合菌感染が一般的である（**表5-33**）[4]．
- レンサ球菌や大腸菌，*Bacteroides fragilis* などの嫌気性菌が検出されやすい[1]．
- 放線菌（*Actinomyces turicensis*）が原因菌となることもあり，β-ラクタマーゼ阻害薬配合のβ-ラクタム系抗菌薬が有効である[5]．

どの抗菌薬を選択？

- 治療の原則は，「ドレナージ」＋「抗菌薬治療」である．
- 好気性菌と嫌気性菌の混合感染が一般的であり，好気性菌に加えて嫌気性菌のカバーも含めた抗菌薬を選択する[4]．
- 多くの例は，アンピシリン・スルバクタムが有効である．

表5-33　原因菌

グラム陽性菌	好気性菌	ストレプトコッカス属，黄色ブドウ球菌，腸球菌
	嫌気性菌	ペプトストレプトコッカス属，クロストリジウム属
グラム陰性菌	好気性菌	腸内細菌目細菌（大腸菌，クレブシエラ属），アシネトバクター属
	嫌気性菌	バクテロイデス属，プレボテラ属，ポルフィロモナス属

（文献4）より作成）

| 処方例 |

濃厚な医療曝露	薬剤名	投与量（1回）	投与間隔	
なし	アンピシリン・スルバクタム	1.5～3g	6時間ごと	静注
	セフメタゾール	1g	6～8時間ごと	静注
あり	セフェピム	1g	8時間ごと	静注
	＋クリンダマイシン	600mg	8時間ごと	静注
	または メトロニダゾール	500mg	6～8時間ごと	静注
	タゾバクタム・ピペラシリン	4.5g	6時間ごと	静注

第5章・腫瘍のある臓器・部位別の感染症診療のポイント　259

🕐 適切な経過観察

- 治療期間は定まったものがなく，症状やドレナージ状況をみながら個々の症例ごとに検討する.

- 難治性の場合はCTや経腟エコーなどの画像検査でドレナージ状況を確認し，不十分であれば追加ドレナージを行う.

- 約1/4の症例が再発する．再発例では子宮壁の炎症がより高度になり，子宮穿孔を起こしやすいため注意が必要である[2].

文献

1) J Investig Med High Impact Case Rep, 2021.〔PMID：34105423〕
2) Clin Exp Obstet Gynecol, 50（6）：130-135, 2023.
3) J Obstet Gynaecol Res, 2010.〔PMID：20598053〕
4) J Infect Chemother, 2016.〔PMID：26620376〕
5) Intern Med, 2015.〔PMID：26521910〕

8 婦人科系

❹ リンパ囊胞感染

要点

- 骨盤内リンパ節郭清後患者の発熱では，リンパ囊胞感染が鑑別になる．
- 局所の痛みを伴わずに発熱のみで発症するケースが多い．
- 多くの症例は，アンピシリン・スルバクタムが有効である．
- 抗菌薬のみでは難治性ないし再燃するケースが多く，ドレナージが重要である．
- ドレナージが不十分な場合は，より長期間の抗菌薬治療を要する．

👤 患者背景を理解する

- リンパ囊胞とは，リンパ節郭清によりリンパ管が切断され，下肢から流れ込んだリンパ液が膀胱や直腸の外側のスペースに貯留したものである．自然に吸収されることもあれば，長期間残存することもある．
- 婦人科領域の術後リンパ囊胞の発生率は，16 ～ 49％と報告によりばらつきがある[1]．
- リンパ囊胞を生じた患者の 20％ちかくが感染を合併する[2]．

❓ 感染症の臨床像

- リンパ囊胞感染は，術後 2 ～ 3 か月後に発症することが多いが，数年後に発症することもある[2]．
- 大きさが 6cm を超える囊胞は，感染を合併しやすい[2]．
- 感染した囊胞が大きければ局所の疼痛を伴いやすいが，痛みを伴わない発熱として発症するケースも多い．
- 診断にはエコーや CT が有用で，CT のほうが病変を捉えやすい．
- 造影 CT では，辺縁不整で造影効果のある壁肥厚を伴う囊胞構造として認める．

第 5 章 • 腫瘍のある臓器・部位別の感染症診療のポイント　261

原因となる微生物は？

- 感染が起こる機序は明らかではないが，血行性・リンパ行性・近接する部位の炎症の波及，手術時の直接的な汚染などが考えられている．
- 治療開始前には血液培養を2セット提出し，嚢胞のドレナージを行う際には，得られた排液を必ず培養に提出する．
- ブドウ球菌，レンサ球菌などのグラム陽性球菌が多く，腸内細菌目細菌，嫌気性菌が検出されることもある（表5-34）[1]．
- 頻度は高くないが，メチシリン耐性黄色ブドウ球菌（methicillin-resistant *Staphylococcus aureus*：MRSA）や緑膿菌が検出されることもある[1]．

どの抗菌薬を選択？

- アンピシリン・スルバクタムが有効である．
- 重症度や検出菌に応じて，バンコマイシンや抗緑膿菌作用のある抗菌薬の投与を検討する．

表5-34 原因菌

グラム陽性菌	好気性菌	黄色ブドウ球菌，溶血性レンサ球菌，腸球菌，コアグラーゼ陰性ブドウ球菌
	嫌気性菌	ペプトストレプトコッカス属
グラム陰性菌	好気性菌	腸内細菌目細菌（大腸菌，クレブシエラ属，エンテロバクター属，シトロバクター属），緑膿菌
	嫌気性菌	バクテロイデス属，プレボテラ属
その他		カンジダ属，アクチノマイセス属，*Helicobacter cinaedi*，結核菌

（文献1）より作成）

処方例

重症度	薬剤名	投与量（1回）	投与間隔
低～中	アンピシリン・スルバクタム	1.5～3g	6時間ごと　静注
	セフメタゾール	1g	6～8時間ごと　静注
高	タゾバクタム・ピペラシリン	4.5g	6時間ごと　静注
	タゾバクタム・ピペラシリン＋バンコマイシン	4.5g 15～20mg/kg	6時間ごと　静注 12時間ごと　静注

🕐 適切な経過観察

- 治療の原則は，「ドレナージ」+「抗菌薬治療」である.
- 難治性の場合や繰り返す場合は，経皮的なドレナージを検討する.
- 十分なドレナージを行うことができれば，多くが約2週間の抗菌薬治療で治癒する[2].
- ドレナージ困難ないし不十分な症例は，より長期（3〜4週）の抗菌薬治療を検討する.
- 経皮的ドレナージを行っても排液が十分に減少しない症例では，硬化療法や塞栓術を行うこともある[3].

文 献

1) J Infect Chemother, 2021.［PMID：32900660］
2) Arch Gynecol Obstet, 2018.［PMID：30269216］
3) Eur J Radiol, 2021.［PMID：33302026］

8 婦人科系

❺リンパ浮腫による
蜂窩織炎

要 点

- 骨盤内郭清術後のリンパ浮腫は，高率に蜂窩織炎を合併する．
- 通常の蜂窩織炎よりも血液培養が陽性になりやすく，原因菌を同定できる頻度が高い．
- 通常の蜂窩織炎よりも長い治療期間を要する．
- 反復しやすいため，感染の再発予防が重要である．

👤 患者背景を理解する

- 手術や腫瘍により骨盤内のリンパ系が損傷・閉塞されてリンパ液の還流が阻害され，下肢のリンパ浮腫を起こすことがある．
- 婦人科系悪性腫瘍患者の 25 % が，治療中に下肢のリンパ浮腫を起こす[1]．
- リンパ浮腫は，蜂窩織炎の発症リスクがオッズ比：71.2 と非常に高い（潰瘍，創傷，皮膚疾患などの皮膚バリア破綻は，オッズ比：23.8)[2]．
- 悪性腫瘍治療後の下肢のリンパ浮腫患者は，8 年間で約 30 % が蜂窩織炎を起こす[3]．

❓ 感染症の臨床像

- 通常の蜂窩織炎と同様に，罹患した皮膚の発赤・熱感・腫脹・圧痛を呈し，しばしば発熱を伴う．
- 発赤は，しばしば大腿近位部〜鼠径部，下腹部まで広がる．
- 増悪スピードは，急性（分単位）から慢性（数週単位）と幅がある．
- 全身症状が下肢の局所症状に先行することがある．
- 発熱や炎症反応の上昇を伴わないこともある．
- 約 2/3 が蜂窩織炎を反復する[3]．

原因となる微生物は?

- 血液培養から β 溶血性レンサ球菌が検出される報告が多い（**表5-35**）[4,5].
- ときに黄色ブドウ球菌が原因となることもある.
- 通常の蜂窩織炎と比べて血液培養陽性率が高い（＞10%）ため,可能な限り血液培養を2セット提出する[4].
- 創部や患部のスワブ検体のような局所培養から検出される菌は定着菌が含まれることが多く,原因菌を反映しないことが多いため,提出は控える.緑膿菌や腸内細菌目細菌が検出された場合でも,多くはカバー不要である[4].

どの抗菌薬を選択?

- 多くはセファゾリンによる治療が有効である.
- 頻度は高くないが,緑膿菌やメチシリン耐性黄色ブドウ球菌（methicillin-resistant *Staphylococcus aureus*：MRSA）が原因になることもある.血液培養や無菌操作で得られた皮下膿瘍から同菌が検出された場合や重症例,難治性症例などにおいては広域抗菌薬を選択することもある.

表5-35　原因菌

グラム陽性菌 （高頻度）	B群溶血性レンサ球菌,G群溶血性レンサ球菌,A群溶血性レンサ球菌,黄色ブドウ球菌,コアグラーゼ陰性ブドウ球菌,腸球菌
グラム陰性菌 （低頻度）	腸内細菌目細菌（大腸菌,エンテロバクター属,シトロバクター属,モルガネラ属）,緑膿菌,アシネトバクター属

(文献4, 5)より作成)

| 処方例 |

重症度	薬剤名	投与量（1回）	投与間隔
低〜中	セファゾリン	1〜2g	8時間ごと　静注
高	セフェピム	1〜2g	8時間ごと　静注
	セフェピム ＋バンコマイシン	1〜2g 15〜20mg/kg	8時間ごと　静注 12時間ごと　静注

🕐 適切な経過観察

- 比較試験はないが，ガイドラインでは通常の蜂窩織炎よりも長めの治療が推奨されている[6]．
- 最短でも 14 日間，経過に応じて 1〜2 か月間を要することもある[6]．
- 蜂窩織炎を反復しやすいので，予防が重要である．
- 弾性ストッキングやフットケア，白癬の治療は蜂窩織炎の予防に有効である[6]．
- 蜂窩織炎を年に 2 回以上反復するケースでは，抗菌薬の予防投与を検討する[6]．
- 予防的抗菌薬は約 1 年間が目安だが，蜂窩織炎発症リスクが高い症例では，より長期間の投与を検討する[6]．

▎ 処方例

薬剤名	投与量 (1 回)	投与間隔
セファレキシン	125 g	1 日 1 回　経口
ドキシサイクリン	100 mg	1 日 1 回　経口
クリンダマイシン	125 mg	1 日 1 回　経口

▎ 文 献

1) Cancer, 2010.［PMID：20665892］
2) BMJ, 1999.［PMID：10364117］
3) J Vasc Surg Venous Lymphat Disord, 2022.［PMID：33957278］
4) J Surg Oncol, 2020.［PMID：31264724］
5) Eur J Clin Microbiol Infect Dis, 2000.［PMID：10834819］
6) BLS/LSN：Guidelines on the Management of Cellulitis in Lymphoedema.

9 骨・軟部腫瘍関連

❶骨・軟部腫瘍患者で よくみる感染症

> **要 点**
>
> - 骨・軟部腫瘍患者でよくみる感染症には，手術部位感染症(SSI)や，再建に用いる移植片や固定に用いるデバイスに関連した感染症などがある．
> - 人工物感染症では，細菌のバイオフィルム形成のため，治療は長期に及び難渋することも多い．
> - 好発年齢が若年の腫瘍もあり，機能予後を考慮した治療戦略も重要である．

1 骨・軟部腫瘍患者と感染症リスク

- 骨・軟部腫瘍手術における手術部位感染症(surgical site infection：SSI)は，整形外科的外傷(SSI発生率：1.9～4.3%)および人工関節置換術(SSI発生率：1.31～2%)などと比較して，8.7～12.2%と発生率が高い[1]．
- 報告されているSSIの危険因子には，高齢，BMI高値，悪性疾患，放射線治療，手術時間(5時間以上)，術中出血，先行する外科処置の回数，入院患者として行われた手術，インプラントの使用，および手術当日の他部位での感染などが含まれる[1]．
- 再建には骨移植片または人工骨代替物，インプラント，切除・治療した同種移植片または自家移植片などが使用される．体外照射した自家移植片や，液体窒素で処理した凍結自家移植片を用いて再建を行った場合の深部感染率は，それぞれ14.8%，11.1%と報告されている[2,3]．
- 原発性のみならず，乳がんや前立腺がんなどでは骨転移がよく起こり，切迫骨折の予防的固定や病的骨折に対する固定が必要になることがあり，固定デバイスによる感染も起こりうる．

2 感染症の特徴(臓器，微生物)

- SSIに関しては，切開部や留置されたドレーンからの膿性排液，局

第5章 • 腫瘍のある臓器・部位別の感染症診療のポイント 267

所感染徴候(疼痛・圧痛，腫脹，発赤，熱感)，切開創の自然離開などを注意して観察する．

● 人工物に関連した感染症では細菌のバイオフィルム形成を考慮し，治療成功率を高めるためには人工物抜去を必要とする．

● 人工物抜去や患肢切断などは機能予後に大きくかかわるため，抜去せずにデブリードマンと抗菌薬のみで治療を行うこともあり，治療期間は長期に及び，再燃するリスクも高い．

● 人工物感染では，コアグラーゼ陰性ブドウ球菌(coagulase negative *Staphylococcus*：CNS)や黄色ブドウ球菌，レンサ球菌の頻度が高いが[4]，発症時期(術後早期，後期など)や発症機序(術中汚染，血行性など)によって異なる．

文 献

1) Anticancer Res, 2020.［PMID：32487657］
2) Bone Joint J, 2019.［PMID：31474143］
3) Bone Joint J, 2014.［PMID：24692627］
4) Clin Microbiol Infect, 2022.［PMID：34129907］

9 骨・軟部腫瘍関連

❷ 椎体椎間板炎

要点

- 非特異的な症状や臨床所見が多く，診断の遅れが生じやすい．
- 長期治療になることを見据え，患者の状態が安定している場合は微生物学的診断を優先する．
- Empiric therapyでは，最も頻度が高い黄色ブドウ球菌〔特にメチシリン感受性黄色ブドウ球菌(MSSA)〕をまず考慮する．また複数セットの血液培養を必ず採取しておく．

患者背景を理解する

- 椎体椎間板炎の発生率は，日本では2007〜2010年にかけて人口10万人あたり年5.3人から7.4人に増加している[1]．背景には高齢化に伴う併存疾患の増加や，MRIの普及に伴う診断能の向上がある．
- 術後の椎体椎間板炎の発生率は，手術時間の延長，デバイスの使用，後方からの手術アプローチ，広範囲の軟部組織の切開・切除，死腔の形成，繰り返しの手術，放射線照射を受けた組織を介した手術，大量出血，輸血，緊急手術などによって増加する[2]．
- 発症機序としては血行性播種，外傷・脊椎手術による直接感染，隣接軟部組織感染からの連続伝播のいずれかによって生じる．
- 一次感染巣が同定される場合は尿路と皮膚軟部組織が多く，そのほかには血管内留置カテーテル，消化管，呼吸器，口腔内などがある．感染性心内膜炎は，約10％の症例で認められる[3]．

感染症の臨床像

- 背部痛は最も一般的な初期症状で症例の86％で報告され[3]，特に重篤な，鋭いまたは電撃のような背部痛は硬膜外膿瘍の存在を示唆する．
- 患者は，鎮痛薬の服用のためか発熱は常にみられるわけではなく(約60％)[3]，*Cutibacterium acnes*が原因菌となることはまれである．
- 神経根症，四肢の脱力や麻痺，異常感覚や感覚消失，尿閉などは約

30％の症例でみられる[3]．来院時の神経障害は早期診断に有用である．

- 多くの症状や臨床所見が非特異的であり，症状出現から診断までの平均期間は 11 〜 59 日と，かなりの遅れが生じることが多い[3]．
- 罹患部位としては腰椎（58％），胸椎（30％），頸椎（11％）と続く[3]．
- 白血球数と好中球分画の上昇は感度が低いが（それぞれ 64％，39％），ESR と CRP 値の上昇は感度が高い（それぞれ 98％，100％）[4, 5]．
- 血液培養は 58％の症例で陽性となるので，必ず実施する[3]．
- 画像で椎体椎間板炎が疑われるも血液培養陰性の場合や，血液培養陽性でも一次感染巣が腹腔内感染症など複数菌感染を疑う場合は，椎体・椎間板の生検（open biopsy，CT ガイド下）が推奨される．生検検体の培養陽性率は，77％と血液培養よりも高い[3]．
- 単純 X 線撮影の異常所見は，数週間〜数か月後に発生するため診断に有用ではないが，ベースラインの検査として行う．境界不明瞭な椎体終板や，椎体周囲の軟部組織腫脹がみられることがある．
- MRI は感度 97％，特異度 93％と高く，診断に最も有用である．T1 強調画像では椎間板と隣接椎体が低信号，かつ境界が不明瞭になり，T2 強調画像では椎間板と隣接椎体の信号が増強する．
- 硬膜外膿瘍または傍椎体膿瘍など傍椎体腔への進展は，ガドリニウム造影 MRI で最もよく認められる．
- 初回 MRI で典型的な所見が得られなかった場合は，1 〜 3 週間以内に再検査を行う[6]．
- CT は骨びらんの検出や椎体周囲への浸潤を示すのに優れるが，硬膜外膿瘍や脊髄病変の検出は困難である．一般に CT は，MRI が実施不可の場合（植え込み型心臓デバイス，人工内耳，閉所恐怖症，設備がなく利用できない）や，経皮的生検の際のガイドとして行われる．

原因となる微生物は？

- 原因菌の多くは単一菌であるが，約 10％の症例では複数菌が原因菌となりうる[3]．
- 機序的には血行性では通常は単一菌で，最も一般的には黄色ブドウ球菌によって引き起こされ，一方で連続伝播では複数菌であることが多い．
- 頻度はグラム陽性菌が約 60％，グラム陰性菌が約 20％を占め，菌種としては黄色ブドウ球菌，レンサ球菌，大腸菌の割合が多い[3]．

- コアグラーゼ陰性ブドウ球菌（CNS）と *C. acnes* は，脊椎手術後，特に固定デバイスを使用した場合など周術期に接種され，ほとんど常に外因性の原因となる微生物である[7]．
- 結核菌は流行が多い地域で，また真菌は疫学的リスク（ブラストミセス，コクシジオイドミセス，ヒストプラズマ），免疫不全宿主（アスペルギルス），静脈留置カテーテル（カンジダ，アスペルギルス）などの特定の危険因子を有する場合に考慮する．

💊 どの抗菌薬を選択？

- 血液培養や生検検体培養の偽陰性は，検体採取前に抗菌薬治療を受けている患者に特に多くみられるため，患者が重篤でない（すなわち，神経学的異常がなく血行動態も安定している）場合は，培養陽性が証明されてから抗菌薬治療を開始する．
- すでに抗菌薬治療が開始されている場合は，患者の状態が臨床的に安定していれば，直近の抗菌薬投与後，少なくとも 48 時間は中止すべきである．1〜2 週間，抗菌薬を中止すればより高い培養陽性率が得られるが，安全上の理由から急性椎体椎間板炎の症例では一般的に推奨されない[7]．
- Empiric therapy は，最も一般的な原因である黄色ブドウ球菌（主に MSSA）をカバーする必要がある．それ以外は地域の疫学的リスクと患者背景，臨床状況，*in vitro* 感受性データによって決定される．
- 原因菌の同定後は，菌種に合わせて第一選択薬を使用する（次頁の「処方例」を参照）[6]．
- 非経口または経口吸収率の高い経口抗菌薬を用いて，合計 6 週間の治療が必要である[6]．ドレナージされていない膿瘍がある患者や脊椎インプラントがある患者ではより長期の治療を行う[7]．

🕐 適切な経過観察

- 4 週間後に ESR が 50％ 低下した場合に治療失敗を起こすことはまれである．一方で，4 週間後に ESR が 50 mm／時，CRP が 2.75 mg/dL を超えると，治療失敗のリスクが有意に高くなる[8]．
- 患者が臨床的に改善し，最終的に治療が成功したにもかかわらず，

第 5 章 ● 腫瘍のある臓器・部位別の感染症診療のポイント　271

| 処方例 | | | |

原因菌	薬剤名	投与量（1回）	投与間隔
メチシリン感受性 黄色ブドウ球菌	セファゾリン	1～2g	8時間ごと　静注
	セフトリアキソン	2g	24時間ごと　静注
メチシリン耐性 黄色ブドウ球菌	バンコマイシン	15～20mg/kg	12時間ごと　静注
ペニシリン感受性 腸球菌	ベンジルペニシリン	2,000～2,400 万単位/日	持続静注， または6回に分けて
	アンピシリン	12g/日	持続静注， または6回に分けて
ペニシリン耐性 腸球菌	バンコマイシン	15～20mg/kg	12時間ごと　静注
β溶血性レンサ 球菌	ベンジルペニシリン	2,000～2,400 万単位/日	持続静注， または6回に分けて
	セフトリアキソン	2g	24時間ごと　静注
緑膿菌	セフェピム	2g	8～12時間ごと　静注
	メロペネム	1g	8時間ごと　静注
腸内細菌目細菌	セフェピム	2g	12時間ごと　静注

（文献6）より作成）

　フォロー中のMRI検査では，しばしば骨や椎間板構造の所見が同様か悪化もみられるため，抗菌薬治療に対する反応が良好な患者にはフォロー中のルーチンのMRI検査を行う必要はない．

● 治療に対する反応が不良な患者では，硬膜外および傍脊椎の軟部組織への進展を評価するため，MRI検査を再検する．

● 傍脊椎や硬膜外の炎症性変化や膿瘍のような軟部組織のMRI所見は，臨床経過と相関する．

文献

1) BMJ Open, 2013.［PMID：23533214］
2) Br Med Bull, 2016.［PMID：26872859］
3) Semin Arthritis Rheum, 2009.［PMID：18550153］
4) Arch Intern Med, 1998.［PMID：9508229］
5) Spine J, 2006.［PMID：16651226］
6) Clin Infect Dis, 2015.［PMID：26229122］
7) N Engl J Med, 2010.［PMID：20237348］
8) Eur Spine J, 2010.［PMID：19937064］

9 骨・軟部腫瘍関連

❸ 人工物の感染

要点

- 人工関節感染のリスクは術後早期が最も高いが，そのリスクは生涯にわたって持続する．
- 人工関節置換術後1〜3か月以内に発生した感染は「早期」，数か月から1〜2年以内に発生した感染は「遅延型」，1〜2年以上経過してから発生した感染は「後期」と分類される．
- 治療に関しては術式や術後の人工物残存の有無，原因菌，罹患関節などが重要で，原則として長期治療と長期的なフォローアップが必要である．

👤 患者背景を理解する

- 近年の人工股関節および膝関節における人工関節感染症（prosthetic joint infection：PJI）の年間発生率は，2〜3％程度とされる[1]．
- 危険因子としては，BMI異常（高値および低値），喫煙，糖尿病および周術期高血糖，関節リウマチ，免疫抑制薬，悪性腫瘍，過去1年以内の先行する菌血症，尿路や呼吸器などの遠隔部位の周術期感染症，輸血，関節外傷などがあげられる[2]．
- 手術時間延長は感染リスクを増加させ，20分長くなるごとに1年後のPJIリスクが25％高くなる[3]．

❓ 感染症の臨床像

- 最も一般的な症状は関節痛である．特に早期の感染では局所的な感染徴候を認めることが多いが，発熱や悪寒などの全身症状は必ずしもみられない．全身症状がみられるのは血行性PJIで多い．
- 遅延型または後期の感染では，一般に全身症状を伴わない慢性疼痛のみのことが多く，人工関節の緩みや瘻孔からの排膿を伴うこともある．瘻孔からの排膿の存在はPJIに特徴的である[4]．
- 画像検査では，単純X線写真は感度および特異度が低いものの，診

第5章 • 腫瘍のある臓器・部位別の感染症診療のポイント　273

断や処置を行う際のベースラインとなるため実施する.

- CRP値や赤血球沈降速度の特異度は低いものの, それぞれ1mg/dL, 30mm/時をカットオフ値とした場合に, いずれも正常値の組み合わせはPJIを除外する感度が96%と報告されている[5].
- 血液培養は約25%の症例で陽性となる[6].
- 関節液穿刺では, 典型的な微生物の場合でも少なくとも3.5mL必要である. 一方で増殖が遅い菌(48時間以上を要する, 嫌気培地・真菌培地を要する)ではより多い検体量が必要となる[7].
- 関節液検査のカットオフ値と感度・特異度を(表5-36)に示す[8~10].
- 関節液は好気培養と嫌気培養を行うが, 嫌気培養は14日間培養する[4]. 関節液培養は感度72%, 特異度95%と報告されている[11].
- 単一の培養では感度が低く, 病原体と汚染菌を識別できないため, 外科的デブリードマンまたは人工関節抜去時には少なくとも3つ, 最適には5~6つの組織検体を提出する[12].
- 組織検体の病理組織学的検査で急性炎症が認められる場合, PJIが強く示唆される[12].
- 予防的な術前抗菌薬投与は培養陽性率を低下させないため, 実施してよい[13].
- バイオフィルムが形成されたインプラント表面の培養も微生物学的

表5-36 人工関節置換術後の感染を予測する関節液所見

		カットオフ値	感 度	特異度
人工膝関節	術後6週間以内	白血球数 ≧27,800個/μL	84%	99%
		好中球分画 ≧89%	84%	69%
	術後6か月以上 ※炎症性関節疾患は除外	白血球数 ≧1,700個/μL	94%	88%
		好中球分画 ≧65%	97%	98%
人工股関節		白血球数 ≧4,200個/μL	84%	93%
		好中球分画 ≧80%	84%	82%

(文献8~10)より作成)

診断に有用で，ボルテックスとエコー処理を行うことで培養感度が向上する[4, 12]．

- 2つ以上の検体から同じ微生物が検出されれば微生物学的診断が確定する[4]．

🔘 原因となる微生物は？

- 股関節または膝関節PJI患者を対象とした研究で，70％が単一菌，25％が複数菌で，菌種としてはコアグラーゼ陰性ブドウ球菌（coagulase negative *Staphylococcus*：CNS），次いで黄色ブドウ球菌，レンサ球菌の頻度が高い（表5-37）[14]．

- 早期PJIでは術中の汚染によって発症することが最も多く，黄色ブドウ球菌や好気性グラム陰性桿菌など病原性が強い微生物が多い．CNSも重要な原因菌で，また複数菌感染も早期発症においてより一般的である．

表5-37　股関節または膝関節PJIの原因菌の割合

同定された微生物	頻度
好気性グラム陽性菌	82％
CNS（*Staphylococcus lugdunensis*を除く）	37％
黄色ブドウ球菌	24％
Staphylococcus lugdunensis	4％
レンサ球菌	14％
腸球菌	8％
コリネバクテリウム属	5％
好気性グラム陰性菌	11％
腸内細菌目細菌	7％
緑膿菌	3％
嫌気性菌	13％
キューティバクテリウム属	8％
その他	5％
真菌	3％
抗酸菌	0.5％

（文献14）より改変）

- 遅延型PJIも一般的には術中の汚染によって発症するが，CNSや腸球菌などの病原性が低い微生物が多く，感染の明白な発現は最初の3か月以内には起こらない．
- 後期PJIでは，遠隔部位の感染からの血行性播種が多いことを反映して黄色ブドウ球菌が優勢であるが，手術時に発症した，きわめて緩徐な感染によることもある．
- *Cutibacterium acnes*は肩関節のPJI症例では約44％と大部分を占めており[15]，腋窩と近いことが関係していると考えられている[2]．臨床経過は緩徐で，炎症マーカーも正常であることが多い．
- 真菌や抗酸菌の培養はルーチンでは推奨されないが，以下のような状況下では考慮する[16]．
  ① 免疫不全の患者（固形臓器または造血幹細胞移植，AIDS，積極的化学療法中のがん患者）．
  ② 真菌性または抗酸菌性PJIの既往歴のある患者．
  ③ 播種性真菌または抗酸菌感染症のPJI患者．
  ④ 適切な細菌培養および治療にもかかわらず，培養陰性PJIを再発した患者．

どの抗菌薬を選択？

- バイオフィルム内に存在する細菌は抗菌薬や宿主の免疫システムから守られているため，外科的介入を伴わない抗菌薬治療だけではほとんどの症例で失敗する．ブドウ球菌のバイオフィルムに活性を有するリファンピシンの併用も行われるが，外科的デブリードマンがきわめて重要である[2]．
- 抗菌薬治療については，術式や術後の人工物残存の有無，原因菌，罹患関節によってレジメンや投与経路，治療期間が異なる（表5-38）[12]．

適切な経過観察

- PJIの治療成功は，①感染の再発がなく微生物学的および臨床的に感染が消失していること，②同一感染に対するその後の外科的介入がないこと，③PJIに関連した死亡がないこと，とされている[17]．
- 治療失敗は内科的治療や外科的治療の失敗というよりも，PJI発症

表5-38 **人工関節感染の術式の違いと抗菌薬治療**

術　式	抗菌薬治療
デブリードマンと人工関節温存 一期的再置換術	● 術後に人工物が残るため，ブドウ球菌が原因であればリファンピシンと併用して2〜6週点滴（リファンピシンが使用できない場合は4〜6週点滴）を行った後，膝関節では最低でも合計6か月，膝以外の股・肩・肘・足関節では最低でも合計3か月，また一期的再置換術では合計3か月の治療が必要である ● その後の長期抑制治療の必要性と期間については専門家の間でも議論があり，個々の症例において検討が必要である ● ブドウ球菌以外であれば，リファンピシン併用は行わずに4〜6週の点滴または経口吸収率が高い経口薬を投与し，上記同様に最低でも合計3〜6か月の抗菌薬治療を行う
二期的再置換術 永久的切除関節形成術	● 術後に人工物が残らないため，4〜6週（黄色ブドウ球菌のような毒性の強い菌の場合は6週）の点滴または経口吸収率が高い経口薬での治療を行う ● バイオフィルムを考慮する必要はないため，リファンピシン併用は通常行われない
切断術	● 残存する感染組織や併発する敗血症・菌血症がなければ，切断後24〜48時間の抗菌薬治療を行う ● 感染組織が残存していれば，4〜6週の点滴または経口吸収率が高い経口薬での治療が必要である

(文献12）より作成)

の素因となった危険因子が継続して存在していることが関与している可能性が示唆されており[2]，修正可能な危険因子のコントロールも重要である.

文献

1) J Arthroplasty, 2021. [PMID：33422392]
2) Clin Microbiol Rev, 2014. [PMID：24696437]
3) J Arthroplasty, 2019. [PMID：30765229]
4) N Engl J Med, 2023. [PMID：36652356]
5) J Arthroplasty, 2008. [PMID：18165031]
6) J Arthroplasty, 2018. [PMID：28939030]
7) J Arthroplasty, 2020. [PMID：32269007]
8) Clin Orthop Relat Res, 2011. [PMID：20585914]
9) Am J Med, 2004. [PMID：15465503]
10) J Bone Joint Surg Am, 2008.[PMID：18762646]
11) J Clin Microbiol, 2013. [PMID：23946521]
12) Clin Infect Dis, 2013. [PMID：23223583]
13) J Arthroplasty, 2017. [PMID：28456562]
14) Clin Microbiol Infect, 2022. [PMID：34129907]
15) J Bone Joint Surg Am, 2022. [PMID：35188900]
16) Bone Joint J, 2022. [PMID：34969277]
17) Clin Orthop Relat Res, 2013. [PMID：23440616]

第5章 • 腫瘍のある臓器・部位別の感染症診療のポイント　277

9 骨・軟部腫瘍関連

❹ 壊死性軟部組織感染症

要点

- 代表的な疾患として，壊死性筋膜炎とガス壊疽がある.
- 診断においては，画像検査より臨床的判断が最も重要である.
- 死亡率の低下と臨床転帰の改善には，早期診断，迅速な外科的介入，適切な抗菌薬治療が不可欠である.

👤 患者背景を理解する

- 年間発生率は国や地域によって差があるが，10万人あたり0.3～5症例である[1].
- 原因が複数菌のⅠ型と，主に単一菌によるⅡ型に大きく分類される.
- Ⅰ型は通常，高齢者や基礎疾患を有する患者にみられる．素因としては，糖尿病性潰瘍，褥瘡性潰瘍，痔核，裂肛，会陰切開，結腸・泌尿器科手術，婦人科手技などがあげられる[1].
- Ⅱ型は通常，Ⅰ型とは異なりどの年齢層でも，また基礎疾患のない人でも発症する可能性がある．また，厳密にはⅡ型には分類されないが，大腸菌やバクテロイデス属などのグラム陰性菌の単一菌による壊死性筋膜炎も報告があり，これらは通常，免疫不全，糖尿病，肥満，術後の患者，または既存の慢性臓器機能障害を有する患者にみられる[1].
- 侵襲性A群溶血性レンサ球菌による壊死性軟部組織感染症では2つの異なる臨床像があり，明確な細菌の侵入門戸を伴うものと，明らかな創傷や病変なく深部組織で発生するものがある.
- 侵入門戸としては，表在性皮膚病変（水痘の水疱，虫刺され，裂傷），皮膚や粘膜のバリア破綻（薬剤注射，外科的切開，出産），貫通性外傷などがあげられる[1].
- 一方で明らかな侵入門戸がないものの病態では，上咽頭からの一過性の菌血症に伴い，打撲や筋挫傷を起こした深部組織への血行性播種が起こると考えられている．初期には皮膚症状がないため，しばしば誤診され，正しい診断が遅れる可能性がある[2].
- ガス壊疽は原因の約70％が外傷の結果として起こり，その他，腸管

および胆道の手術，アドレナリンの筋肉内注射，遺残胎盤，遷延破水，子宮内胎児死亡などがガス壊疽の素因となる[1].

- 非外傷性の明らかな侵入門戸のないもののガス壊疽は，好中球減少症または消化器悪性腫瘍の患者に多く発生する．大腸病変（通常はがん）からの血行性播種の結果，外傷のない正常な軟部組織で発症する[3].
- フルニエ壊疽は陰茎や陰嚢，または外陰部を侵す壊死性軟部組織感染症で，患者の80％が重大な基礎疾患，特に糖尿病を有している[3].

❓ 感染症の臨床像

- 多くは市中感染で，四肢に発症し，約2/3は下肢に発症する[3].
- 壊死性筋膜炎の古典的な症状には，軟部組織の浮腫（75％），紅斑（72％），激痛（72％），圧痛（68％），発熱（60％），および皮膚水疱または壊死（38％）が含まれる[4].
- 壊死性筋膜炎と蜂窩織炎を鑑別する因子として，病歴では，①臨床所見に比例しない疼痛，②下痢，③過去90日間の手術が重要で，また身体所見では，④低血圧，⑤精神状態の変化，⑥範囲が拡大していく紅斑，⑦皮膚の波動，⑧出血性水疱，⑨皮膚壊死が重要である（3/9項目以上あれば特異度100％で診断，すべてない場合は感度97.5％で除外）[5].
- 総白血球数，ヘモグロビン，ナトリウム，グルコース，クレアチニン，CRP値を用いたLRINEC（Laboratory Risk Indicator for Necrotizing Fasciitis）スコア（表5-39）は，成人で5.8/13点以上の場合に壊死性筋膜炎の感度は低いため，このスコアのみで除外してはならない[1].

表5-39 LRINECスコア

項 目	点 数
総白血球数 (/μL)	<15,000：0点, 15,000〜25,000：1点, >25,000：2点
ヘモグロビン (g/dL)	>13.5：0点, 11.0〜13.5：1点, <11.0：2点
ナトリウム (mEq/L)	≧135：0点, <135：2点
グルコース (mg/dL)	≦180：0点, >180：1点
クレアチニン (mg/dL)	≦1.59：0点, >1.59：2点
CRP (mg/dL)	<15：0点, ≧15：4点

（文献6）より改変）

- 血清CK または AST の高値は，蜂窩織炎とは対照的に筋または筋膜を含む深部感染を示唆する．
- 診断においては手術時の皮下組織または筋膜面の外観が重要で，直視下の筋膜は腫脹し，灰色の外観で，壊死部位や茶色がかった滲出液（dish water）がみられる．通常，膿はみられない．組織面は手袋をはめた指でも容易に剝離できる（finger test陽性）[3]．
- 微生物学的診断は，手術時に得られた深部組織のグラム染色と培養，または血液培養陽性によって確立する．表層創傷の培養は，深部組織の感染に含まれる細菌を反映していない可能性がある．

原因となる微生物は？

- 壊死性筋膜炎は原因が複数菌か単一菌かによって，Ⅰ型とⅡ型に大きく区別される．検出菌の頻度としては，腸内細菌目細菌，レンサ球菌，黄色ブドウ球菌が多い（表5−40）[7]．
- Ⅰ型では，少なくとも1種類の嫌気性菌（最も一般的なのはバクテロイデス属またはペプトストレプトコッカス属）が，A群以外のレンサ球菌および腸内細菌目細菌（大腸菌，エンテロバクター属，クレブシエラ属，プロテウス属）などの1種類以上の通性嫌気性菌との組み合わせで分離される．緑膿菌のような偏性好気性菌がこのような混合感染症の構成菌であることはまれで，また嫌気性菌のみが存在する症例もまれである[8]．
- 複数菌感染症は以下の臨床場面で最もよくみられる．
  ①肛門周囲膿瘍，貫通性腹部外傷，腸を含む外科的処置．
  ②褥瘡潰瘍．
  ③違法薬物使用者の注射部位．
  ④バルトリン腺膿瘍，会陰切開創，軽度の外陰腟感染．
- Ⅱ型は一般に単一菌感染に起因し，最も一般的にはA群溶血性レンサ球菌が単独で，または他の菌種（最も一般的なのは黄色ブドウ球菌）との組み合わせで分離される．
- 一部の専門家は *Vibrio vulnificus* や *Aeromonas hydrophila* などの単独感染によるものをⅢ型として提唱している[8]．
- 外傷関連ガス壊疽では *Clostridium perfringens* が最も頻度の高い原因で，特発生のガス壊疽では主に *Clostridium septicum* が関連している[3]．

表 5−40 壊死性筋膜炎の原因菌の割合

原因菌	検出菌合計：162 ※ 73 症例（単一菌：25，複数菌：48）
レンサ球菌	31 (19.1%)［A群溶血性レンサ球菌：14，その他：17］
黄色ブドウ球菌	26 (16.0%)
クレブシエラ属	17 (10.5%)
腸球菌	14 (8.6%)
Acinetobacter baumannii	13 (8.0%)
大腸菌	12 (7.4%)
緑膿菌	10 (6.2%)
プロテウス属	6 (3.7%)
エンテロバクター属	6 (3.7%)
バクテロイデス属	6 (3.7%)
カンジダ属	5 (3.1%)
ペプトストレプトコッカス属	4 (2.5%)
クロストリジウム属	2 (1.2%)
その他	10 (6.2%)［*Vibrio*：1，*Aeromonas*：1］

(文献 7) より作成)

自然分娩後，中絶やその他の婦人科的処置後では *Clostridium sordellii* が原因となることがある．

- 好中球減少を伴うがん患者では，グラム陰性菌または複数菌感染が原因となることが多い[3]．

💊 どの抗菌薬を選択？

- 早期の外科的デブリードマンが最重要である．
- 入院後 24 時間以内に手術を受けた患者では，手術が 24 時間以上遅れた患者と比較して生存率が有意に増加し，また外科的介入が早ければ早いほど（例：6 時間以内）生存率は増加する[1]．
- Empiric therapy では，混合感染も想定したレジメンを選択する．
- 患者背景（肝硬変など）や曝露歴（淡水・海水曝露や海産物摂取）から *Aeromonas hydrophila* や *Vibrio vulnificus* を疑う場合は，テトラサイクリン系抗菌薬やキノロン系抗菌薬の追加を考慮する．
- 原因菌が判明したら，抗菌薬のカバーを適切に変更する[3]．

第 5 章 ● 腫瘍のある臓器・部位別の感染症診療のポイント　281

処方例		
薬剤名	投与量（1回）	投与間隔
バンコマイシン	15mg/kg	12時間ごと　静注
＋メロペネム または	1g	8時間ごと　静注
タゾバクタム・ピペラシリン	4.5g	6時間ごと　静注
＋クリンダマイシン	600〜900mg	8時間ごと　静注

🕐 適切な経過観察

- 初回の外科的デブリードマン後は，壊死組織がなくなるまで1〜2日ごとにデブリードマンを続けるべきである[1].
- 抗菌薬治療は，さらなるデブリードマンの必要がなくなり，臨床的に改善し，48〜72時間解熱を維持するまで行う[3].

文献

1) N Engl J Med, 2017.〔PMID：29211672〕
2) N Engl J Med, 1996.〔PMID：8532002〕
3) Clin Infect Dis, 2014.〔PMID：24973422〕
4) Ann Surg, 1995.〔PMID：7748037〕
5) Int J Infect Dis, 2015.〔PMID：25975653〕
6) Crit Care Med, 2004.〔PMID：15241098〕
7) J Bone Joint Surg Am, 2003.〔PMID：12925624〕
8) Mandell, Douglas, & Bennett's Principles & Practice of Infectious Diseases (9th ed), p.1282-1306, Elsevier, 2019.

第 **6** 章

抗菌薬の投与方法

本章の内容は，添付文書に記載されている用法・用量とは異なることがあります．実際の抗菌薬使用にあたっては，最新の添付文書，ガイドライン，文献などをご確認ください．

1. 経口抗菌薬の投与方法（成人）

● 以下の内容は、添付文書に記載されている用法・用量とは異なることがあります。実際の抗菌薬使用にあたっては、最新の添付文書、ガイドライン、文献などをご確認ください。

薬剤名	処方（1回量）
アモキシシリン	500mg(2Cp) 1日3～4回
アモキシシリン・クラブラン酸	375mg(1錠) 1日3回＋アモキシシリン:250mg (1Cp) 1日3回の併用
セファレキシン	500mg(2Cp) 1日3～4回
クラリスロマイシン	400mg(2錠) 1日2回
アジスロマイシン	500mg(2錠) 1日1回
ミノサイクリン	100mg(1Cp) 1日2回
クリンダマイシン	300～450mg(2～3Cp) 1日3～4回
レボフロキサシン	500mg(1錠) 1日1回
スルファメトキサゾール・トリメトプリム	[ニューモシスチス肺炎] トリメトプリム:240～320mg*(3～4錠) 1日3回. ただし、治療対象により推奨投与量が異なるため、上記以外ではほかの成書を確認すること
メトロニダゾール	500mg 1日3回または250mg 1日4回

＊1錠に400mgのスルファメトキサゾール、80mgのトリメトプリムが含まれている。

Cp：カプセル.

薬剤名	処方（1回量）
フルコナゾール	[侵襲性カンジダ症]400mg 1日1回 [表在性カンジダ症]100mg～200mg 1日1回
イトラコナゾール	治療対象により大きさ変わるので、本マニュアルでは割愛する
イサブコナゾニウム	1～6回目:200mg 8時間ごと 7回目以降:6回目投与から12～24時間経過後 200mg 1日1回
ポサコナゾール	初日:300mg 1日2回 2日目以降:300mg 1日1回
ボリコナゾール	【体重40kg以上】初日:300～400mg 1日2回 2日目以降:200mg 1日2回 【体重40kg未満】初日:150mg 1日2回 2日目以降:100mg 1日2回 →定常状態に近い濃度になる3～5日目に血中濃度を測定目標 trough 1～4μg/mL

2. 腎機能障害時の経口抗菌薬の投与方法

薬剤名	CrCl >50mL/分	CrCl 30~50mL/分	CrCl 10~30mL/分	CrCl <10mL/分 1日1回 HD日はHD後
アモキシシリン	500mg(2Cp) 1日3~4回	500mg(2Cp) 1日3回	500mg(2Cp) 1日2回	500mg(2Cp) 1日1回 HD後
アモキシシリン・クラブラン酸	375mg(1錠) 1日3回＋アモキシシリン:250mg(1Cp) 1日3回	375mg(1錠) 1日2回＋アモキシシリン:250mg(1Cp) 1日2回	375mg(1錠) 1日2回＋アモキシシリン:250mg(1Cp) 1日2回	375mg(1錠) 1日1回＋アモキシシリン:250mg(1Cp) 1日1回 HD日はHD後
セファレキシン	500mg(2Cp) 1日3~4回	500mg(2Cp) 1日3回	500mg(2Cp) 1日2回	250mg(1Cp) 1日2回
クラリスロマイシン	400mg(2錠) 1日2回		200mg(1錠) 1日2回	200mg(1錠) 1日1回
ミノサイクリン	100mg(1Cp) 1日2回	投与量・間隔の調整は不要		
アジスロマイシン	500mg(2錠) 1日1回	投与量・間隔の調整は不要		
クリンダマイシン	300~450mg(2~3Cp) 1日3~4回	投与量・間隔の調整は不要		
レボフロキサシン	500mg(1錠) 1日1回	[CrCl:20~50mL/分] 初日:500mg 2日目以降:250mg 1日1回		[CrCl:20mL/分未満] 初日:500mg 3日目以降:250mg 2日に1回
メトロニダゾール	500mg(2錠) 1日3回			500mg(2錠) 1日2回
スルファメトキサゾール・トリメトプリム	[ニューモシスチス肺炎]トリメトプリム:240~320mg*(3~4錠) 1日3回 / 治療対象により推奨投与量が異なるため、上記以外ではほかの成書を確認すること		[ニューモシスチス肺炎]トリメトプリム:240~320mg(3~4錠) 1日2回	専門家にコンサルテーション

（次頁に続く〉

薬剤名	処方（1回量）			
	CrCl >50mL/分	CrCl 30~50mL/分	CrCl 10~30mL/分	CrCl <10mL/分
フルコナゾール	【侵襲性カンジダ症】400mg（4Cp） 1日1回 【表在性カンジダ症】100~200mg（1~2Cp） 1日1回	【侵襲性カンジダ症】200mg（2Cp） 1日1回 HD日はHD後 【表在性カンジダ症】100~200mg（1~2Cp） 2日に1回 HD日はHD後	HD日はHD後	
ボリコナゾール	【体重40kg以上】初日：300mg 1日2回 2日目以降：150~200mg 1日2回 【体重40kg未満】初日：150mg 1日2回 2日目以降：100mg 1日2回	投与量・間隔の調整は不要		
イサブコナゾニウム	1~6回目：200mg 8時間ごと 7回目以降：6回目投与から 12~24時間経過後 200mg 1日1回	投与量・間隔の調整は不要		
ポサコナゾール	初日：300mg 1日2回 2日目以降：300mg 1日1回	投与量・間隔の調整は不要		

Cp：カプセル，HD：血液透析． ＊：1錠に400mgのスルファメトキサゾール，80mgのトリメトプリムが含まれている．

3. 静注抗菌薬の投与方法（成人）

薬剤名	処方（1回量）
ベンジルペニシリン	髄膜炎：400 万単位 4 時間ごと 心内膜炎：400 万単位 4 時間ごと 肺炎球菌性肺炎：200 万単位 4 時間ごと
アンピシリン	2g 6時間ごと［心内膜炎などの重症腸球菌感染および重症肺炎球菌感染、リステリアなどによる中枢神経感染では 2g （4 時間ごと）］
ピペラシリン	4g 6時間ごと
アンピシリン・スルバクタム	3g 6時間ごと
タゾバクタム・ピペラシリン	4.5g 6時間ごと
セファゾリン	2g 8時間ごと
セフメタゾール	1g 6〜8時間ごと
セフトリアキソン	2g 24時間ごと（髄膜炎では2g 12時間ごと）
セフタジジム	2g 8時間ごと
セフォペラゾン・スルバクタム	2g 12時間ごと
セフェピム	1g 8時間ごと（発熱性好中球減少症および緑膿菌感染症では、2g 12時間ごと、髄膜炎では 2g 8時間ごと）
アズトレオナム	2g 8時間ごと
メロペネム	1g 8時間ごと（髄膜炎では2g 8時間ごと）
バンコマイシン	［4-1. 静注用バンコマイシンの初期投与量］の投与量設定方法を参照
ゲンタマイシン	[4-1. 静注用バンコマイシンの初期投与量] および [4-2. 静注用アミノグリコシドの初期投与量] の投与量設定方法を参照
トブラマイシン	
アミカシン	

（次頁に続く）

薬剤名	処方（1回量）
ミノサイクリン	100mg　12時間ごと
アジスロマイシン	500mg　24時間ごと
クリンダマイシン	600mg　8時間ごと
レボフロキサシン	500mg　24時間ごと
スルファメトキサゾール・トリメトプリム	[ニューモシスチス肺炎] トリメトプリムとして5mg/kg　8時間ごと* ただし、治療対象により推奨投与量が異なるため、上記以外ではほかの成書を確認すること
メトロニダゾール	500mg　8時間ごと
ホスフルコナゾール	初日〜2日目：800mg 3日目以降：400mg　24時間ごと
ミカファンギン	カンジダ：100mg　24時間ごと
カスポファンギン	初日：70mg 2日目以降：50mg　24時間ごと
ボリコナゾール	loading dose：6mg/kg　12時間ごと、2回投与 その後 3〜4mg/kg　12時間ごと 定常状態に近い濃度となる3〜5日目に血中濃度を測定. 目標trough：1〜4μg/mL
イサブコナゾニウム	1〜6回目：200mg　8時間ごと 7回目以降：6回目投与から12〜24時間経過後 200mg　24時間ごと
ポサコナゾール	初日：300mg　12時間ごと 2日目以降：300mg　24時間ごと
アムホテリシンBリポソーム製剤	3〜5mg/kg　24時間ごと

＊：1アンプルに400mgのスルファメトキサゾール、80mgのトリメトプリムが含まれている。

4-1. 静注用バンコマイシンの初期投与量

- あくまで初期投与量であるので、3～5ドーズ目以降で薬物血中濃度モニタリング（TDM）を行うこと。また、点滴時間は1時間/g以上とする。患者の体重は、actual body weight（患者の実際の体重）で算出する。
- 日本化学療法学会作成のバンコマイシンTDMソフトウェアである[PAT]を用いて、初期投与量を設計することも可能である。

■ AUC：400～600 mg・時間/L を目標とした初期投与量

eGFR (mL/分/1.73m²)	loading dose （初回のみ）*1	1回量（投与間隔）
＞90	30mg/kg	20mg/kg（12時間ごと）
60～90	30mg/kg	15mg/kg（12時間ごと）
45～60	25mg/kg	10mg/kg（12時間ごと）
30～45	30mg/kg	15mg/kg（24時間ごと）
15～30*2	25mg/kg	10mg/kg（24時間ごと）
5～15*2	25mg/kg	4mg/kg（24時間ごと）

*1：1回量3,000mgを上限とする。
*2：骨髄炎、髄膜炎ではtrough値15～20μg/mLを目標とした投与設計も考慮する。上記の投与量ではこのtrough値にコントロールできない可能性があるため、必要に応じて増量を考慮する。

■ 透析患者の初期投与量

透析患者	1回量（投与間隔）
血液透析（HD）	初回：25～30mg/kg 2回目以降：透析後ごとに7.5～10mg/kg
持続的血液濾過透析 （CHDF）	初回：20～30mg/kg 2回目以降：7.5～10mg/kg（24時間ごと）

〈目標血中濃度〉
- troughは投与直前、peakは投与終了1～2時間後に採血。
- MIC：1mg/Lを想定して、AUC：400～600mg・時間/Lを目標とする。troughは10～20μg/mLを目安とする。

4-2. 静注用アミノグリコシドの初期投与量

● あくまで初期投与量であるので，2ドーズ目以降で薬物血中濃度モニタリング（TDM）を行うこと．患者の体重は，actual body weight（患者の実際の体重）で算出する．ただし，実体重が理想体重から20%以上の患者では，adjusted body weight（補正体重）を用いる．

> 補正体重（kg）＝理想体重＋(0.4×〔実測体重－理想体重〕)
> 理想体重（kg）＝身長（m）×身長（m）×22

■ once daily dosing（ODD）の場合

薬剤名	処方（1回量）	
	CrCl > 50mL／分	CrCl ≦ 50mL／分
トブラマイシン	5mg/kg　24時間ごと	専門家へコンサルテーション
ゲンタマイシン	5mg/kg　24時間ごと	
アミカシン	15mg/kg　24時間ごと	

〈トブラマイシン，ゲンタマイシンの目標血中濃度〉
① MIC：2μg/mL または重症
● peak 15〜20μg/mL以上
● trough <1μg/mL
② MIC：1μg/mL以下または軽・中等症
● peak 8〜10μg/mL以上
● trough <1μg/mL

〈アミカシンの目標血中濃度〉
① MIC：8μg/mL または重症
● peak 50〜60μg/mL
● trough <4μg/mL
② MIC：4μg/mL以下または軽・中等症
● peak 41〜49μg/mL
● trough <1μg/mL

■ グラム陽性球菌感染（エンテロコッカス，黄色ブドウ球菌，レンサ球菌など）への併用療法

適応としては，上記菌群による心内膜炎や敗血症などである．

薬剤名	処方（1回量）	
	CrCl > 50mL／分	CrCl ≦ 50mL／分
ゲンタマイシン	3mg/kg／日(1〜3分割)	専門家へコンサルテーション

〈ゲンタマイシンの目標血中濃度〉
● peak 3〜5μg/mL
● trough <1μg/mL

第6章・抗菌薬の投与方法　291

5. 腎機能障害時の静注抗菌薬の投与方法－①

薬剤名	処方（1回量）			
	CrCl >50mL/分	CrCl 30～50mL/分	CrCl 10～30mL/分	CrCl <10mL/分
ペンジルペニシリン	200～400万単位 4時間ごと	100～400万単位 6時間ごと		100～400万単位 12時間ごと
アンピシリン	2g 6時間ごと（髄膜炎では2g 4時間ごと）	2g 8時間ごと（髄膜炎では2g 6時間ごと）		2g 12時間ごと（髄膜炎では2g 8時間ごと）
ピペラシリン	4g 6時間ごと	4g 6～8時間ごと		4g 8時間ごと
アンピシリン・スルバクタム	3g 6時間ごと	3g 8時間ごと	3g 12時間ごと	3g 24時間ごと
タゾバクタム・ピペラシリン	4.5g 6時間ごと	2.25g 6時間ごと		2.25g 8時間ごと
セファゾリン	2g 8時間ごと		2g 12時間ごと	1g 24時間ごと
セフメタゾール	1g 6～8時間ごと	1g 8時間ごと	1g 12時間ごと	1g 24時間ごと
セフトリアキソン	2g 24時間ごと（ただし、髄膜炎では2g 12時間ごと）	投与量・間隔の調整は不要		
セフタジジム	2g 8時間ごと	2g 12時間ごと	2g 24時間ごと	1g 24時間ごと
セフォペラゾン・スルバクタム	2g 12時間ごと			2g 24時間ごと

（次頁に続く）

薬剤名	処方(1回量)			
	CrCl >50mL/分	CrCl 30~50mL/分	CrCl 10~30mL/分	CrCl <10mL/分
セフェピム	1g 8時間ごと(発熱性好中球減少症および緑膿菌感染症では2g 12時間ごと、髄膜炎では2g 8時間ごと)	1g 12時間ごと(発熱性好中球減少症および緑膿菌感染症では2g 12時間ごと、髄膜炎では1g 8時間ごと)	1g 12時間ごと(発熱性好中球減少症および緑膿菌感染症では2g 24時間ごと、髄膜炎では1g 12時間ごと)	500mg~1g 24時間ごと(発熱性好中球減少症および緑膿菌感染症では1g 24時間ごと、髄膜炎では1g 24時間ごと)
アズトレオナム	2g 8時間ごと	2g 12時間ごと	2g 24時間ごと	2g 24時間ごと
メロペネム	1g 8時間ごと(髄膜炎では2g 8時間ごと)	1g 12時間ごと(髄膜炎では1g 8時間ごと)	500mg 12時間ごと(髄膜炎では1g 12時間ごと)	500mg 24時間ごと(髄膜炎では1g 24時間ごと)
バンコマイシン	「4-1. 静注用バンコマイシンの初期投与量」および「4-2. 静注用アミノグリコシドの初期投与量」の投与量設定方法を参照			
ゲンタマイシン				
トブラマイシン				
アミカシン				
ミノサイクリン	100mg 12時間ごと	投与量・間隔の調整は不要		
アジスロマイシン	500mg 24時間ごと	投与量・間隔の調整は不要		
クリンダマイシン	600mg 8時間ごと	投与量・間隔の調整は不要		
レボフロキサシン	500mg 24時間ごと	[CrCl:20~50mL/分] 初日:500mg 2日目以降:250mg 24時間ごと		[CrCl:20mL/分未満] 初日:500mg 3日目以降:250mg 48時間ごと

第6章 ● 抗菌薬の投与方法　293

5. 腎機能障害時の静注抗菌薬の投与方法－②

薬剤名	処方（1回量）			
	CrCl >50mL/分	CrCl 30～50mL/分	CrCl 10～30mL/分	CrCl <10mL/分
スルファメトキサゾール・トリメトプリム	[ニューモシスチス肺炎] トリメトプリムとして5mg/kg 8時間ごと*	治療対象により推奨投与量が異なるため、上記以外ではほかの成書を確認すること	[ニューモシスチス肺炎] トリメトプリムとして2.5mg/kg 8時間ごと*	要注意 →専門家へコンサルテーション
メトロニダゾール	500mg 8時間ごと			500mg 12時間ごと
ホスフルコナゾール	初日～2日目：800mg 3日目以降：400mg 24時間ごと	初日～2日目：400mg 3日目以降：200mg 24時間ごと		
ミカファンギン	[カンジダ] 100mg 24時間ごと	投与量・間隔の調整は不要		
カスポファンギン	初日：70mg 2日目以降：50mg 24時間ごと	投与量・間隔の調整は不要		
ボリコナゾール	loading dose 6mg/kg（12時間ごと） 2回投与 その後3～4mg/kg 12時間ごと	経口薬での治療を行う [体重40kg以上] 初日：300～400mg（1日2回） 2日目以降：200mg（1日2回） [体重40kg未満] 初日：150mg（1日2回） 2日目以降：100mg（1日2回）		

＊1：アンプルに400mgのスルファメトキサゾール、80mgのトリメトプリムが含まれている。

（次頁に続く）

薬剤名	処方（1回量）			
	CrCl ＞50mL/分	CrCl 30～50mL/分	CrCl 10～30mL/分	CrCl ＜10mL/分
イサブコナゾニウム	1～6回目：200mg 8時間ごと 7回目以降：6回目投与から12～24時間経過後、200mg 24時間ごと	投与量・間隔の調整は不要		
ポサコナゾール	初日：300mg 12時間ごと 2日目以降：300mg 24時間ごと	経口薬での治療を行う		
アムホテリシンBリポソーム製剤	3～5mg/kg 24時間ごと	原則として投与量・間隔の調整は不要（ただし、急激な腎機能悪化時には、投与量の減量や投与の一時中止が必要な場合あり）		

第6章 • 抗菌薬の投与方法　295

6. 持続透析時の静注抗菌薬の投与方法

薬剤名	HD*1	処方（1回量）		
		CRRT*2, 3（維持投与量）		
		CVVH	CVVHD	CVVHDF
ベンジルペニシリン	初回: 400万単位以降は100~200万単位 4~6時間ごと または、200~400万単位 8~12時間ごと	200万単位 4~6時間ごと	200~300万単位 4~6時間ごと	200~400万単位 4~6時間ごと
アンピシリン	1~2g 12~24時間ごと	1~2g 8~12時間ごと	1~2g 8時間ごと	1~2g 6~8時間ごと
ピペラシリン	2g 8~12時間ごと	2g 6~8時間ごと	2g 6時間ごと	2g 6時間ごと
アンピシリン・スルバクタム	1.5~3g 12~24時間ごと	1.5~3g 8~12時間ごと	1.5~3g 8時間ごと	1.5~3g 6~8時間ごと
タゾバクタム・ピペラシリン	2.25g 8~12時間ごと	2.25g 6~8時間ごと	2.25g 6時間ごと	2.25g 6時間ごと
セファゾリン	500mg~1g 24時間ごと	1~2g 12時間ごと	1g 8時間ごと または 2g 12時間ごと	1g 8時間ごと または 2g 12時間ごと
セフトリアキソン	1~2g 24時間ごと	1~2g 12~24時間ごと		
セフタジジム	500mg~1g 24時間ごと	1~2g 12時間ごと	1g 8時間ごと または 2g 12時間ごと	1g 8時間ごと または 2g 12時間ごと

（次頁に続く）

薬剤名	処方（1回量）			
	HD*1	CRRT*2,3（維持投与量）		
		CVVH	CVVHD	CVVHDF
セフェピム	500mg～1g 24時間ごと	1～2g 12時間ごと	1g 8時間ごと または 2g 12時間ごと	1g 8時間ごと または 2g 12時間ごと
アズトレオナム	500mg 12時間ごと	1～2g 12時間ごと	1g 8時間ごと または 2g 12時間ごと	1g 8時間ごと または 2g 12時間ごと
メロペネム	500mg 24時間ごと	500mg～1g 12時間ごと	500mg～1g 8～12時間ごと	500mg～1g 8～12時間ごと
バンコマイシン	「4-1. 静注用バンコマイシンの初期投与量」の投与量設定方法を参照			
クリンダマイシン	600mg 8時間ごと			
レボフロキサシン	250mg 48時間ごと	250mg 24時間ごと	250mg 24時間ごと	250mg 24時間ごと
メトロニダゾール	500mg 8～12時間ごと	500mg 8～12時間ごと		
ミカファンギン	治療：100～150mg 24時間ごと 予防：50mg 24時間ごと			
カスポファンギン	50mg 24時間ごと			
ボリコナゾール	内服薬を使用			
イサブコナゾニウム	200mg 24時間ごと（維持用量）			
ポサコナゾール	経口薬を使用			
アムホテリシンB	3～5mg/kg 24時間ごと			

HD：血液透析．CRRT：持続的腎代替療法．CVVH：持続的静静脈血液ろ過．CVVHD：持続的静静脈血液透析．CVVHDF：持続的静静脈血液ろ過透析．*2：CRRTの流量：1～2L/時を想定した投与．*3：CRRTに
*1：HDは週3回実施している患者を想定した投与量を記載．透析日は透析後に投与．
おける初回投与は、通常量［腎機能正常時の1回量］を投与．

7.「抗菌薬と抗微生物薬」および「抗菌薬と抗がん薬・免疫抑制薬」の相互作用－①

薬剤名	抗微生物薬	相互作用	抗がん薬・免疫抑制薬	相互作用
アンピシリン・スルバクタム	記載なし	記載なし	メトトレキサート	メトトレキサートの毒性が増強する可能性
ピペラシリン	記載なし	記載なし	メトトレキサート	メトトレキサートの毒性が増強する可能性
タゾバクタム・ピペラシリン	バンコマイシン	腎毒性の増強	メトトレキサート	メトトレキサートの毒性が増強する可能性
イミペネム・シラスタチン	ガンシクロビル／ファロペネム	けいれんの発現／ファロペネムの濃度が上昇	記載なし	記載なし
バンコマイシン	腎毒性を有する薬剤（アムホテリシンB、アミノグリコシド系抗菌薬など）	腎毒性と聴覚毒性の増強	腎毒性を有する薬剤（シクロスポリン、シスプラチンなど）	腎毒性の増強
テイコプラニン	腎障害、聴覚障害を起こす可能性のある薬剤（バンコマイシン、アムホテリシンBなど）	腎毒性と聴覚毒性の増強	腎障害、聴覚障害を起こす可能性のある薬剤（シスプラチン、シクロスポリンなど）	腎毒性と聴覚毒性の増強
アミノグリコシド系抗菌薬	腎毒性および聴器毒性を有する薬剤（バンコマイシン、エンビオマイシンなど）	腎毒性と聴覚毒性の増強	腎毒性および聴器毒性を有する薬剤（白金含有抗悪性腫瘍薬など）	腎毒性と聴覚毒性の増強
ミノサイクリン	腎毒性を有する薬剤（アムホテリシンBなど）	腎毒性の増強	腎毒性を有する薬剤（シクロスポリンBなど）	腎毒性の増強
	記載なし	記載なし	メトトレキサート	メトトレキサートの毒性が増強する可能性
			トレチノイン	頭蓋内圧の上昇

（次頁に続く）

薬剤名	抗微生物薬	相互作用	抗がん薬・免疫抑制薬	相互作用
アジスロマイシン	記載なし	記載なし	シクロスポリン	シクロスポリンの濃度上昇
			ベネトクラクス	ベネトクラクスの効果減弱
エリスロマイシン	リトナビル	エリスロマイシンの濃度上昇	シクロスポリン、タクロリムス	腎毒性の増強
			副腎皮質ホルモン薬	副腎皮質ホルモン薬の濃度上昇
			イリノテカン	イリノテカンの毒性の増強
			ビンブラスチン	ビンブラスチンの毒性の増強
			ドセタキセル	ドセタキセルの毒性の増強
			パクリタキセル	パクリタキセルの毒性の増強
クラリスロマイシン	イサブコナゾニウム	イサブコナゾニウムの濃度上昇	イブルチニブ、ベネトクラクス	イブルチニブ、ベネトクラクスの毒性の増強 / 腫瘍崩壊症候群の発現増強
	イトラコナゾール	相互の濃度上昇	シクロスポリン	シクロスポリンの濃度上昇
	HIVプロテアーゼ阻害薬（リトナビルなど）	クラリスロマイシンの濃度上昇	タクロリムス	タクロリムスの濃度上昇
	リファブチン	リファブチンの濃度上昇		
	リファンピシン、エファビレンツ、ネビラピン	クラリスロマイシンの作用減弱	ドセタキセル	ドセタキセルの濃度上昇
クリンダマイシン	エリスロマイシン	クリンダマイシンの効果消失	記載なし	記載なし
シプロフロキサシン	記載なし	記載なし	シクロスポリン	相互の毒性が増強
			副腎皮質ホルモン薬	腱障害リスクの増大
			メトトレキサート	メトトレキサートの濃度上昇
レボフロキサシン	記載なし	記載なし	副腎皮質ホルモン薬	腱障害リスクの増大
スルファメトキサゾール・トリメトプリム	ガンシクロビル、バルガンシクロビル	ガンシクロビル、バルガンシクロビルの濃度上昇	シクロスポリン	腎毒性の増強
			タクロリムス	腎毒性の増強

第6章 • 抗菌薬の投与方法　299

7. [抗菌薬と抗微生物薬] および [抗菌薬と抗がん薬・免疫抑制薬] の相互作用 - ②

薬剤名	抗微生物薬	相互作用	抗がん薬・免疫抑制薬	相互作用
スルファメトキサゾール・トリメトプリム	ラミブジン含有製剤	ラミブジンの濃度上昇	メトトレキサート	メトトレキサートの毒性の増強
メトロニダゾール	リトナビル含有製剤	ジスルフィラム様反応の可能性	シクロスポリン	シクロスポリンの濃度上昇
			ブスルファン	ブスルファンの濃度上昇
			フルオロウラシル	フルオロウラシルの濃度上昇
フルコナゾール, ホスフルコナゾール	リトナビル, ニルマトレルビル・リトナビル	リトナビル, ニルマトレルビル・リトナビルの濃度上昇	タクロリムス, シクロスポリン	タクロリムス, シクロスポリンの濃度上昇, 腎毒性増強
	ジドブジン, リファンピシン	ジドブジンの濃度上昇 フルコナゾールの濃度低下	シクロホスファミド	ビンバレビン, クレアチニンの上昇
			トレチノイン	中枢神経系の副作用発現
			イブルチニブ, ラロトレクチニブ	イブルチニブ, ラロトレクチニブの濃度上昇, 毒性増強
カスポファンギン	リファンピシン	カスポファンギンの濃度上昇	シクロスポリン	カスポファンギンの濃度上昇
			タクロリムス	タクロリムスの濃度低下
	リファンピシン		ベネトクラクス	ベネトクラクスの濃度上昇, 腫瘍崩壊症候群の発現増強
	リファブチン	ボリコナゾールの濃度低下		
	リトナビル製剤		シクロスポリン	シクロスポリンの濃度上昇
ボリコナゾール	イサブコナゾニウム	イサブコナゾニウムの濃度上昇 活性代謝物の濃度上昇	タクロリムス	タクロリムスの濃度上昇
			エベロリムス	エベロリムスの濃度上昇
			トレチノイン	トレチノインの濃度上昇
	ホスアンプレナビル	ボリコナゾールの濃度上昇または減少	ビンカアルカロイド系抗悪性腫瘍薬	ビンカアルカロイド系抗悪性腫瘍薬の濃度上昇

（次頁に続く）

薬剤名	抗微生物薬	相互作用	抗がん薬・免疫抑制薬	相互作用
ボリコナゾール	リファンピシン	ボリコナゾールの濃度低下	チロシンキナーゼ阻害薬	チロシンキナーゼ阻害薬の濃度上昇
	リトナビル	ボリコナゾールの濃度低下	バレメトスタット	バレメトスタットの濃度上昇
イサブコナゾニウム	イトラコナゾール	イサブコナゾニウムの濃度上昇	ビンカアルカロイド系抗悪性腫瘍薬	ビンカアルカロイド系抗悪性腫瘍薬の濃度上昇
	ボリコナゾール	イサブコナゾニウムの濃度上昇	免疫抑制薬(タクロリムス, シロリムス, シクロスポリン)	免疫抑制薬の濃度上昇
	クラリスロマイシン	イサブコナゾニウムの濃度上昇	ベネトクラクス	ベネトクラクスの濃度上昇
	リファンピシン	イサブコナゾニウムの濃度低下	メチルプレドニゾロン	メチルプレドニゾロンの濃度上昇
	リファブチン	イサブコナゾニウムの濃度低下		
	ロピナビル・リトナビル	イサブコナゾニウムの濃度上昇, ロピナビル・リトナビルの濃度低下		
	ネルフィナビル・リトナビル	イサブコナゾニウムの濃度上昇	デキサメタゾン	デキサメタゾンの濃度上昇
ポサコナゾール	リファブチン	ポサコナゾールの濃度低下	ベネトクラクス	ベネトクラクスの濃度上昇
	CYP3Aによって代謝される抗HIV薬(アタザナビルなど)	アタザナビルなどの濃度上昇	免疫抑制薬(シクロスポリン, タクロリムス, シロリムス)	免疫抑制薬の濃度上昇
	抗HIV薬(エファビレンツ, ホスアンプレナビル)	ポサコナゾールの濃度低下	ビンカアルカロイド系抗悪性腫瘍薬	ビンカアルカロイド系抗悪性腫瘍薬の濃度上昇
アムホテリシンB	アミノグリコシド系抗菌薬	腎毒性の増強	シクロスポリン	腎毒性の増強
	バンコマイシン	腎毒性の増強	タクロリムス	腎毒性の増強
	ガンシクロビル	腎毒性の増強	副腎皮質ホルモン製剤	低カリウム血症の増強
	ホスカルネット	腎毒性の増強	シスプラチン	腎毒性の増強

8. 薬剤添付文書に記載されている併用禁忌・注意薬剤（抗がん薬・免疫抑制薬、抗菌薬）－①

薬剤名	併用禁忌		併用注意	
	抗がん薬・免疫抑制薬	抗菌薬	抗がん薬・免疫抑制薬	抗菌薬
ベンジルペニシリン	項目なし			
アンピシリン	記載なし	記載なし	記載なし	記載なし
アンピシリン・スルバクタム	記載なし	記載なし	メトトレキサート	記載なし
ピペラシリン	記載なし	記載なし	メトトレキサート	記載なし
タゾバクタム・ピペラシリン	記載なし	記載なし	メトトレキサート	バンコマイシン
セファゾリン	記載なし	記載なし	記載なし	記載なし
セフメタゾール	記載なし	記載なし	記載なし	記載なし
セフォチアム	記載なし	記載なし	記載なし	記載なし
セフトリアキソン	記載なし	記載なし	記載なし	記載なし
セフタジジム	記載なし	記載なし	記載なし	記載なし
セフォペラゾン・スルバクタム	記載なし	記載なし	記載なし	記載なし
セフェピム	記載なし	記載なし	記載なし	記載なし
アズトレオナム	記載なし	記載なし	記載なし	記載なし
イミペネム・シラスタチン	記載なし	記載なし	記載なし	ガンシクロビル, ファロペネム
メロペネム	記載なし	記載なし	記載なし	記載なし

〈次頁に続く〉

薬剤名	併用禁忌		併用注意	
	抗がん薬・免疫抑制薬	抗菌薬	抗がん薬・免疫抑制薬	抗菌薬
バンコマイシン	記載なし	記載なし	【腎毒性を有する薬剤】シクロスポリン、シスプラチンなど	【腎毒性を有する薬剤】アムホテリシンB、アミノグリコシド系抗菌薬など
テイコプラニン	記載なし	記載なし	【腎障害、聴覚障害を起こす可能性のある薬剤】シスプラチン、シクロスポリンなど	【腎障害、聴覚障害を起こす可能性のある薬剤】アミノグリコシド系抗菌薬、バンコマイシン、アムホテリシンBなど
トブラマイシン アミカシン	記載なし	記載なし	【腎毒性および聴器毒性を有する薬剤】白金含有抗悪性腫瘍薬 【腎毒性を有する薬剤】シクロスポリンなど	【腎毒性および聴器毒性を有する薬剤】バンコマイシン、エンビオマイシンなど 【腎毒性を有する薬剤】アムホテリシンBなど
ゲンタマイシン	記載なし	記載なし	【腎毒性および聴器毒性を有する薬剤】白金含有抗悪性腫瘍薬 【腎毒性を有する薬剤】シクロスポリン、タクロリムスなど	【腎毒性および聴器毒性を有する薬剤】バンコマイシン、エンビオマイシンなど 【腎毒性を有する薬剤】アムホテリシンB、コリスチン、ホスカルネットなど
ダプトマイシン	記載なし	記載なし	記載なし	記載なし
ミノサイクリン	記載なし	記載なし	メトトレキサート、トレチノイン	記載なし
アジスロマイシン	記載なし	記載なし	シクロスポリン、ベネトクラクス	記載なし
エリスロマイシン	記載なし	記載なし	シクロスポリン、タクロリムス、副腎皮質ホルモン薬、イリノテカン、ビンブラスチン、ドセタキセル、パクリタキセル	リトナビル

第6章 ◆ 抗菌薬の投与方法　303

8. 薬剤添付文書に記載されている併用禁忌・注意薬剤（抗がん薬・免疫抑制薬，抗菌薬）-②

薬剤名	併用禁忌			併用注意		
	抗がん薬・免疫抑制薬	抗菌薬		抗がん薬・免疫抑制薬	抗菌薬	
クラリスロマイシン	イブルチニブ，ベネトクラクス［再発または難治性の慢性リンパ性白血病（小リンパ球性リンパ腫を含む）の用量漸増期］	イサブコナゾニウム		シクロスポリン，タクロリムス，ドセタキセル，ベネトクラクス［再発または難治性の慢性リンパ性白血病（小リンパ球性リンパ腫を含む）の維持投与期，急性骨髄性白血病］	イトラコナゾール，HIVプロテアーゼ阻害薬（リトナビルなど），リファンピシン，リファブチン，エファビレンツ，ネビラピン	
クリンダマイシン	記載なし	エリスロマイシン		記載なし	記載なし	
シプロフロキサシン	記載なし	記載なし		シクロスポリン，副腎皮質ホルモン薬，メトトレキサート	記載なし	
レボフロキサシン	記載なし	記載なし		副腎皮質ホルモン薬	記載なし	
スルファメトキサゾール・トリメトプリム	記載なし	記載なし		シクロスポリン，タクロリムス，メトトレキサート	ガンシクロビル，バルガンシクロビル，ラミブジン含有製剤	
メトロニダゾール	記載なし	記載なし		シクロスポリン，ブスルファン，フルオロウラシル	リトナビル含有製剤	
フルコナゾール	記載なし	記載なし		タクロリムス，シクロスポリン，シクロホスファミド，トレチノイン，イブルチニブ，クロトレクチニブ	リトナビル，ニルマトレルビル・リトナビル，ジドブジン，リファンピシン	
ホスフルコナゾール	記載なし	記載なし		タクロリムス，シクロスポリン，シクロホスファミド，トレチノイン	リトナビル，ニルマトレルビル・リトナビル，ジドブジン，リファンピシン	
ミカファンギン	記載なし	記載なし		記載なし	記載なし	
カスポファンギン	記載なし	記載なし		シクロスポリン，タクロリムス	リファンピシン	

（次頁に続く）

薬剤名	併用禁忌		併用注意	
	抗がん薬・免疫抑制薬	抗菌薬	抗がん薬・免疫抑制薬	抗菌薬
ボリコナゾール	ベネトクラクス［再発または難治性の慢性リンパ性白血病（小リンパ球性リンパ腫を含む）の用量漸増期］	リファンピシン，リファブチン，リトナビル，ロピナビル・リトナビル，ニルマトレルビル・リトナビル，イサブコナゾニウム	［免疫抑制薬］シクロスポリン，タクロリムス，エベロリムス，ドキソルビシン［ビンカアルカロイド系抗悪性腫瘍薬］ビンクリスチン，ビンブラスチン［チロシンキナーゼ阻害薬］ボスチニブ，ニロチニブ，イブルチニブ，ラドトレチニブ，ロルラチニブ，ベネトクラクス［再発または難治性の慢性リンパ性白血病（小リンパ球性リンパ腫を含む）の維持投与期，急性骨髄性白血病］，バレメトスタット	［HIVプロテアーゼ阻害薬］ホスアンプレナビル［非ヌクレオシド逆転写酵素阻害薬（NNRTI）］レテルモビル
イサブコナゾニウム	記載なし	リトナビル，イトラコナゾール，ボリコナゾール，クラリスロマイシン，リファンピシン，リファブチン	［ビンカアルカロイド系抗悪性腫瘍薬］ビンクリスチン，ビンブラスチンなど［CYP3Aにより代謝される薬剤］免疫抑制薬（タクロリムス，シロリムス，シクロスポリン），ベネトクラクス，メチルプレドニゾロン，デキサメタゾンなど	ロピナビル・リトナビル［CYP3Aを阻害する薬剤］ニルマトレルビル・リトナビルなど
ポサコナゾール	記載なし	ベネトクラクス［再発または難治性の慢性リンパ性白血病（小リンパ球性リンパ腫を含む）の用量漸増期］	［免疫抑制薬］シクロスポリン，タクロリムス，シロリムス［ビンカアルカロイド系抗悪性腫瘍薬］ビンクリスチン，ビンブラスチンなど，ベネトクラクス［再発または難治性の慢性リンパ性白血病（小リンパ球性リンパ腫を含む）の維持投与期，急性骨髄性白血病］	リファブチン［CYP3Aによって代謝される抗HIV薬］アタザナビル［抗HIV薬］エファビレンツ，ホスアンプレナビル
アムホテリシンB	記載なし	記載なし	シクロスポリン，タクロリムス，シスプラチン，副腎皮質ホルモン薬，シスプラチン	［アミノグリコシド系抗菌薬］バンコマイシン，ガンシクロビル，ホスカルネット

9. 簡易懸濁法（経口投与が不可能な患者に対しての投与方法一覧）

● 製品ごとに簡易懸濁の可否や懸濁方法などが異なることがあります。同成分であっても、他メーカー品を使用する際は個別に簡易懸濁の可否を確認してください。

一般名	商品名	適否*	懸濁時間	最小通過サイズ	備考
アモキシシリン	アモキシシリンカプセル250mg［トーワ］	適1	5分	8Fr	―
アモキシシリン・クラブラン酸	オーグメンチン配合錠	適2	データなし	24Fr	吸湿性があるため直前に粉砕。チューブ詰まりの可能性あり。24Fr以上を推奨
セファレキシン	ケフレックスカプセル250mg	適1	5分	8Fr	カプセルの外皮は残るが通過可
セファクロル	ケファール細粒小児用100mg	適1	10分	8Fr	―
クリンダマイシン	ダラシンカプセル150mg	適1	10分	8Fr	―
レボフロキサシン	クラビット錠250mg	適2	5分	8Fr	コーティング破壊必要
	レボフロキサシン錠500mg［DSEP］	適2	5分	8Fr	コーティング破壊必要
アジスロマイシン	アジスロマイシン錠250mg［DSEP］	適1	5分	8Fr	―
クラリスロマイシン	クラリスロマイシン錠200mg［サワイ］	適1	10分	8Fr	―
ホスミシン	ホスミシン錠500mg	適1	5分	8Fr	―

（次頁に続く）

一般名	商品名	適否*	懸濁時間	最小通過サイズ	備 考
ミノサイクリン	ミノマイシンカプセル100mg	適1	5分	8Fr	—
リネゾリド	ザイボックス錠600mg	適1	5分	8Fr	—
バンコマイシン	バンコマイシン塩酸塩散0.5g[VTRS]	適1	—	—	—
フルコナゾール	ジフルカンカプセル50mg	不適	—	—	カプセルの中身が塊となって残る
フルコナゾール	フルコナゾールカプセル100mg[サワイ]	適1	5分	8Fr	—
イトラコナゾール	イトリゾールカプセル50mg	適1	—	16Fr	脱カプセルし，すぐに注入
ボリコナゾール	ブイフェンド錠50mg	適1	5分	8Fr	—
	ブイフェンド錠200mg	適2	5分	8Fr	—
ポサコナゾール	ノクサフィル錠100mg	不適			

＊：適否については，「適1」→10分以内に崩壊・懸濁．「適2」→錠剤のコーティングを破壊あるいはカプセルを開封すれば10分以内に崩壊・懸濁．「不適」→簡易懸濁法では経管投与に適さない，となる．

10. β-ラクタムアレルギーにおける代替薬選択

1. 抗菌薬とアレルギー

- 抗菌薬のアレルギーの中で最も多いのはペニシリン系である。その頻度は10%ともいわれていたが、誤って評価していたため、本当のペニシリンアレルギーは1%程度である。ついでセフェム系、カルバペネム系の順である。ペニシリン系とその頻度は低いが、セフェム系とセフェム系の交差反応は、以前報告されていたよりその頻度は低く、機序についてもわかってきた。
- β-ラクタム系以外の抗菌薬も、アレルギーや交差反応を引き起こすことがある。

2. 問 診

- 誤った真のアレルギーによる代替抗菌薬の評価は、治療成績の低下につながるため、丁寧に問診する。
  - 原因薬：薬剤名がわからなければ、何の疾患からの薬であったか。経口薬、注射薬、外用薬なのか。
  - 症状：体のどの部分か。発現までに要した時間。
  - いつ、何歳のときか：10年以上前なら安全に使用できる可能性あり。
  - 治療の有無：救急搬送されたか、入院加療を必要としたか。

■ Point!
アレルギーを診断したら、お薬手帳のアレルギー欄に記載する（抗菌薬、特にセフェム薬は名前が似ていて患者には難しい）。

3. β-ラクタム薬とアレルギー（表6-1）-①

- I型アレルギー
  - 蕁麻疹などが臨床上、最も遭遇する。非経口ペニシリン系によるアナフィラキシーの頻度は、0.001%（1人/10万人）。
  - 機 序
  - β-ラクタム環が分解され蛋白質と結合することで抗原となり、アレルギーを引き起こす。特にセフェム系抗菌薬間の交差反応は、各薬剤の側鎖構造の類似性が関与している（表6-2）[1,3,4]。
  - 開裂したβ-ラクタム環が抗原となるため、ペニシリン系同士は交差反応のリスクがある。アミノペニシリンは、セファレキシンやセファクロルと側鎖を共有するため交差反応のリスクがある。
  - セフェム系は、側鎖が似ている交差反応の可能性がある。セファゾリンは、ほかのセファム系と共有する側鎖がないため安全に使用できるβ-ラクタム薬とされる。
  - カルバペネム系との交差反応の報告はほとんどない。ペニシリン系とセフェム系との交差反応の頻度も少ない。
- I型以外のアレルギー
  - アナフィラキシーをI型アレルギーよりも頻度は低い。
  - スティーヴンス・ジョンソン症候群や中毒性表皮壊死融解症などの重症IV型アレルギーの頻度は、前者で10人per100万人、後者で1〜2人/100万人である。

(p.311に続く)

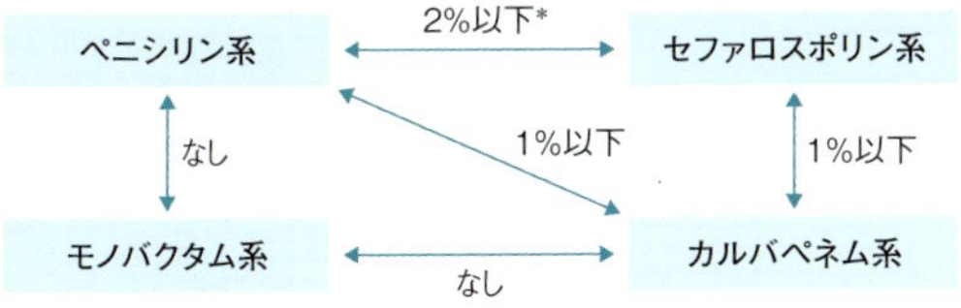

タイプ	機序	疾患	発症時間	主な抗菌薬
I型	IgE	アナフィラキシー、血管浮腫、蕁麻疹など	1時間以内	ペニシリン系、セフェム系、フルオロキノロン系
II型	抗体依存性細胞障害	溶血性貧血、血小板減少、好中球減少	7〜14日	ペニシリン系、セフェム系、ST合剤
III型	免疫複合体依存性	血清病、血管炎	7〜14日	ペニシリン系、セフェム系(特にセフェム系)、ST合剤、シプロフロキサシン
IV型	遅延型	接触性皮膚炎	10〜15日	バンコマイシンやアジスロマイシンなどビアノグリコシド系の外用薬
		薬剤性過敏症候群	2〜8週間	ペニシリン系、セフェム系、ST合剤、ミノサイクリン、バンコマイシンなど
		スティーブンス・ジョンソン症候群、中毒性表皮壊死融解症	4〜28日	ペニシリン系、フルオロキノロン系、ST合剤など
		急性汎発性発疹性膿疱症	24〜48時間	アンピシリン、フルオロキノロン系、ST合剤、抗真菌薬など

表6-1　アレルギーの分類

（右に続く）

（文献2）より改変）

図6-1　β-ラクタム薬の交差反応

ペニシリン系 ──2%以下*── セファロスポリン系 ──1%以下── カルバペネム系

ペニシリン系 ──1%以下── カルバペネム系

モノバクタム系 ── なし ── セファロスポリン系

モノバクタム系 ── なし ── カルバペネム系

*側鎖を共有するアミノペニシリンとセファロスポリン系を除く。

（文献1）より改変）

第6章 ◆ 抗菌薬の投与方法　309

表6-2　側鎖構造の類似性とリスク

分類	薬剤名	アモキシシリン	アンピシリン	ベニシリン	ピペラシリン	セファレキシン	セファクロル	セフジニル	セフポドキシム	セフジトレン	セファゾリン	セフォタキシム	セフトリアキソン	セフタジジム	セフェピム	セフトロザン	セフィデロコル	アズトレオナム
ベニシリン系	アモキシシリン																	
	アンピシリン	△																
	ベニシリン																	
	ピペラシリン																	
セファロスポリン系（経口）	セファレキシン	△	×															
	セファクロル	△	×			×												
	セフジニル																	
	セフポドキシム							△										
	セフジトレン							△	△									
セファロスポリン系（注射）	セファゾリン																	
	セフォタキシム							△	△	△								
	セフトリアキソン							△	△	△		×						
	セフタジジム							△	△	△		△	△					
	セフェピム							△	△	△		×	×	△				
	セフトロザン											△	△	△	△			
	セフィデロコル															△		
モノバクタム系	アズトレオナム													×			×	

△：類似の側鎖をもつ。　×：同一の側鎖をもつ。ペニシリン系は側鎖間に依存せず交差反応あり。
側鎖の共有がなければ交差反応のリスクは低くなるが、ゼロになるわけではない。

（文献1,3,4）より改変

■ フルオロキノロン系

■ β-ラクタム薬につきアナフィラキシーの報告が多い。フルオロキノロン間で交差反応を起こす可能性があるが、同剤にはわかっていない。

■ スルファメトキサゾール・トリメトプリム（ST合剤）

軽度皮疹からスティーヴンス・ジョンソン症候群や中毒性表皮壊死融解症、II型、III型アレルギーを起こすことがある。軽症の皮疹などの場合は減感作による投与を考慮できるが、それ以外の場合の再投与は避けるべきである。

文献

1) Lancet, 2019. [PMID:30558872]
2) Pharmacy (Basel), 2019. [PMID: 31461919]
3) Clin Rev Allergy Immunol. 2013. [PMID:23546989]
4) J Allergy Clin Immunol Pract. 2018. [PMID:29017833]
5) 厚生労働省: 重篤副作用疾患別対応マニュアル 薬剤による接触皮膚炎（令和5年4月改定）.
● 厚生労働省: 重篤副作用疾患別対応マニュアル アナフィラキシー（令和元年9月改定）.
● 厚生労働省: 重篤副作用疾患別対応マニュアル 薬剤性貧血（令和3年4月改定）.
● 厚生労働省: 重篤副作用疾患別対応マニュアル 無顆粒球症（令和4年2月改定）.
● 厚生労働省: 重篤副作用疾患別対応マニュアル 血小板減少症（令和4年2月改定）.
● 厚生労働省: 重篤副作用疾患別対応マニュアル スティーヴンス・ジョンソン症候群（平成29年6月改定）.
● 厚生労働省: 重篤副作用疾患別対応マニュアル 中毒性表皮壊死融解症（中毒性表皮壊死症）（平成29年6月改定）.

3. β-ラクタム薬とアレルギー（表6-1）-②

■ 代替薬の選択について

■ 軽度のI型アレルギーなどの場合には、側鎖の共有がなく交差反応リスクの低いβ-ラクタム薬は、投与を考慮できる可能性がある。

■ アナフィラキシー歴やIV型アレルギー歴のある患者には、すべてのβ-ラクタム薬の投与を避けるべきである。その場合、代替抗菌薬は、原因菌をカバーする別系統の抗菌薬を選択する。

【選択例】
・手術部位感染症（SSI）の予防（MSSA）：クリンダマイシン、バンコマイシンなど。
・嫌気性菌：クリンダマイシン、メトロニダゾール、モキシフロキサシンなど。
・グラム陰性菌：フルオロキノロン系、アミノグリコシド系、アズトレオナム（セフタジジムとアズトレオナムは側鎖が同一のため交差反応リスクあり）など。

4. β-ラクタム薬以外の抗菌薬のアレルギー

■ アミノグリコシド系

■ 基本骨格が似ているため、フラジオマイシン外用薬により接触性皮膚炎を発症した患者はゲンタマイシン、アミカシン、カナマイシンなどほかのアミノグリコシド系抗菌薬の投与により交差反応を起こすことがある[5]。

■ グリコペプチド系

■ バンコマイシンとテイコプラニンは構造が似ているため、交差反応のリスクがある。

索　引

日本語

あ

アクチノマイセス ……………… 262
アシクロビル …………………… 138
アスペルギルス ……… 62, 67, 103
　　── ガラクトマンナン抗原
　　……………………… 104, 110
アゾール系抗真菌薬 …………… 108
アトバコン ……………………… 116
アミノグリコシド系抗菌薬 …… 291
アメーバ性肝膿瘍 ……………… 226
アメナメビル …………………… 138

い

移植片対宿主病 ………………… 58
イソニアジド …………………… 251
一次性腹膜炎 …………………… 203
医療介護関連肺炎 ……………… 180
インターフェロンγ遊離試験
　　…………………………… 87, 89
院内肺炎 ………………………… 180
院内発熱の7D ………………… 143
インプラント感染 ……………… 17
インプラント挿入後 …………… 197
インフルエンザ ………………… 104
　　── ワクチン ……… 52, 54, 73

う

ウレアプラズマ ………… 242, 254

え

エキノキャンディン系抗真菌薬
　　…………………………… 108
壊死性筋膜炎 …………… 278, 281
壊死性軟部組織感染症 ………… 278
エタンブトール ………………… 251

お

黄色ブドウ球菌 ………… 270, 275

か

回腸導管 ………………………… 245
化学性静脈炎 …………………… 19
化学性髄膜炎 …………………… 156
ガス壊疽 ………………………… 279
活動性結核 ……………… 87, 88
カテーテル関連血流感染症 …… 85
カテーテル関連尿路感染症
　　………………… 17, 18, 237
化膿性耳下腺炎 ………………… 166
簡易懸濁法 ……………………… 306
がん患者の発熱 ………………… 150
　　──（非感染性の）………… 142
ガンシクロビル ………………… 129
カンジダ ………………… 67, 100
患者背景 ………………………… 2
感染症診療のロジック ………… 2
感染臓器 ………………………… 2
感染対策 ………………………… 62

312

肝臓がん ································ 216, 226
肝動脈損傷 ····························· 226
肝膿瘍 ··································· 226
カンピロバクター ···················· 78
緩和医療期 ····························· 166
緩和ケア ································ 49

き

急性細菌性前立腺炎 ················· 240
急性反応 ································ 46
胸水 ····································· 188

く

クオンティフェロン ················· 89
グラム染色 ····························· 237
クリプトコックス ···················· 118
── 抗原検査 ······················ 118
グルクロノキシロマンナン抗原
検査 ·································· 118

け

経過観察 ································ 4
経口抗菌薬の投与方法 ··············· 285
──（腎機能障害時の）········ 286
蛍光モノクローナル抗体染色
·· 114
外科的デブリードマン ··············· 281
血液培養 ································ 20
結核菌 ··································· 87
血管カテーテル ······················ 19
── 関連血流感染症 17, 19, 85
結合型ワクチン ······················ 55, 73
血清PSA ······························ 241
血清腹水アルブミン勾配 ············ 204
原因菌 ··································· 3

こ

コアグラーゼ陰性ブドウ球菌 275
抗CD20モノクローナル抗体 45
抗CD52モノクローナル抗体 44
抗がん薬 ································ 146
抗菌薬 ··································· 4
── アレルギー ···················· 308
── と抗がん薬・免疫抑制薬
の相互作用 ···················· 298
── と抗微生物薬の相互作用
·· 298
── の髄腔内注入 ················· 162
── の皮下注射 ···················· 51
交差反応 ································ 308
抗酸菌 ··································· 87, 250
── 関連検査 ······················ 88
好中球減少 ····························· 22
── 期 ···························· 62, 66
口底蜂窩織炎 ·························· 172
硬膜外膿瘍 ····························· 269
誤嚥性肺炎 ····························· 180, 182
骨・軟部腫瘍 ·························· 267
骨盤内感染症 ·························· 253, 255
骨盤内膿瘍 ····························· 255

さ

細菌性肝膿瘍 ·························· 226
細菌性前立腺炎 ······················ 240
細菌性腹膜炎 ·························· 203
サイトカイン放出症候群 ············ 143
サイトメガロウイルス ··············· 70, 128
細胞傷害性化学療法 ················· 23
細胞性免疫不全 ······················ 33, 155
殺細胞性化学療法 ···················· 22
サブカルチャー ······················ 97
三次性腹膜炎 ·························· 203

索　引　313

し

子宮留膿腫	253, 258
支持療法薬剤	147
システムレビュー	2
歯性感染症	164, 172
持続透析時の静注抗菌薬の	
投与方法	296
市中肺炎	180
シパビバルト	124
シャント関連感染	160
シャント再造設	163
縦隔炎	178, 192
周術期の予防的抗菌薬	12
シュードモナス	246
終末期の発熱	49
手術部位感染症	8, 14, 267
—— の予防	11
術後骨盤内感染症	255
術後髄膜炎	156
術後の発熱	14
腫瘍熱	143, 149, 235
消化器がん	201
静注抗菌薬の投与方法	288
—— （持続透析時の）	296
—— （腎機能障害時の）	292
静注用アミノグリコシドの初期	
投与量	291
静注用バンコマイシンの初期	
投与量	290
食道がん	178, 192
食道穿孔	178, 192
食道瘻	192
腎盂腎炎	245
新型コロナウイルス感染症	65
新型コロナワクチン	52, 56, 74

腎機能障害時の経口抗菌薬の	
投与方法	286
腎機能障害時の静注抗菌薬の	
投与方法	292
深頸部感染症	164, 172
人工関節感染症	273
人工関節置換術	274
人工呼吸器関連肺炎	17, 181
人工物感染	273
人工物関連感染症	14
深在性真菌症	67
侵襲性アスペルギルス症	103
迅速発育型抗酸菌	97
深部切開部感染	8
腎瘻	245

す

膵液	230
髄液検査	156
膵液瘻	230
—— 感染	230
膵臓	230
—— がん	216
膵体尾部切除術	216, 230
水痘・帯状疱疹	137
—— ウイルス	137
—— ワクチン	55, 74
膵頭十二指腸切除術	216
ステノトロフォモナス・マルト	
フィリア	84
ステノン管	166
ステロイド	32

せ

セフィデロコル	85
潜在性結核	87, 88

前立腺炎 ·················· 240
前立腺特異抗原 ·········· 241
前立腺膿瘍 ················ 240

そ

臓器・体腔感染 ············ 8
造血幹細胞移植 ·········· 58
　── 後ワクチン ·········· 72
　── における感染対策 ·········· 62
　── における予防投与 ·········· 66

た

帯状疱疹 ·············· 70, 137
　── 後神経痛 ·········· 138
大腸菌 ···················· 242
耐容線量 ·················· 48
唾液腺炎 ·················· 172
胆管炎 ···················· 218
胆管がん ·················· 216
弾性ストッキング ·········· 266
胆囊炎 ···················· 218
　── のドレナージ ·········· 223
胆囊がん ·················· 216

ち

チキサゲビマブ・シルガビマブ
·················· 124
チゲサイクリン ·········· 85
中枢神経系悪性腫瘍 ·········· 154
腸内細菌叢 ················ 58
腸内細菌目細菌 ·········· 237, 246

つ

椎体椎間板炎 ·············· 269

て

ティッシュ・エキスパンダー
·················· 195, 199
　── 感染 ·············· 17
デノスマブ製剤 ·········· 168
デバイス関連感染症 ···· 14, 17, 160
テモゾロミド ·············· 154
伝染性単核球症 ·········· 128

と

頭頸部悪性腫瘍 ·········· 164
同種造血幹細胞移植 ···· 58, 104
透折 ···················· 296
糖尿病性ケトアシドーシス ···· 108
投与時関連反応 ·········· 12
トキソプラズマ ·········· 69
特発性細菌性腹膜炎 ·········· 203
トシリズマブ ·············· 126
トリコスポロン症 ·········· 110
ドレナージ ·············· 9, 207

な

内視鏡的粘膜下層剝離術 ········· 179
内視鏡的バルーン拡張術 ········· 179
ナプロキセンテスト ·········· 151
生ワクチン ·············· 52

に

二次性腹膜炎 ·············· 203
乳がん ···················· 195
乳房再建 ·················· 197
ニューモシスチス ·········· 114
　── 肺炎 ··· 33, 69, 114, 154, 195
尿管腔瘻 ·················· 255
尿グラム染色 ·············· 237
尿道カテーテル ·············· 18

索　引　315

尿路感染症 ·············· 236, 245
尿路変更術 ·············· 235, 245
ニルマトレルビル・リトナビル
·············· 124

の

膿胸 ·············· 188
脳脊髄液多項目PCRパネル ····· 155
脳膿瘍 ·············· 83
ノカルジア ·············· 81, 122

は

肺炎 ·············· 180
—— 球菌ワクチン ····· 54, 73
—— 随伴性胸水 ······ 188, 190
バイオフィルム ·············· 84, 275
肺がん ·············· 176, 185
肺クリプトコックス症 ·············· 119
肺結核 ·············· 89
バイスペシフィック抗体製剤 ····· 93
肺非結核性抗酸菌症 ·············· 94
白癬 ·············· 266
播種性感染 ·············· 82, 94
—— 症 ·············· 97
発熱（非感染性の） ·············· 142
発熱性好中球減少症 ·············· 22
バラシクロビル ·············· 138
バリシチニブ ·············· 126
バルガンシクロビル ·············· 129
晩期反応（放射線治療の） ········· 46
バンコマイシン ·············· 213, 290

ひ

皮下注射 ·············· 50
鼻眼窩脳型 ·············· 108
非感染性の発熱 ·············· 142

非結核性抗酸菌 ·············· 92
ビスホスフォネート製剤 ····· 168
脾臓摘出術 ·············· 217
脾摘 ·············· 217
—— 後重症感染症 ····· 217
ヒトヘルペスウイルス6 ····· 59
泌尿器系悪性腫瘍 ·············· 234
皮膚軟部組織感染 ·············· 97
表層切開部感染 ·············· 8
ピラジナミド ·············· 249

ふ

ファムシクロビル ·············· 138
フィダキソマイシン ·············· 213
風疹ワクチン ·············· 74
ブースター接種 ·············· 56, 75
腹水貯留 ·············· 203
腹膜炎 ·············· 203
フサリウム ·············· 103
—— 症 ·············· 110
婦人科系悪性腫瘍 ·············· 253
フットケア ·············· 266
フラッシング症候群 ·············· 12
フルシトシン ·············· 120
ブレイクスルー ·············· 108, 111
プレドニゾロン ·············· 32
分子標的治療薬 ·············· 40

へ

米国臨床腫瘍学会 ·············· 52
閉塞性胆管炎 ·············· 225
閉塞性肺炎 ·············· 185
ヘリコバクター ·············· 78
—— ・シナジー ····· 78
ペンタミジン ·············· 116
ベンダムスチン ·············· 45

ほ

蜂窩織炎 ················· 253, 264
膀胱がん ································ 92
膀胱留置カテーテル ········· 236
防護環境 ································ 62
放射線治療 ···························· 46
放射線有害事象 ···················· 47
放線菌 ········· 81, 122, 170, 259
ホスカルネット ·················· 129
ポリサッカライドワクチン
···································· 55, 73

ま

麻疹ワクチン ······················ 74
マリバビル ·························· 129

む

ムーコル ······················ 62, 107
無症候性細菌尿 ·················· 235
無石性胆嚢炎 ······················ 218

め

メトロニダゾール ·············· 214
免疫関連有害事象 ······ 36, 234
免疫チェックポイント阻害薬
························ 36, 134, 234
免疫不全患者 ························ 78
免疫不全と呼吸器感染症 ······· 182
免疫抑制薬 ·························· 147

も

モノクローナル抗体 ·········· 147
モルヌピラビル ·················· 124

や

薬剤関連顎骨壊死 ·············· 168

薬剤熱 ····················· 143, 145
薬物血中濃度モニタリング ····· 290

よ

予防接種 ························ 52, 72
予防的抗菌薬 ······················ 266
予防投与（造血幹細胞移植における）
···································· 66

ら

らい菌 ································ 92
らせん状のグラム陰性桿菌 ······· 78

り

罹患後症状 ·························· 123
リコンビナントワクチン ········ 56
リファンピシン ··········· 251, 276
リポソーマルアムホテリシンB
···································· 108
流行性耳下腺炎ワクチン ········ 74
リンパ節郭清術 ·················· 195
リンパ嚢胞 ··········· 253, 255, 261
── 感染 ··········· 253, 261
リンパ浮腫 ··········· 253, 264

れ

レムデシビル ······················ 124

ろ

ロメントスポラ ·················· 103

わ

ワクチン ······························ 53
──（造血幹細胞移植後の）　72

外国語

2 類感染症 ················ 90

A

A群溶血性レンサ球菌 ····· 278, 280
ABP (acute bacterial prostatitis)
················ 240
Actinomyces turicensis ····· 254, 259
active tuberculosis ················ 87

B

β-D グルカン ··· 104, 110, 114, 118
β-ラクタムアレルギー ··········· 308
B型肝炎ウイルス ··········· 132
―― の再活性化 ······ 132, 133
bacterial translocation ··········· 79
BCG (Bacille Calmette-Guérin)
················ 92, 234, 249
―― 関連合併症 ··········· 249
BCL-2 阻害薬 ··········· 45
BP 製剤 ··········· 168
Burkholderia cepacia ··········· 84

C

Campylobacter
―― *fetus* ··········· 80
―― *jejuni* ··········· 80
Candida ··········· 100
CAP (community-acquired
pneumonia) ··········· 180
CAR-T 細胞療法 ··········· 143
CAUTI (catheter-associated
urinary tract infection) ····· 237
CDI (*Clostridioides difficile*
infection) ··········· 211

CDK4/6 阻害薬 ··········· 44
Chlamydia trachomatis 242, 254
CISNE (Clinical Index of Stable
Febrile Neutropenia) スコア
················ 24, 26
Clostridioides difficile ··········· 211
Clostridium perfringens ··········· 280
CMV (cytomegalovirus) ·· 70, 128
CNS (coagulase negative
Staphylococcus) ··········· 275
COVID-19 ········· 65, 104, 108, 123
CRS (cytokine release syndrome)
················ 143
Cryptococcus neoformans ··········· 118
CTLA-4 阻害薬 ··········· 37
Cutibacterium acnes ··········· 276

D

de-escalation ··········· 4, 61
Diff-Quik 染色 ··········· 114
Dmab 製剤 ··········· 168
DP (distal pancreatectomy)
················ 216, 230
dysbiosis ··········· 58, 60

E

EB (ethambutol) ··········· 251
ECV (epidemiological cut off
value) ··········· 109
EGFR 受容体阻害薬 ··········· 44
ESD (endoscopic submucosal
dissection) ··········· 179
ESR ··········· 270

F

FilmArray®ME パネル ······ 155
FN (febrile neutropenia) ······ 22

G

GM 検査 ······ 104
GVHD (graft versus host disease) ······ 58

H

HACCP (hazard analysis critical control point) ······ 64
HAP (hospital-acquired pneumonia) ······ 180
HBV (hepatitis B virus) ······ 132
—— -DNA ······ 132
—— の再活性化 ······ 132, 133
Helicobacter cinaedi ······ 78, 262
HEPA (high efficiency particulate air) フィルター ······ 62
HHV (human herpesvirus) -6 ······ 59
HSCT (hematopoietic stem cell transplantation) ······ 104

I

IA (invasive aspergillosis) ······ 103
ICI (immune checkpoint inhibitor) ······ 36
ICRA (infection control risk assessment) ······ 63
IGRA ······ 87
INH (isoniazid) ······ 251
irAE (immune-related adverse events) ······ 36, 234

J

JAK 阻害薬 ······ 137

L

Lemierre 症候群 ······ 172
Light の基準 ······ 188, 189
long COVID ······ 123
LRINEC (Laboratory Risk Indicator for Necrotizing Fasciitis) スコア ······ 279
LTBI (latent tuberculosis infection) ······ 87
Ludwig angina ······ 172

M

MAC (*Mycobacterium avium* complex) ······ 92
—— 症 ······ 92
MASCC (Multinational Association of Supportive Care in Cancer) スコア ······ 24, 26
mRNA ワクチン ······ 52, 56
MRONJ (medication-related osteonecrosis of the jaw) ······ 168
mTOR 阻害薬 ······ 40
Mucorales ······ 107
Mycobacterium
—— *kansasii* ······ 92
—— *tuberculosis* ······ 87
Mycobacteroides abscessus ······ 98
Mycoplasma hominis ······ 254, 256

N

NHCAP (nursing and healthcare-associated pneumonia) ······ 180
Nocardia ······ 81

—— *brasiliensis* 81
—— *cyriacigeorgica* 81
—— *farcinica* 81
—— *nova* 81
non-*albicans* 100
non-culture based test 104
non-resolving pneumonia 186
NTM (non-tuberculosis mycobacteria) 92

O

ODD (once daily dosing) 291
OPSI (overwhelming postsplenectomy infection) 217

P

PAT (Practical Antimicrobial TDM for vancomycin) 290
PCP (*Pneumocystis jirovecii* pneumonia) 33, 69, 114, 154, 195
PCR 87
PCV 15 53, 55, 73
PCV 20 53, 55, 73
PD (pancreaticoduodenectomy) 216
PD-1 阻害薬 37
PD-L1 阻害薬 37
PJI (prosthetic joint infection) 273
postobstructive pneumonia 185
PPSV 23 53, 55, 73
PSA (prostate-specific antigen) 241

Q

QFT 89

R

reversed halo サイン 108
review of systems 2
RFP (rifampicin) 251
RGM (rapidly growing mycobacteria) 97

S

SAAG (serum-ascites albumin gradient) 204
SBP (spontaneous bacterial peritonitis) 203
SSI (surgical site infection) 8, 14, 267
—— の予防 11
ST 合剤 115
Stenotrophomonas maltophilia 84

T

TDM 290
TE (tissue expander) 195, 199
T-SPOT 89

U

UTI (urinary tract infection) 236

V

VAP (ventilator associated pneumonia) 181
VEGF 阻害薬 44
VZV (varicella zoster virus) 137

320

| memo |

| memo |

| memo |

| memo |

| memo |

編者略歴

▣ 倉井華子（Kurai Hanako）
静岡県立静岡がんセンター感染症内科 部長

2002 年	富山大学医学部 卒業／東京都立駒込病院で初期臨床研修
2005 年	横浜市立市民病院感染症内科
2010 年	静岡県立静岡がんセンター感染症内科，現在に至る

▣ 沖中敬二（Okinaka Keiji）
国立がん研究センター東病院感染症科 科長

2000 年	浜松医科大学 卒業／浜松医科大学医学部附属病院，聖隷浜松病院で初期臨床研修
2003 年	聖隷浜松病院，袋井市民病院，浜松医科大学医学部附属病院で勤務
2008 年	静岡県立静岡がんセンター感染症内科
2011 年	国立がん研究センター中央病院造血幹細胞移植科／総合内科
2015 年	国立がん研究センター東病院総合内科
2022 年	国立がん研究センター東病院感染症科，現在に至る

▣ 伊東直哉（Itoh Naoya）
名古屋市立大学大学院医学研究科感染症学分野 主任教授

2007 年	東海大学医学部 卒業／横浜南共済病院で初期臨床研修
2008 年	東京医科歯科大学医学部附属病院（現 東京科学大学病院）で初期臨床研修
2009 年	市立堺病院（現 堺市立総合医療センター）総合内科
2012 年	瀬戸内徳洲会病院総合内科
2015 年	静岡県立静岡がんセンター感染症内科
2019 年	マヒドン大学（タイ王国）熱帯医学部
2020 年	愛知県がんセンター感染症内科部
2024 年	名古屋市立大学大学院医学研究科感染症学分野，現在に至る

▣ 中屋雄一郎（Nakaya Yuichiro）
静岡県立静岡がんセンター感染症内科

2014 年	神戸大学医学部 卒業／兵庫県立尼崎病院（現 兵庫県立尼崎総合医療センター）で初期臨床研修
2016 年	兵庫県立尼崎総合医療センター ER 総合診療科
2020 年	静岡県立静岡がんセンター感染症内科，現在に至る

がん感染症診療マニュアル

2025年5月1日　1版1刷　　　　　　　　　　　©2025

編　者
倉井華子　沖中敬二　伊東直哉　中屋雄一郎
くらい はなこ　おきなかけいじ　いとうなおや　なかやゆういちろう

発行者
株式会社　南山堂　代表者　鈴木幹太
〒113-0034　東京都文京区湯島 4-1-11
TEL 代表 03-5689-7850　www.nanzando.com

ISBN 978-4-525-42211-0

JCOPY ＜出版者著作権管理機構　委託出版物＞

複製を行う場合はそのつど事前に(一社)出版者著作権管理機構（電話03-5244-5088,
FAX 03-5244-5089, e-mail: info@jcopy.or.jp）の許諾を得るようお願いいたします．

本書の内容を無断で複製することは，著作権法上での例外を除き禁じられています．
また，代行業者等の第三者に依頼してスキャニング，デジタルデータ化を行うことは
認められておりません．